U0302567

中华名优中药系列丛书

中国黄精

段宝忠　陶爱恩　主编

中国中医药出版社
·北京·

图书在版编目（CIP）数据

中国黄精 / 段宝忠，陶爱恩主编 . –– 北京：中国

中医药出版社，2024.8

（中华名优中药系列丛书）

ISBN 978 – 7 – 5132 – 8619 – 0

Ⅰ . ①中…　Ⅱ . ①段…　②陶…　Ⅲ . ①黄精—研究

Ⅳ . ① R282.71

中国国家版本馆 CIP 数据核字（2023）第 240214 号

中国中医药出版社出版

北京经济技术开发区科创十三街 31 号院二区 8 号楼

邮政编码　100176

传真　010-64405721

山东临沂新华印刷物流集团有限责任公司印刷

各地新华书店经销

开本 787×1092　1/16　印张 14.25　字数 263 千字

2024 年 8 月第 1 版　2024 年 8 月第 1 次印刷

书号　ISBN 978 – 7 – 5132 – 8619 – 0

定价　78.00 元

网址　www.cptcm.com

服 务 热 线　010-64405510

购 书 热 线　010-89535836

维 权 打 假　010-64405753

微信服务号　zgzyycbs

微商城网址　https://kdt.im/LIdUGr

官 方 微 博　http://e.weibo.com/cptcm

天猫旗舰店网址　https://zgzyycbs.tmall.com

如有印装质量问题请与本社出版部联系（010-64405510）

《中华名优中药系列丛书》编委会

总 主 编　陈士林

执行主编　段宝忠

编　　委（以姓氏笔画为序）

《中国黄精》编委会

主　编　段宝忠（大理大学）

　　　　　陶爱恩（大理大学）

副主编　杨　伟（大理白族自治州检验检测院）

　　　　　夏从龙（大理大学）

　　　　　徐锦龙（宁波市鄞州区第二医院）

　　　　　晏仁义（湖北汉江大健康产业有限公司）

编　委（按姓氏笔画排序）

　　　　　王　婧（大理大学）

　　　　　王雅平（大理大学）

　　　　　王嘉乐（大理大学）

　　　　　刘　熙（大理大学）

　　　　　刘颖琳（大理大学）

　　　　　杜泽飞（个旧市人民医院）

　　　　　李赫宇（湖北汉江大健康产业有限公司）

　　　　　杨丽英（云南省农业科学院药用植物研究所）

　　　　　杨建波（中国食品药品检定研究院）

　　　　　张晓灿（云南省疾病预防控制中心）

　　　　　张满常（保山市药品检验检测研究院）

　　　　　范　敏（大理大学）

　　　　　林　源（大理大学）

　　　　　和福美（大理大学）

周　萍（大理大学）

郑加梅（大理大学）

胡士会（长江医药控股股份有限公司）

黄林芳（中国医学科学院药用植物研究所）

梅之南（华中农业大学）

程　蕾（大理大学）

蒲婷婷（大理大学）

廖彬彬（大理大学）

总前言

中医药是中华民族五千年的实践积累，其中蕴含着深厚的科学内涵，是中华文明的瑰宝，为中华民族的繁衍昌盛和人类健康做出了卓越贡献。中药是中医药学的重要组成部分，是我国历代人民在漫长的岁月里与疾病做斗争的重要武器。我国地域辽阔，药材资源种类丰富，应用历史悠久，大部分常用药材已形成公认的名优品牌，如"川广云贵""浙八味""四大怀药"等，不仅是药材商品市场的金字招牌，也是地区经济富有文化特色的金字招牌，在中医临床上享有盛誉，因而，对其系统整理、努力发掘、继往开来是一项崇高的历史使命。

近年来，中药在基础性研究方面取得了长足的进展，由于化学药物的不良反应日渐突出，从天然产物中寻找和开发新药已成为世界医药界研究的热点。2016 年，国务院发表《中国的中医药》白皮书，将中医药发展上升为国家战略，中医药事业进入了新的历史发展时期；此外，国家先后出台了一系列中药材产业发展的纲领性文件，使中药材产业化呈现出良好的发展态势，各地积极推进中药材品牌建设，重装推出了一批历史悠久、品质独特的中药材名优品牌，有力推动了中医药全产业链发展。在国家"一带一路"倡议下，中医药在国际上有了更为广阔的发展空间。为及时总结和推广中药材研究的成果，积极推动名优中药材的研究、应用及产业发展，由中国中医药出版社策划，编者团队与相关单位合作，邀请了全国在中药材教学、科研、生产等领域有影响的 200 余位专家学者参与，组织编写了《中华名优中药系列丛书》。该丛书选择名优药材品种，广泛吸纳了全国科研工作者的最新研究进展及作者的科研心得，从药用历史、本草学、栽培与加工、品质评价、化学成分、药理作用、炮制与制剂、临床应用及产业发展等方面，系统介绍名优中药材的相关研究与应用成果，旨在将名优中药材从科研到生产的最新研究成果，介绍给广大业界人士。这是首套专门介绍全国名优中药材的丛书，相信本套丛书的出版，对于进一步开展名优中药材的研究及合理利用，以及推进中药材产业的健康和可持续发展具有积极意义。

本套丛书在编写出版过程中得到了诸多单位和专家、学者的帮助和支持，参阅了大量的文献资料，特别是得到了中国中医药出版社的大力支持，在此一并致以深切的谢意。尽管我们在编写过程中竭尽所能，但由于涉及交叉学科领域广，错误和疏漏之处恐难避免，敬请广大读者批评指正，以便再版时修订提高。

丛书编委会

2021 年 9 月

编写说明

　　黄精，自古以来被视为珍贵中药，以"得坤土之精粹"而得名，被誉为"仙人余粮"，凸显其在古代医药界的崇高地位。黄精的使用历史悠久，距今已数千载，古人已认知其具有滋补强壮、延年益寿之功效。诸多古代医学家将黄精视为神奇的延年益寿佳品，久服可成仙，又因可嚼食饱腹，遂成为古代修道者辟谷期间之食物。黄精曾一度成为历代帝王贵族追求长生不老、永葆青春的佳品。

　　在中医临床实践中，黄精常用于脾胃虚弱、体倦乏力、肺虚燥咳、精血不足等多种病证的治疗。随着历史的演进，黄精的药用价值逐渐被现代医学所证实。现代研究表明其具有抗氧化、抗炎、降血糖等多种药理活性，在增强人体免疫力、延缓衰老、预防疾病等方面具有显著效果。黄精不仅具有重要的药用价值，在文化上也承载着丰富的内涵。其名称中的"黄"字源于其根茎的黄色，而"精"字则寓意了其药效之精妙。在古代诗词中，黄精常被用作长寿、康健的象征，体现了人们对美好生活的向往与追求。诸多文人墨客在诗词歌赋中赞美黄精的神奇疗效及美好寓意，将其与人生哲理、道德情操紧密相连。这种文化内涵的传承与发展，丰富了中医药学的理论体系，亦展现了中华民族对自然和谐、生命平衡的深刻理解。

　　直至如今，黄精的药用特性和历史文化仍可为探索人类健康和生命奥秘提供智慧与借鉴。尽管近年来关于黄精的研究取得了显著进展，但系统总结黄精的专著尚付阙如。为推动黄精事业的发展，使公众更深入地了解黄精并促进其资源开发利用，有必要编纂一部全面阐述黄精的专著。鉴于此，本书在借鉴前人研究成果的基础上，结合编者十余年来的黄精研究经验，对黄精进行了全面梳理和阐述。全书围绕黄精的本草考证、古籍方剂、资源、种植、加工、品质、化学成分、药理作用、临床应用及开发利用等多个方面展开。在

中国黄精

编撰过程中，充分吸纳我国学者的重要研究成果，同时也有选择地借鉴国际学术界的科研资料，内容求新、求实，力求为读者呈现一部内容丰富、视角全面的黄精研究专著。

本书的部分研究内容得益于云南省科技计划项目 202205AF150026、202105AF150053 及 202204BP090015 的资金支持，特此致谢。

鉴于编者知识结构的局限性，尽管已倾尽全力，书中仍难免存在疏漏与谬误。在此，我们诚挚地希望专家、学者和广大读者提出宝贵意见，以便在再版时予以修正。

编者

2024 年 5 月于大理

目　录

第一章　黄精的本草考证

一、黄精的本草考证

（一）名称考证 [1-5]

黄精最早见于南朝梁·萧统《文选》中的《与山巨源绝交书》，其中记载："又闻道士遗言，饵术黄精，令人久寿，意甚信之。"历代本草则以西晋·张华《博物志》记载的黄精为最早，"黄帝问天老曰：天地所生，岂有食之令人不死者乎？天老曰：太阳之草，名曰黄精。饵而食之，可以长生"。首次以"黄精"正名始见于《名医别录》中。历代本草文献中，黄精还有众多别名，如《神农本草经》记载为"女萎"，《灵芝瑞草经》称"黄芝"，《五符经》称"戊己芝"，而《广雅》记载为"龙衔"。《名医别录》列举了一些其他别名，如"菟竹""鹿竹""救穷草""重楼""鸡格"；在《抱朴子内篇》中，黄精被称为"白及""兔竹""垂珠""鸡格""米脯"。《本草图经》中提到"笔菜""萎蕤""仙人余粮""苟格""马箭""白及"。另外，《滇南本草》将其列为"生姜"，而《本草蒙筌》中称之为"野生姜""米脯"。《本草备要》描述为"山生姜"。《本草从新》中有"玉竹黄精""白及黄精"之称。《本草纲目》载："黄精是芝草之精也，一名葳蕤，一名白及，一名仙人余粮。"《植物名实图考》提到，"古有委萎，或以为即葳蕤，目为瑞草；而黄精乃后出，诸书以委萎类黄精，然则古方盖通用矣"。《宝庆本草折衷》中还有"气精"，《灵芝瑞草经》中有"黄芝"，《救荒本草》提到"笔管菜"，《广西通志》称之为"野仙姜"，《草木便方》记载"土灵芝、老虎姜"，《岭南采药录》中则记载有"山捣臼"，《山西中药志》中提到"鸡头参"，《中药志》载"鸡头七、乌鸦七、黄鸡菜"等名称。

（二）基原考证 [6]

《名医别录》中记载，黄精生长在山谷，二月采集其根，并将其阴干。如今，黄精广泛分布，生长季节从2月开始，植株生长一枝多叶，这些叶子状似竹叶，但相对较短，根部则类似于菶葜。与菶葜相比，黄精的根部与荻根及草蒲的根部相似，均有平直的分节，但黄精根部分节较大，表面既干燥又柔软，有一定脂润。黄精的根、叶、花和果实均可食用，可根据需要选择不同的服用方式，比如浸泡于酒中或制成散剂。

《雷公炮炙论》指出，凡使用黄精，应避免其与钩吻混淆，两者在外观上相似，但黄精叶片上存在两个毛钩，这是它们的区别之处，若混淆误服可能对人体造成危害。黄精叶乃与钩吻相似，惟茎不紫，花不黄为异，而人多惑之，其类乃殊，遂致死生之反，亦为奇事。正如《唐本草》所述，黄精，肥地生者，即大如拳，薄地生者，犹如拇指。菶葜肥根颇类其小者，肌理形色都大相似。今以鬼臼、黄连为比，殊无仿佛。又黄精叶似柳及龙胆、徐长卿辈而坚；其钩吻蔓生，殊非此类。《食疗本草》中提到，黄精，凡生时有一硕，熟有三四斗，蒸之若生，勋刺人咽喉。暴使干，不尔朽坏。根叶花实皆可食之，但相对者是，不对者名偏精。在《本草图经》中，黄精，旧不载所出外郡，但云生山谷，今南北皆有之，以嵩山、茅山者为佳。三月生苗，高一二尺以来。叶如竹叶而短，两两相对。茎梗柔脆，颇似桃核，本黄末赤。四月开细青白花如小豆花状。子白如黍，亦有无子者。根如嫩生姜，黄色。二月采根，蒸过曝干用。今通八月采，山中入九蒸九暴作果卖，甚甘美，而黄黑色。江南人说黄精苗叶，稍类钩吻，但钩吻叶头极尖而根细。

苏恭注云，钩吻蔓生，殊非此类，恐南北所产之异耳。初生苗时，人多采为菜茹，谓之笔菜，味极美，采取尤宜辨之。《本草图经》还包括了10幅"黄精"原植物形态图，见图1-1。其中的"商州黄精""解州黄精""滁州黄精""相州黄精""丹州黄精"等5幅图显示，其形态与当前黄精属植物的叶轮生特征相符。然而，"永康军黄精"则与玉竹相似，其他图中所绘的植物明显不是黄精属植物，这表明当时的"黄精"主要指的是叶轮生类群，同时存在严重的混淆现象。

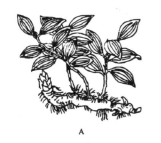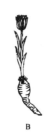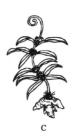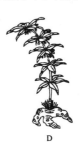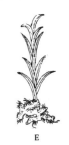

A   B   C   D   E

图1-1　《本草图经》所附黄精

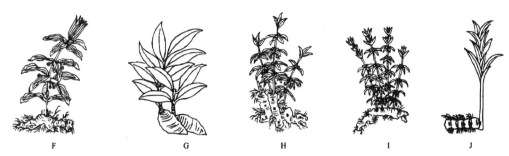

A. 永康军黄精；B. 荆门军黄精；C. 商州黄精；D. 解州黄精；E. 兖州黄精；F. 滁州黄精；G. 解州黄精；

H. 相州黄精；I. 丹州黄精；J. 洪州黄精

图 1-1　《本草图经》所附黄精（续）

《本草纲目》中记载："黄精其叶似竹而不尖，或两叶、三叶、四五叶，俱对节而生。"《本草崇原》中的记载为"（葳蕤）春生苗，茎直有节，其叶如竹，两两相对，其根横生如黄精，色白微黄，性柔多脂，最难干"。《植物名实图考》则提供了对药用植物形态的详尽描述；该书分别描述了"黄精""黄精苗"和"滇黄精"，作者吴其濬对历代关于"黄精"的理解持怀疑态度，虽然他对药市上的"黄精"和"玉竹"药材进行了调查，并通过文献整理、野外调查，向土医寻求证据，但文中也没有明确给出"黄精"的概念。此外，《植物名实图考》除引用了《本草图经》滁州黄精和丹州黄精的原图外，还增加了"黄精"和"滇黄精"的描述，表明清代在保留轮生类群"黄精"的同时，互生叶类群逐渐成为主流来源之一。民国时期文献大多只记载了根茎形态，没有详细描述植株的特征，但结合产地考察来看，互生叶类群中多花黄精已成为主要的原植物之一。《药物出产辨》中有记载，黄精以湖南产者为正，形似菱角肉，色黑。其余连州、乐昌、西江八属、广西南宁均有出产……湖南产之正黄精，一片纯甜。

谢宗万等学者通过对黄精基原的调查和考证发现，现今市场流通的黄精商品主要为黄精属 *Polygonatum* 植物，其中滇黄精 *P. kingianum* Coll.et Hemsl.、黄精 *P. sibiricum* Red. 及多花黄精 *P. cyrtonema* Hua 是黄精药材的主流商品[4]。据明代兰茂所著《滇南本草》记载："鹿竹，一名兔竹。味甘……根如嫩生姜色……药名黄精，洗净，九蒸九晒，服之甘美[7]。"清代《植物名实图考》记载："滇黄精，根与湖南所产者同大，重数斤，俗以煨肉，味如山薯，茎肥色紫，六七叶攒生作层，初生皆上抱；花生叶际，四面下垂如璎珞，色青白，老者赭黄。"其所描述的"茎肥大、茎紫色、六七叶攒生作层、花下垂如璎珞、花清白、老者赭黄"等特征与《中国植物志》《Flora of China》所记载的滇黄精 *P. kingianum* 根茎肥厚，叶轮生，总花梗下垂，花被粉红色的特征一致。另据《云南植物

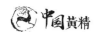

志》记载，分布于云南的黄精属植物有 10 种，经对比分析发现，符合上述"根茎肥厚，叶轮生，花下垂"特征的仅有卷叶黄精 *P. cirrhifolium*（Wall.）Royle 和滇黄精 *P. kingianum* 两种。然而卷叶黄精花梗仅长 3 ～ 8mm，没有"垂如璎珞"的特征，而滇黄精花梗长 0.5 ～ 1.5cm，具备"垂如璎珞"的特征。据此推断上述文献所使用的黄精应为滇黄精 *P. kingianum* 无误。近代的许多文献亦记载滇黄精作黄精使用。相关文献报道显示，诸多学者在滇黄精作为黄精入药的观点是一致的，并且地方用药标准对于滇黄精作为黄精使用的记载也是比较一致的。

（三）产地考证 [3]

《本草经集注》记载，黄精"今处处有之"，表明其生长范围较广。早在唐代，一些诗人就描绘了采挖、煮食及种植黄精的情景，例如杜甫（黄精无苗山雪盛）、姚合（绕篱栽杏种黄精）、张籍（有田多与种黄精）、许宣平（两亩黄精食有余）、许浑（鸡笼山上云多处，自劚黄精不可寻）和韦应物（灵药出西山，服食采其根）等。这些诗作中提到的黄精产地，根据诗人的行踪可以推断出其大致位置。例如，杜甫提到的黄精采集地点包括甘肃成县和四川青城山等地；而姚合、张籍所描述的黄精产地则均位于陕西关中地区。另外，许宣平的生活区域位于安徽南部，而许浑所描写的"鸡笼山"位于今天的安徽东部和县境内，韦应物所提及的"西山"指的是苏州的西山。这些信息表明，黄精的产地分布较为广泛，且在古代已经引起了人们的关注。

《本草图经》记载，黄精以嵩山（今河南省登封市）和茅山（今江苏省句容市与金坛交界处）的品质最佳。书中指出，"黄精，旧不载所出州郡，但云生山谷，今南北皆有之。以嵩山、茅山者为佳"，这一观点在宋代得到了医药学家的普遍认可，黄精以河南和江苏所产的为佳。在《本草品汇精要》中关于黄精道地项的记载也提到"嵩山、茅山"[8]。此外，《救荒本草》《本草蒙筌》《本草原始》等书籍也有类似记载。从《重修政和经史证类备急本草》所绘的 10 幅黄精图中可以看出，相州黄精（今河北临漳县西、河南安阳一带）、商州黄精（今陕西商洛市商州）、解州黄精（今山西运城市及闻喜县地）、丹州黄精（今陕西宜川）、滁州黄精（今安徽滁州）均为轮生叶类群，所处位置均为长江以北地区。相州黄精、丹州黄精和滁州黄精，根据地理分布和形态特征可以推断为黄精；解州黄精、永康军黄精（今四川都江堰）为互生叶类群，叶狭椭圆形，先端尖至渐尖，根茎呈连珠状或近圆柱状，与多花黄精类似；洪州黄精（今江西南昌）、荆门军黄精（今湖北荆门）和兖州黄精（今山东兖州）的植物形态与现今黄精属植物有别。可推断在宋代，长江以北地区的黄精药材以黄精为主流商品，而长江以南地区则以多花黄精为主流商品。这一观点与现代植物分类学的结果基本一致。

清代《植物名实图考长编》中收载的各地方志中，多次提及黄精。《植物名实图考》中还特别提到云南产的黄精，被称为滇黄精。民国以来，湖南产的黄精被认为品质优良。民国《药物出产辨》中曾有记载："以湖南产者为正，其余连州、乐昌、西江八属、广西南宁均有出产，但种类不同，湖南产之正黄精。"据《湖南植物志》记载，湖南省黄精属植物有3种，分别为轮生叶的湖北黄精和互生叶的多花黄精、距药黄精。其中湖北黄精味苦，而黄精味甘，与记载不符；且距药黄精的分布范围较窄，仅生于海拔1000m以上，推测当时记载的应为互生叶类群的多花黄精。《中国药材学》记载了湖南、贵州的多花黄精品质优良，河北、内蒙古的黄精产量丰富，云南、贵州、广西主产滇黄精[9]。此外，徐睿等指出多花黄精主产于贵州、湖南、四川、湖北、安徽、浙江等地，广西、广东、福建、江西亦产；以湖南、贵州产量大，品质好，畅销全国并出口。黄精主产于河北、内蒙古、辽宁、吉林、黑龙江、河南等省区，以河北、内蒙古产量为大，销至华北、东北、西北、广州、上海、杭州等地，并出口。滇黄精主产于云南、贵州和广西等地，多数为自产自销[10]。

（四）采收和药用部位考证[2]

从魏晋至明代的多部本草书籍，包括《名医别录》《新修本草》《证类本草》《本草集要》等10种，都详细记载了黄精的产地和加工方法，指出"二月采根，阴干"。根据《中华人民共和国药典》（以下简称《中国药典》）1963年版至2020年版的多次修订，黄精的采挖方式被规定为"春、秋二季采挖，除去须根，洗净，置沸水中略烫或蒸至透心，干燥"[11]。此外，《抱朴子内篇》中提到，"服其花胜其实，服其实胜其根，但花难多得"，"花，生十斛，干之可得五六斗"。《本草图经》记载："初生苗时，人多采为菜茹，谓之笔菜，味极美，采取尤宜辨之。"《本草经集注》记载："根、叶、花、实皆可饵服。"《雷公炮炙论》则明确指出黄精花部优于果实，而果实又优于根部，尽管存在辨别困难；《本草纲目》提到"根、叶、花、实，皆可食之"；《证类本草》中详细描述了黄精不同部位的用途，指出"服其花，胜其实，其实胜其根。但花难得，得其生花十斛，干之才可得五六斗耳……初生苗时，人多采为菜茹，谓之笔菜，味极美"。《图经衍义本草》引《食疗》载"根、叶、花皆可食之"。这些古代本草均一致认为黄精的各个部位，包括根、叶、花和果实都具备食用价值。

（五）药性考证

在南北朝时期的《名医别录》中，首次记载了黄精的性味，具体描述为"甘，平，无毒"，然而并未深入探讨黄精的归经。后续本草文献大多沿用"甘平"描述黄精的性味。明代《本草正》记载其性味为"味甘微辛，性温"。明代《雷公炮制药性解》首次记载了黄精"入脾肺二经"，后续的清代本草大多记载黄精"入足太阴经""入足太阴脾、足阳明胃经"。此外，《本草求真》记载黄精归三经，"专入脾，兼入肺肾"，而《本草再新》则记载黄精"入心、脾、肺、肾四经"。这表明古代中医药学者对于黄精的归经存在不同的观点。在现代中药著作如《中国药典》《中华本草》《中药大辞典》中，黄精的性味归经被统一记载为"甘，平。归脾、肺、肾经"。

（六）传统功用考证[12]

南朝梁时期，萧统所著《与山巨源绝交书》中提到，"又闻道士遗言，饵术黄精，令人久寿，意甚信之"。西晋张华《博物志》也有记载，"太阳之草，名曰黄精。饵而食之，可以长生"，证实了黄精具延年益寿之功。《神农本草经》记载："久服去面黑䵟，好颜色，润泽，轻身，不老。"《名医别录》记载：味甘，平，无毒。主补中益气，除风湿，安五脏。久服轻身、延年、不饥。

北宋时期的《圣济总录》记载，"常服黄精能助气固精，补填丹田，活血驻颜，长生不老"；《神仙芝草经》记载，"黄精宽中益气，使五脏调良……骨髓坚强，其力增倍，多年不老，颜色鲜明，发白更黑，齿落更生"；明代兰茂所著的《滇南本草》中载，"黄精，主五劳七伤，助筋骨、益脾胃、开心肺，能辟谷，补虚、添精，服之效矣"；《本草纲目》记载，"（黄精）补诸虚，止寒热，填精髓……使五脏调良，肌肉充盛，骨髓坚强"。此外，《本草拾遗》记载黄精根如嫩姜，九蒸九曝，可以代粮，又名米脯。《抱朴子内篇》中也提到，"凶年可以与老小休粮，人不能别之，谓为米脯也"。《食疗本草》中描述"饵黄精，能老不饥"；《证类本草》引《道藏·神仙芝草经》描述，"黄精，宽中益气，五脏调良，肌肉充盛，骨体坚强，其力倍，多年不老，颜色鲜明，发白更黑，齿落更生"。

（七）少数民族应用考证

经考证，我国有 17 个黄精属植物在 24 个少数民族中应用，涉及以下物种：卷叶黄精 P. cirrhifolium（Wall.）Royle、互卷黄精 P. alternicirrhosum Hand.- Mazz.、棒丝黄精

P. cathcartii Baker.、垂叶黄精 *P. curvistylum* Hua、多花黄精 *P. cyrtonema* Hua、长梗黄精 *P. filipes* Merr.、距药黄精 *P. franchetii* Hua、禾叶黄精 *P. graminifolium* Hook.、独花黄精 *P. hookeri* Baker.、二苞黄精 *P. involucratum*（Franch.et Sav.）Maxim.、滇黄精 *P. kingianum* Coll.et Hemsl.、点花黄精 *P. punctatum* Royle ex Kunth.、黄精 *P. sibiricum* Red.、轮叶黄精 *P. verticillatum*（L.）、湖北黄精 *P. zanlanscianense* Pamp.、玉竹 *P. odoratum*（Mill.）Druce 和康定玉竹 *P. prattii* Baker.。这些民族主要用上述植物的根茎治疗多种疾病，包括筋骨软弱、肾寒、虚劳咳嗽、滑精、阳痿、肺结核、内热消渴、皮肤病及精髓内亏、衰弱无力、年老体弱、消化不良等[13, 14]。其中白族、鄂伦春族、基诺族、拉祜族、蒙古族、怒族、佤族、维吾尔族、彝族和仡佬族使用的物种数为 1 种；哈尼族、毛南族、畲族和瑶族使用物种数为 2 种；侗族、傈僳族、苗族、羌族和壮族使用物种数为 3 种；朝鲜族使用物种数为 4 种；纳西族使用物种数为 5 种；土家族使用物种数为 8 种；藏族使用物种数为 14 种。

1. 互卷黄精

藏族（然泥尔）：根茎，治衰弱乏力，虚劳咳嗽，消化不良，脓疮，胎热，"培根""赤巴"合并症。

2. 棒丝黄精

藏族（惹尼）：根茎，治"培根""赤巴"合并症，虚劳咳喘，胎热，消化不良，疮疡脓肿，"黄水"病，衰弱乏力。

3. 卷叶黄精

基诺族（河匹多革勒）：根茎，治咽喉肿痛，咳嗽，产后体亏，精髓内亏。

傈僳族（义普跟勒）：根茎，治虚劳咳嗽，头晕，食少，遗精，盗汗，崩漏，带下，产后体亏，吐血，衄血，外伤出血，咽喉肿痛，疮肿，瘰疬。

纳西族：根茎，治肺结核吐血，肺燥咳嗽，百日咳。

怒族（亏就）：根茎，用于补益肺胃。

羌族（布务勒特、白勒得）：根茎，治初期肺痨，老年虚弱，身冷胃寒，少年白发，肺虚燥咳，腰痛，消渴。

土家族（科书、鸡头黄精、老虎姜）：效用同黄精；根茎，治肺痨干咳，气血不足，腰杆酸痛，大便燥结，脾胃虚弱，体倦乏力，病后口干食少，肺虚燥咳，内热消渴，筋骨软弱，精血不足，脚癣。

藏族（惹尼、拉尼、拉尼尔）：根茎治"培根""赤巴"合并症，虚劳咳喘，消化不良，疮疡脓肿，胎热，"黄水"病，衰弱乏力，子宫热，可祛寒，滋补心肺，补精髓，健

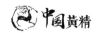

胃，用于局部浮肿，寒湿引起的腰腿痛，瘙痒性和渗出性皮肤病及精髓内亏，营养不良性水肿；效用同互卷黄精。

4. 垂叶黄精

藏族（拉尼尔、陆你）：根茎，治局部浮肿，寒湿引起的腰腿痛，瘙痒性和渗出性皮肤病及精髓内亏，软弱无力，肺痿咳嗽，脾虚面黄，膝胫无力，产后虚弱。

5. 多花黄精

朝鲜族（妈嫩高气东咕儿赖）：根茎，补中益气，除风湿，安五脏，久服轻身，延年，不饥。

侗族（讯蛮岑、讯岑）：根茎，治体虚，肺结核，风湿疼痛，葡萄胎。

仡佬族（你格、黔中方言、母保色改）：根茎，口嚼，涂患处，治蜈蚣咬伤。

毛南族（姓那）：根茎，捣碎，加米酒外敷，治淋巴结肿大。

蒙古族（查干－霍日、干－浩日、日阿尼）：根茎（奶制），治身体虚弱，胃寒，腰腿痛，消化不良，"巴达干"病，滑精，阳痿，"希日沃素"病，体虚乏力，心悸气短，肺燥干咳，糖尿病，高血压，肾寒，下身黄水病，肾达日干病，寒性脓疡，未消化症。

苗族（山棍）：根茎，治阴虚劳嗽，肺燥咳嗽，脾虚乏力，食少口干，消渴，肾亏腰膝酸软，阳痿遗精，耳鸣目眩，须发早白，体虚羸瘦，肺虚咳嗽。

畲族（千年运、山姜、黄精姜）：根茎，治痢疾，小儿腹泻，肾虚，血虚，胃寒痛。

土家族（虎尾七、鸡头黄精、杯七）：根茎，治脾胃虚弱，体倦乏力，病后口干食少，肺虚燥咳，内热消渴，筋骨软弱，精血不足，脚癣，关节疼痛，跌打损伤，体虚，肾虚腰痛，体虚，痨病，消瘦盗汗。

瑶族（铜毛双、黄精、老虎姜）：根茎，治体弱多病，心悸气短，肺燥咳嗽，久病伤津口干，产后或病后身体虚弱。

藏族（拉尼）：根茎，用于诸虚劳损，干咳口渴。

壮族（黄针）：根茎，治体虚乏力，咳嗽。

6. 长梗黄精

畲族（千年运、山姜、九蒸姜）：根茎，治痢疾，小儿腹泻。

土家族（兵盘七、疙瘩七）：根茎，治关节疼痛，跌打损伤，体虚，肺痨咳嗽。

7. 距药黄精

土家族（虎尾七、老虎姜、鸡头黄精）：根茎，治脾胃虚弱，体倦乏力，病后口干食少，肺虚燥咳，内热消渴，筋骨软弱，精血不足，脚癣。

8. 禾叶黄精

藏族（罗尼）：根茎，治消化不良，营养不良性水肿。

9. 独花黄精

藏族（惹尼）：根茎，治"培根""赤巴"合并症，"黄水"病，虚劳咳喘，胎热，消化不良，疮疡脓肿。

10. 二苞黄精

蒙古族（巴嘎拉－其图－查干胡日）：治身体虚弱，胃寒，消化不良，食积，泄泻，肾寒，滑精，阳痿，头晕目眩，腰腿痛，"巴达干"病，寒性"希日沃素"病。

11. 滇黄精

朝鲜族（号苦引、乌嗯那母东咕儿赖）：效用同多花黄精。

哈尼族（黄精、乎布达尼、太阳草）：根茎，治肺结核，燥咳，痈疮疔肿，刀枪伤，异物入肉，病后体虚，四肢无力，食欲不振，子宫脱垂。

拉祜族（磨骂区）：根茎，治肺结核干咳无痰，久病津亏口干，倦怠乏力，糖尿病，高血压；流浸膏外用治脚癣。

傈僳族（果义普、西南黄精）：根茎，主治虚损寒热，肺痨咯血，病后体虚食少，以及筋骨软弱等。

毛南族（老虎姜、松醒檬）：根茎，主治肺结核干咳无痰，脾胃虚弱，糖尿病，高血压，病后虚弱，产后气血两亏。

蒙古族（查干－霍日）：根茎（奶制），效用同多花黄精。

纳西族：效用同卷叶黄精。

佤族（节节高、西格拿）：根茎，治肺结核，干咳无痰，久病津干口干，倦怠乏力，糖尿病，高血压，虚损寒热，肺痨咯血，病后体虚食少，风湿疼痛。

藏族（然尼尔）：效用同互卷黄精。

白族（大咳比洗）：效用同佤族。

12. 点花黄精

土家族（老虎姜、生扯拢）：根茎，治痈疽疔毒，疥疮，头癣，外伤出血。

藏族：根茎，治热病阴伤，咳嗽烦渴，虚劳发热。

13. 黄精

朝鲜族（诅克呆东咕儿赖）：根茎，效用同多花黄精。

侗族（山甜姜、甜黄精）：根茎，治脾胃虚，口干纳食差，阳痿，早泄。

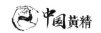

蒙古族（查干－霍日、查干霍尔）：根茎，治身体虚弱，胃寒，消化不良，食积，食泻，肾寒，滑精，阳痿，头晕目眩，寒性"希日沃素"病，腰腿痛，"巴达干"病，下身黄水病，肾达日干病，寒性脓疡，未消化症；可壮阳，调胃火，开胃，收敛脓液，祛黄水。

苗族（老虎姜、鸡头黄精）：根茎，治脾胃虚弱，体倦乏力，筋骨软弱，肾虚，头晕。

纳西族：效用同卷叶黄精。

羌族（毕哥禾对、布务勒特、白勒得）：根茎，治初期肺痨，老年虚弱，身冷胃寒，少年白发，肺虚燥咳，腰痛，消渴。

土家族（鸡头黄精、九龙杯、罗汉七）：效用同黄精；根茎，治脾胃虚弱，体倦乏力，病后口干食少，肺虚燥咳，内热消渴，筋骨软弱，精血不足，脚癣，干瘦，虚劳咳，身体虚弱，气血双亏，久病体虚，食积，消化不良，咳嗽咯血，肺痨干咳，气血不足，腰杆酸痛，大便燥结。

藏族（拉尼、热尼、日阿尼）：根茎，治诸虚劳损，干咳口渴，寒热引起的水肿，精髓内亏，衰弱无力，虚劳咳嗽，"培根""赤巴"合并症，"黄水"病，虚劳咳喘，消化不良，疮疡脓肿，子宫热，肺结核干咳无痰，久病津亏口干，倦怠乏力，糖尿病，高血压，年老体弱，阳痿，肾虚，消化不良，关节痛。

壮族（京四、姜形黄精、稞很亚）：根茎，治肺痨咯血，病后体弱，阴虚内热，发旺（风湿骨痛），阿肉甜（消渴病），高血压，久病身体虚弱，腰痛，干咳，虚汗，目赤。

14. 轮叶黄精

纳西族：效用同卷叶黄精。

羌族（布务勒特、白勒得）：根茎，治初期肺痨，老年虚弱，身冷胃寒，少年白发，肺虚燥咳，腰痛，消渴。

藏族（拉尼、惹尼、拉尼尔）：根茎，治局部浮肿，寒湿引起的腰腿痛，瘙痒性和渗出性皮肤病及精髓内亏，衰弱无力，"黄水"病，"培根""赤巴"合并症，虚劳咳喘，胎热，消化不良，疮疡脓肿，局部浮肿。

15. 湖北黄精

土家族：效用同黄精。

藏族（啊罗足罗）：全草，可清热，排便。

16. 玉竹

朝鲜族（咚咕儿垒）：根茎，治糖尿病。

侗族（尾参、铃铛菜）：根茎，治热病阴伤，咳嗽烦热，虚劳发热。

鄂伦春族（昂地库热、玉参、铃铛菜）：根茎，治干咳少痰，口燥咽干，心烦心悸，糖尿病，虚咳，心脏病，心绞痛，风湿性心脏病，发热，小便涩，男女虚证，肢体酸软，自汗，盗汗，病后身体虚弱，咽干口渴，食欲不振。

哈尼族（沙浩浩布、玉参、尾参）：根茎，治胃热口干，盗汗自汗，肺结核咳嗽，狂犬咬伤，糖尿病。

蒙古族（毛浩日-查干、查干-温都苏、毛胡日-查干）：根茎（奶制），治体虚，肾寒，腰腿痛，浮肿，寒性"希日沃素"病，胃"巴达干"病，阳痿，遗精，气郁宫中，热病伤阴，口燥咽干，干咳少痰，心烦心悸，糖尿病，心脏病，食积，食泻，"赫依"病，胃寒，体弱肾虚，营养缺乏症，下身寒性黄水病，少精。

苗族（玉参、尾参）：根茎，治热病外阴，燥热咳嗽，咽干口渴。

纳西族：根茎，治胃热口干，心脏病，心绞痛，秋燥伤胃阴，小便淋沥涩痛，虚咳，赤眼涩痛，热病口燥咽干，干咳少痰，心烦心悸，体虚，阴虚发热。

维吾尔族（沙卡库力、夏嘎古力米斯儿）：根茎，治体虚阳痿，身瘦精少，早泄遗精，乳汁不下，尿糖口渴，阴虚久咳，心悸气短，咽干痰阻，视物昏花，四肢无力，腰脚酸软，大便秘结，小便短涩。

瑶族（竹书默）：根茎，治头晕，产后虚弱，失眠。

彝族（佑摸窝、大玉竹）：根茎，治阴虚发热，肺痨咳嗽，腰膝酸痛，跌打损伤，风湿性关节痛，老年尿频。

藏族（鲁尼、拉尼）：根茎，治"黄水"病，"培根"与"赤巴"合并症，局部浮肿，寒湿引起的腰腿痛，瘙痒性和渗出性皮肤病及精髓内亏，软弱无力，虚劳咳嗽，消化不良，疮疡脓肿，子宫热。

壮族（棵而让）：根茎，治头晕，产后虚弱，咳嗽。

土家族（母黄嘎那、尾参、玉参）：根茎，治热病伤阴，燥热咳嗽，咽干口渴，虚劳发热，内热消渴，小便频数，虚咳，跌打损伤，体虚多汗，尿积病；全草，治体虚多汗，虚咳。

17. 康定玉竹

藏族（洛尼）：根茎，治局部浮肿，寒湿引起的腰腿痛，瘙痒性和渗透性皮肤病及精髓内亏，衰弱无力，"培根""赤巴"合并症，"黄水"病，虚劳咳喘，消化不良，疮疡脓肿，子宫热，气虚心悸，肺燥咳嗽，腰膝酸软，年老体弱。

傈僳族（巴打俄）：根茎，治热病伤阴，咳嗽烦渴，虚劳发热，消谷易饥，小便频数。

（八）食用考证

黄精在草药分类中位列上品之上，草部第一，具有极高的药用价值。唐代著名诗人杜甫曾以诗赞美黄精的功效，诗云"扫除白发黄精在，君看他时冰雪容"。此外，《道藏》一书也记载了在饥荒年代，民众以黄精为食的历史。民间也将黄精当作食材用于煎汤炖肉，或是泡茶泡酒等。据清代赵其光所著的《本草求原》记载，黄精具消除黄气的功效，黄精叶可煲鱼肉食用。

（九）栽培考证

黄精的栽培历史源远流长。唐代诗歌《寄王侍御》"见欲移居相近住，有田多与种黄精"及《见李白诗又吟》"一池荷叶衣无尽，两亩黄精食有馀"，均有关于黄精种植情况的记载。宋代苏颂编写的《本草图经》首次详细描述了黄精的生长环境，指出其根部最适合在二月和三月采挖，而入土深度应为八至九寸。《本草纲目》进一步阐述了黄精的种植方法，提到黄精野生于山中，也可劈根长二寸，稀种之，一年后即可茂密生长，其种子亦可种植。同时，《本草易读》及《本草乘雅半偈》也分别提到黄精的采收时节，以及一年生长一节的生长特性。可见，对于黄精的栽培和生长特性，古代文献中已有详尽的记载。

二、验方应用考证

1.《眼科临证录》

熟地首乌汤：熟地黄，制首乌，黄精，玄参，枸杞子，磁石。滋补肝肾，养血填精，用于老年性白内障。

2.《外科正宗》

先天大造丸：紫河车，熟地黄，当归，茯苓，人参，枸杞子，菟丝子，肉苁蓉片，黄精，白术，何首乌，川牛膝，仙茅，骨碎补，巴戟天，盐补骨脂，制远志，木香，大青盐，丁香，黑枣。补先天，疗虚损。用于气血不足，风寒湿毒袭于经络，初起皮色不变，漫肿无头；或阴虚，外寒侵入，初起筋骨疼痛，日久遂成肿痛，溃后脓水清稀，久而不愈，渐成漏证；并治一切气血虚羸，劳伤内损，男妇久不生育。

3.《疟疾论疏》

白虎青龙各半汤：柴胡（取银州者，去须及头，用银刀削去黄薄皮少许，粗布拭净，锉细，勿令犯火）35g，升麻（不经雨阳者，形色翠碧，削去皮，用黄精汁浸一宿，晒干，锉，蒸，再晒）15g，葛根（取洁白肥嫩者，用雪水或秋露润透，切片，阴干）45g，羌活（去头，细锉，以淫羊藿拌浥三日，晒干，去藿）25g，防风（勿用叉头叉尾者，叉头令人发狂，叉尾发人痼疾，取肥大柔润色黄通理者锉细）25g，甘草（取黄中通理者，去头尾尖处各四五寸，仅取中节，切作寸许长，入瓷器中好酒浸蒸，从巳至午，取出晒干，锉细）35g，知母（槐砧上锉细，于木臼杵捣数千下，勿犯铁器）……上以水三升五合，先煮粳米减半升，去粳米，同诸药煮取一升半，去滓，分3次服。寅卯时取初服，再煮数沸，俟病者睡熟推醒服，服毕覆盖取微似汗；二服未发前半时许服，服毕温覆，勿使寒栗大作，热亦渐减；三服发后半时许服，服毕再半时许方啜热粥饮1盏许，以充营卫，勿食他物损伤药力也。治疟疾。

4.《古今医统大全》卷四十八

斑龙二至百补丸：鹿角50两（新取连脑骨者佳，锯作2寸长段，长流水洗，米泔浸一宿，刷洗净，吹晒干，同后药和入瓷坛煮胶），黄精八两，枸杞子四两（甘州者），怀熟地黄四两，菟丝子四两（热水淘净），金樱子四两（去毛子净），天门冬（去心）二两，麦门冬（去心）二两，川牛膝二两（酒洗），龙眼肉一两，楮实子二两（热水洗）。以上10味同角和匀，入净好金华坛内，层层放实，用新汲淡水注坛中平肩，以密棱布4层封口，以新砖压之，置大锅中井字架上，以木甑盖好，重汤煮3日夜，毋得间断火候。旁用小锅烧滚水，不时添注坛内并锅内，勿使干涸。日足，取起，滤去滓。固本保元，生精养血；培复天真，大补虚损。益五内而除骨蒸，壮元阳而多子嗣。充血脉，强健筋骸；美颜色，增延龄算。聪明耳目，玄润髭须。主治老年精血亏损，元阳虚惫，腰膝酸软，畏寒足冷，夜溺频多。用于肾虚腰痛，阳痿梦泄，精神衰弱，元气亏虚。

5.《纲目拾遗》卷八引《千金不易方》

保元丹：黄精1斤，甘枸杞4两，酒酿5斤，好黄酒5斤。保养元气。

6.《古今名方》引易玉泉家传方

冰香散：苦瓜霜20g，硼砂20g，朱砂5g（水下），冰片5g，胆矾5g，雄黄精5g，人中黄5g，麝香3g，制僵蚕3g。泄热消肿，祛腐止痛。主治风热乳蛾（急性扁桃体炎）。

7.《中医原著选读》引关幼波方（见《古今名方》）

补气养血汤：生黄芪15g，首乌15g，白芍15g，川续断15g，当归12g，丹参12g，黄精12g，生地黄12g，五味子12g，生甘草9g。补气养血柔肝。主治慢性迁延性肝炎，早期肝硬化，肝功能长期不正常，证属气血两虚者。转氨酶长期不降，舌质红者，加土茯苓15g，大枣10枚，或土贝母15g；舌质淡者，加白芷9g；麝香草酚浊度试验和麝香草

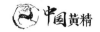

酚絮状试验长期不正常者，每日加服河车大造丸 1 丸；血浆蛋白倒置者，加龟甲、鳖甲各 12g；肝大，加延胡索、草河车、泽兰各 9g；脾肿大，加生牡蛎 15g，地龙 9g；食欲不振，加山楂、白术各 9g；牙出血，加小蓟、血余炭各 12g。

8.《梅氏验方新编》卷一

补肾丸：人参、白蒺藜、白术、杏仁、苍术、蛤蚧、玉屑、白石脂、车前子、金樱子、旋覆花、五味子、黄精各等分。用于目患花翳白陷。每服 10g，米汤送下。

9.《万氏家抄方》卷四

打老儿丸：石菖蒲（去须毛，嫩桑枝条拌蒸，晒干，不犯铁器），干山药（蒸出晒干），川牛膝（去头，用黄精自然汁浸，漉出，酒浸 1 宿，若无黄精，酒浸 3 日，漉出，细锉，焙干），远志（去心，甘草汤浸 1 宿），巴戟（去心，枸杞子汤浸 1 宿，漉出，酒浸 1 伏时，菊花同焙令黄，去菊花），续断（去筋，酒浸 1 伏时，焙干），五味子（蜜浸蒸，从巳至申。又以浆水浸 1 宿，焙干），楮实子（水浸 3 日，去浮者，晒干，酒浸 1 伏时，漉出蒸，从巳至亥，焙干），杜仲（去皮，酥蜜炒去丝），山茱萸（取肉，暖火焙干），茯神（去皮心，捣细，于水盆内搅，去浮者），熟地（瓷锅柳木甑蒸之，摊令气歇，拌酒再蒸，晒干，勿犯铜铁器）。滋阴补阳，强壮筋骨。主治五劳七伤，阳事不举，真气衰弱，精神短少，小便无度，眼目昏花，腰膝疼痛，两脚麻冷，不能行走。每服 30 丸，空腹时用温酒送下，或白汤下亦可。服五日便觉身轻，精神爽快，二十日语言响亮，手足轻健，一年白发转黑，行步如飞；久远服之，百病消除，面如童子。

10.《普济方》卷二二五引《德生堂方》

大沉香丸：沉香半两，木香半两，丁香半两，白檀香半两，胡桃仁（去皮）半两，枸杞子半两，大茴香半两，小茴香半两，破故纸（用羖羊番白肠 1 尺半，盛上项药在内，好酒煮熟，瓦器内阴干）半两，葫芦巴（酒浸）半两（同前药治之），全蝎（去毒，炒）半两，穿山甲（酥炙）半两，川楝子半两，木通半两，肉苁蓉（酒浸）半两，远志（去心）半两，韭子半两（酒浸），莲蕊 10g，川巴戟半两（酒浸，去心），干山药半两（蛀者），山茱萸半两（去核），山药半两，仙灵脾（酥炙）15g，青皮（去白）15g，白茯苓半两，牛膝（酒浸）15g，黄精（酒浸）半两，天门冬（去心）半两……可辟山岚瘴气，通饮食，厚肠胃，令人肥白，填精补髓。去浑身走注，活经脉，健身体，顺气宁心。主治诸虚。每服 30～50 丸，空心酒送下，干物压之。

11.《外科传薪集》

大金丹：朱砂 15g，雄精 5g，硼砂 5g，川连 15g，西黄一分，甘草 5g，枯矾三分，黄精 15g，淡秋石 5g，制熟附 7.5g。主治虚火上升，咽喉疼痛。上为细末，吹患处。

12.《饲鹤亭集方》

杜煎鹿角胶：鹿角五十两，黄精八两，熟地八两，杞子四两，樱子四两，天冬四两，麦冬二两，牛膝二两，楮实二两，菟丝子二两，桂圆肉二两。主治四肢酸痛，头晕眼花，遗精，一切元阳虚损劳伤。煎胶。

13.《圣济总录》卷一九八

二精丸：黄精（去皮）2 斤，枸杞子 2 斤。助气固精，保镇丹田，活血驻颜，长生不老。每服 30 ～ 50 丸，空心、食前温酒下。

14.《人己良方》

肥儿膏：莲肉四两，风栗四两，白茯苓四两，怀山药四两，白术（去芦）四两，麦芽四两，黄精四两，茱萸肉四两，天冬四两，黑枣四两，福橘四两，京柿四两（小儿用各一两）。健脾胃，进饮食。大人加熟肥肉同蒸饼。

15. 陈长华方

复方降脂汤：桑寄生 18g，制首乌 20g，制黄精 20g。滋补肝肾，益气养血。主治肝肾不足，气血虚弱。水煎服，每日 1 剂，日服 2 次。

16.《浙江省药品标准》

复方桑椹膏：桑椹清膏 125g，山海螺 250g，炙甘草 31.25g，炒冬术 93.75g，炒白芍 62.5g，熟地黄 62.5g，麦门冬 62.5g，制黄精 125g，金樱子肉 93.75g，夜交藤 62.5g，女贞子 93.75g，旱莲草 62.5g，橘皮 46.87g，红枣 31.25g。滋阴补血，调补肝肾。主治血虚阴亏，神经衰弱，头目昏晕，腰背酸痛。口服，每次 25g，开水冲服，1 日 2 ～ 3 次。

17.《普济方》卷二一七

枸杞丸：枸杞子（冬来者佳），黄精各等分。补精气。主肾虚精滑。方中二药用量原缺，据《古今医统大全》补。

18. 赵益人方

固本复元汤：黄芪 15g，鸡血藤 20g，丹参 15g，黄精 15g，海藻 12g，玄参 15g。益气养阴，活血养荣，化痰软坚。主气虚血滞，瘀痰阻络。水煎服，每日 1 剂，日服 2 次。

19.《摄生众妙方》卷二

还少乳乌丸：何首乌 60g，枸杞子 30g，牛膝 30g（酒浸），茯苓 30g，黄精 30g，甘桑椹 30g，天门冬（去心）30g，麦门冬（去心）30g，生地黄 120g（酒浸，晒干），熟地黄 30g（酒浸）。补精养血，益智安神，增液润燥。治中老年人精血亏虚，津液不足，须

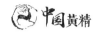

发早白，精神衰减，形体消瘦，肌肤枯燥。每服 100 丸（梧桐子大），用温水或盐汤送下，日进三次。阳虚内寒和脾胃虚弱者忌服。

20.《古今医统大全》卷八十四

还真二七丹：何首乌（忌铁器），黑椹子，生地黄，旱莲草（以上四味俱用鲜者，以石臼内捣）各取汁半斤，鹿角胶半斤，生姜汁半斤，白蜜半斤，黄精（九蒸九晒）四两，人参四两，白茯苓四两，小茴香四两，枸杞子四两，鹿角霜四两，秦椒一两（共为末）。用于壮颜容，健筋骨，添精补髓，乌须黑发。随时以温热酒调下 2～3 匙，夏月以白汤调。

21.《北京市中药成方选集》

海马保肾丸：海马一对，砂仁 10g，远志肉（炙）10g，杞子 15g，鹿茸（去毛）15g，黄芪 65g，山药 15g，白术（炒）15g，肉桂（去粗皮）10g，锁阳 15g，茯苓 30g，蛤蚧（去头足）一对，苁蓉（炙）50g，人参（去芦）15g，熟地 30g，杜仲炭 15g，狗脊（去毛）15g，钟乳石（煅）10g，阳起石（炙）5g，巨胜子 5g，黄精（炙）5g，龟甲（炙）5g，淫羊藿（炙）五分。滋阴益气，补骨助阳。主治肾气虚寒，精神衰弱，脑亏健忘，四肢无力。每服 10g，日 2 次，温开水送下。忌色欲及刺激性食物。

22.《圣济总录》卷一九八

黄精地黄丸：生黄精 1 斗（净洗，控干，捣碎，绞取汁），生地黄 3 斗（净洗，控干，捣碎，绞取汁）。辟谷；久服长生。每服 1 丸，含化咽之，每日 3 次。

23.《千金要方》卷二十七

黄精膏：黄精 1 石。功效主治：脱旧皮，颜色变少，花容有异，鬓发更改，延年不老。常于未食前用酒 5 合和服 2 合，日 2 次；欲长服者，不须和酒，纳生大豆黄。

24.《圣济总录》卷十八

黄精煎：黄精（生者）12 斤，白蜜 5 斤，生地黄（肥者）5 斤。用于大风癞病，面赤疹起，手足挛急，身发疮痍，及指节已落者。每用温酒调化 10～15g，日 3 夜 1。

25.《太平圣惠方》卷九十五

黄精酒：黄精 4 斤，天门冬 3 斤（去心），术 4 斤，松叶 6 斤，枸杞根 3 斤。用于延年补养，发白再黑，齿落更生。候熟，任饮之。忌桃、李、雀肉。

26.《中医内科临床治疗学》引冷柏枝方

黄精芡实汤：黄精 15g，芡实 30g，山药 15g，白芍 15g，大枣 7 枚，太子参 30g，佩兰叶 6g。补脾阴。主治脾阴不足的中消证。水煎服。

27. 方出《太平圣惠方》卷九十四，名见《圣济总录》卷一九八

黄精丸：黄精 10 斤（洗净，蒸令烂熟），白蜜 3 斤，天门冬 3 斤（去心，蒸令烂熟）。延年补益。每服以温酒下 30 丸，每日 3 次，久服。

28.《丹溪心法》卷四

黄精丸：苍耳叶、紫背浮萍、大力子各等分，乌蛇肉中半（酒浸，去皮骨），黄精倍前 3 味（生捣汁，和 4 味，研细焙干）（一方有炒柏，生地，甘草节）。主治大风病。每服 50 ～ 70 丸，温酒下。

29.《饮食辨录》卷二

黄精粥：黄精（切碎），米。补脾胃，润心肺。主治脾胃虚弱，体倦乏力，饮食减少，肺虚燥咳，或干咳无痰，肺痨咯血。《药粥疗法》本方用黄精 15 ～ 30g（或鲜黄精 30 ～ 60g），粳米 100g，白糖适量。先将黄精浓煎，取汁去滓，入粳米煮粥，粥成后加白糖即可。每日食 2 次，以 3 ～ 5 天为一疗程。

30. 吴仕九方

滋肾蓉精丸：黄精 20g，肉苁蓉 15g，制首乌 15g，金樱子 15g，怀山药 15g，赤芍 10g，山楂 10g，五味子 10g，佛手 10g。滋肾固本，补益肝肾，活血通络。主治肾虚。（治疗糖尿病）上药研细末，水泛为丸，每服 6g，日服 3 次，30 天为一疗程。

31.《外伤科学》

藿香浸剂：藿香 30g，黄精 12g，大黄 12g，皂矾 12g，醋 500g。主治手足癣及甲癣。将患病的手、足浸泡于醋中，根据条件，每日浸泡数十分钟，累计时间须在 24 小时以上，甲癣及病情较重者浸泡时间须延长。治疗期间不用皂碱，甲癣应将病甲削薄后再浸泡。最好在炎夏季节进行。

32.《古今名方》第十一章

健肺丸：百部 125g，白及 125g，黄精 125g，玉竹 125g，穿心莲 200g。化痰止咳，生津止血。主治各型肺结核。每服 3g（约 30 丸），日 3 次。

33. 杨其廉方

降脂汤：丹参 15g，首乌 15g，黄精 15g，泽泻 15g，山楂 15g。滋补肝肾。主治肝肾阴虚。水煎服，每日 1 剂，日服 3 次。

34.《普济方》卷二一八引《德生堂方》

金锁补真丹：川续断五分，川独活，谷精草五分，黄精草五分，莲花蕊一两（干用），鸡头粉一两（煮熟用），鹿角霜一两，金樱子五两（去皮尖）。升降阴阳，壮理元气，益气，补丹田，振奋精神，大能秘精。主治梦遗白浊。每服1丸，空心温酒送下。服数日，自然益气补丹田，精神加倍。若欲药行，早晨另丸药50丸，如梧桐子大，温酒送下，应验。

35.《感证辑要》卷四

厥症返魂丹：真麝香12.5g，生玳瑁12.5g，雄黄精12.5g，飞辰砂12.5g。用于厥证。每服5丸。

36.《中华内科杂志》[1976（4）：212]

抗心梗合剂：黄芪、丹参各30g，党参、黄精、郁金、赤芍各15g。益气养阴，活血通络。治急性心肌梗死。气阴两虚，心脉瘀阻，胸闷气短，心前区作痛，舌质紫暗，脉细涩者。上为一日量。水煎二次，去滓，浓缩为100mL，分二次服。服三周后病情稳定，再改为每日一次，每次50mL。共服六周。口干、舌质红或五心烦热者，加麦冬、五味子、生地黄、北沙参；胃腹胀痛、大便不通者，加生大黄、番泻叶、厚朴、芒硝；恶心、呕吐，加藿香、佩兰、半夏、竹茹；烦躁不安、失眠，加炒枣仁、柏子仁、夜交藤、远志。

37. 邓铁涛方

芪乌生发汤：黄芪15g，茯苓15g，生地黄15g，首乌15g，太子参12g，桑椹12g，熟地黄9g，黄精9g，黑豆30g，当归4g。滋补肝肾，益气养血。主治肝肾亏损，气血两虚。水煎服，每日1剂，日服2次。

38.《岳美中医案集》

芡实合剂：芡实30g，白术12g，茯苓12g，怀山药15g，菟丝子24g，金樱子24g，黄精24g，百合18g，枇杷叶9g，党参9g。补肾填精，健脾益气，肃肺利尿。治慢性肾炎，脾肾俱虚型蛋白尿。上药用水900mL，煎成300mL，分二次服，每日一剂。

39.《辽宁中医杂志》

清毒明目饮：紫花地丁20g，蒲公英20g，金银花20g，菊花12g，赤芍12g，决明子12g，车前子12g，柴胡9g，薄荷6g，木通6g，蝉衣6g，黄精（或太子参）15g。疏散风热，清热解毒，淡渗利湿，泻肝明目。主治风热表实，脾虚湿热，肝胆火毒。每日1剂，并用复煎药液熏洗眼部，每月2～3次，每次15～20min。

40.《河南中医》

清肝养肾汤：夏枯草25g，黄芩12g，栀子12g，女贞子30g，枸杞子30g，黄精25g，菊花12g，茯苓15g，丹皮20g。清肝热，滋肾阴。主治肝郁化火，伤其精血，肾阴亏损，不能养目。水煎服，每日1剂，日服2次。

41. 董国权方

四物汤二至丸加减方：生地黄 15g，当归 9g，灵磁石 30g，砂仁 6g，熟地黄 15g，川芎 6g，墨旱莲 15g，桑椹 15g，白芍 12g，制首乌 15g，朱茯神 15g，木瓜 9g，黄精 15g。补肾荣发，养血宁心。主治心肾不足，血不荣发。水煎服，每日 1 剂，日服 2 次。

42. 李传课方

四物五子丸加减：熟地黄 12g，制首乌 12g，黄精 12g，菟丝子 12g，枸杞子 12g，覆盆子 12g，桑椹 12g，丹参 12g，车前子 9g（布包煎），川芎 6g。补益肝肾。主治肝肾虚弱。（治疗早期视神经萎缩）水煎服，每日 1 剂，日服 2 次。

43.《摄生众妙方》卷二

乌须固本丸：何首乌 250g（米泔水浸三宿，竹刀刮去粗皮，切片，以黑豆 1kg，滚水同泡 2 小时，蒸熟去豆），黄精 120g（用黑豆 400g 同煮熟，去豆，忌铁器），生地黄 60g（酒浸），熟地黄 60g（酒浸），天门冬 60g（去心），麦门冬 60g（去心），白茯苓 60g，赤茯苓 60g，苍术 60g，人参 60g，五加皮 60g，巨胜子 60g，柏子仁 60g，核桃仁 60g，松子仁 60g，枸杞子 60g。治肝肾阴血不足，须发早白。每服 70 ～ 80 丸，空腹时用温酒或盐汤送下。服药期间，忌葱、蒜、萝卜、豆腐、烧酒等物。戒房事。

44.《外台秘要》

五精酒：枸杞子 500g，松叶 600g，黄精 400g，白术 400g，天冬 500g，糯米 12.5kg，细曲 1.2kg。补肝肾，益精血，健脾，祛风湿。主治体倦乏力，食欲不振，头晕目眩，须发早白，肌肤干燥和易痒等症。五精酒是古人常用的延年益寿药酒。每次 10 ～ 20mL，每日 2 次，将酒温热空腹服用，或每次随量饮之。

45. 董建华方

一麻二至丸：黑芝麻 30g，女贞子 10g，墨旱莲 10g，制首乌 10g，侧柏叶 10g，枸杞子 10g，生熟地黄各 15g，黄精 20g。补肾养血，兼以凉血。主治肾虚精血不足而兼血热者。水煎服，每日 1 剂，日服 2 次。

46. 顾振东方

益气养阴解毒汤：黄芪 30g，太子参 20g，黄精 15g，白术 12g，茯苓 10g，生地黄 20g，麦冬 20g，天冬 15g，旱莲草 18g，女贞子 15g，白花蛇舌草 30g，半枝莲 30g，蒲公英 30g，小蓟 15g，甘草 5g。益气养阴，清热解毒。主治气阴两虚。水煎服，每日 1 剂，日服 2 次。

47.《太平惠民和剂局方》

预知子圆：枸杞子（净），白茯苓（去皮），黄精（蒸熟），朱砂（研，水飞），预知子

（去皮），石菖蒲，茯神（去木），人参（去芦），柏子仁，地骨皮（去土），远志（去心），山药，各等分。主治心气不足，意志不定，神情恍惚，语言错妄，怔悸烦郁，愁忧惨戚，喜怒多恐，健忘少睡，夜多异梦，寤即惊魇，或发狂眩，暴不知人，并宜服之。每服一圆，细嚼，人参汤下，不计时候。

48.《医学入门》卷七

遇仙补寿丹：蝙蝠10个（捣烂，晒干），紫黑桑椹2.4升（取汁，滓晒干），杜仲、童子发各180g，天门冬90g，黄精（蜜蒸，晒九次）、何首乌、熟地、川椒各120g，枸杞、当归各60g（为末），旱莲草、秋石丹、延胡索各120g（为末，用桑椹汁拌三味，晒蒸三次，酒煮）。滋肾填精，益血驻颜。治年老体弱，诸般不足。每服不拘多少，随便饮下。

49.《寿世保元》卷四

长春不老仙丹：仙茅（酒浸，洗）四两，山茱萸（酒蒸，去核）二两，白何首乌（同赤首乌制）四两，川草薢（酒洗）二两，赤何首乌（米泔浸洗，捶碎如枣核大，入黑豆同蒸3日，极黑）四两，补骨脂（酒炒）二两，黄精（酒蒸）四两，大怀生地黄（酒洗净，掐断晒干）二两，大怀熟地黄（用生地黄酒浸洗，碗盛放砂锅内，蒸1日极黑，掐断晒干）二两，巨胜子二两，怀山药二两，枸杞子二两，天门冬（水润，去心）二两，麦门冬（水润，去心）二两，白茯苓（去皮，人乳浸，晒3次）二两，辽五味子二两，小茴香（盐，酒炒）二两，覆盆子二两，拣参二两，嫩鹿茸（酥炙）二两，怀牛膝……滋肾水，养心血，添精髓，壮筋骨，扶元阳，润肌肤，聪耳明目，宁心益智，乌须黑发，固齿牢牙，返老还童，延年益寿，壮阳种子，却病轻身，长生不老。主治诸虚百损，五劳七伤。每服三钱，空心酒送下。阴虚火动，素有热者，加川黄柏（酒炒）二两，山药（酒炒）二两，紫河车1具（用壮盛妇人首生男胎，先将米泔水洗净，次入长流水中再洗，新瓦上慢火焙干）；如虚甚，用八仙斑龙胶化为丸。

50.《千金方衍义》

黄精为辟谷上药，峻补黄庭，调和五脏，坚强骨髓，一皆补阴之功，故以姜桂汤药配之。加大豆黄卷者，皆为辟谷计耳。

第二章　黄精属植物资源及遗传多样性

一、黄精属资源情况

黄精属 *Polygonatum* Mill. 植物药用历史悠久，可追溯到 2000 多年前。根据生物物种名录（Catalogue of Life）统计，黄精属全球共有 88 种，包括 9 个变种，主要分布在北温带地区，尤其是喜马拉雅山脉至日本的狭长地带。中国作为黄精属的主要分布区之一，约有 47 个物种，这些物种广泛分布于全国各地。西南地区被认为是黄精属的起源地和多样性中心区域[15]。

近年来，许多学者对国内黄精属的资源分布进行了深入研究。例如，周毓等对长白山地区的黄精属植物进行了详细调查，研究显示，该地区共有 7 种黄精属植物，包括二苞黄精、毛筒玉竹、五叶黄精、小玉竹、玉竹、狭叶黄精和黄精。这些植物主要分布在向阳山坡、草地、林下和灌丛等生境[16]。对甘肃省高寒阴湿地区的秦岭西延地区的调查发现，有 6 种黄精属植物，包括大苞黄精、玉竹、细根茎黄精、黄精、轮叶黄精和卷叶黄精等蕴藏量相对丰富[17]。邵建章等在调查安徽地区的黄精属植物时，除发现黄精、多花黄精、距药黄精、长梗黄精、湖北黄精、长苞黄精、玉竹和轮叶黄精之外，还发现了 3 个安徽特有种，分别是安徽黄精、琅琊黄精和金寨黄精[18]。这些特有种主要分布在淮河以南的大别山区、皖南山区及皖东琅琊山等地[19]。王云等对安徽省宣城市的野生黄精资源分布进行了调查，共鉴定出 3 个物种，分别为黄精、多花黄精和长梗黄精[20]。此外，万明香等通过资源调查和分类学研究，发现贵州省共有 8 种黄精属植物种质资源，包括多花黄精、滇黄精、湖北黄精、黄精、点花黄精、轮叶黄精、距药黄精和卷叶黄精[21]。李天祥等对天津辖区内的黄精属植物进行了系统普查，共发现 4 种黄精属植物，包括黄精（分布在九山顶、东大楼等地）、玉竹、热河黄精和小玉竹[22]。

黄精属植物通常在林下生长。其中，独花黄精、康定玉竹、棒丝黄精、垂叶黄精、轮叶黄精、滇黄精和卷叶黄精可在海拔3000m以上地区生长。徐天才等在云南地区进行的调查发现了12个黄精属植物物种。其中，滇黄精（海拔620～3650m）和卷叶黄精（海拔1750～4100m）分布较广，海拔差距达3000m。其他物种分布范围次之，如点花黄精和粗毛黄精等，生长的海拔差距在1000～2000m。节根黄精和格脉黄精的分布范围最窄，海拔差距在1000m以内。目前，黄精属野生植物资源属于易危物种，面临着多种生存环境威胁[23]。

二、黄精属植物资源鉴定与分类

学界对黄精属部分物种的分类地位长期存在争议。据不完全统计，文献中出现的 *Polygonatum* spp. 种名多达309个[24]。黄精属的分类中强调叶的排列，叶状细胞是黄精属物种生长形式的重要组成部分。但由于叶片排列的多样性，某些物种被划分到了不同的基础种群中，导致了黄精属分类的混乱[25]。如康定玉竹 *P. prattii* 通常具有互生的叶子，但有时在茎的近端具有对生叶子，或在茎的顶部具有3片轮生叶子。因此，1875年，Baker（贝克）将该物种归入 sect. *Oppositifolia*；而1978年，《中国植物志》将其划分到 sect. *Verticillata* 中[26]。此外，无棱玉竹 *P. simizui* 与玉竹 *P. odoratum* 外形特征较为相似，Zhao等认为 *P. simizui* 应是 *P. odoratum* 异名[27]。吴世安等基于 *P. odoratum* 与 *P. simizu* 的 *trnK* 和 *rpl16* 基因片段，认为 *P. simizui* 作为 *P. odoratum* 异名不合理，应独立为一个新种[28]。

此外，杨继等发现不同居群的轮叶黄精 *P. verticillatum* 染色体数目、核型特征及形态具有明显差异。然而，由于缺乏进一步证据，这些变异类型的分类等级尚需进一步研究和探讨[29]。在进行命名调整前，需全面评估黄精属物种多样性，进而准确界定黄精属物种间的关系。

（一）传统形态分类与鉴定

黄精属分类和物种的鉴定一直是备受关注的问题。该属植物性状存在交叉，地理分布区域重叠，形态特征表现出过渡，这使黄精属类群关系错综复杂，分类存在争议，导致黄精和玉竹等中药材原植物栽培和用药上的混淆，影响了临床用药的安全性和有效性[30]。传统上，黄精属植物的分类主要依赖形态特征，如叶片排列方式、叶片大小和质地、花的颜色和大小、茎的形状等[25, 31, 32]。然而，由于存在相似的表型差异，该属植物根茎常被混用。如毛筒玉竹、五叶黄精、小玉竹、二苞黄精、长苞黄精、热河黄精、狭叶黄精、新疆黄精、多花玉竹和康定玉竹等植物。在某些地区，具有甜味的根茎，如轮叶黄精、点花黄精、湖北黄精、长梗黄精、新疆黄精和卷叶黄精等，也被用于药用，而带有苦味的根茎则不被采用，这已形成了一种传统习惯。

关于黄精属的类群划分，Baker（1875 年）根据叶序将其划分为 3 个系，即互叶系 *Alternifolia*、对叶系 *Oppositifolia* 和轮叶系 *Verticillata* [33]。然而，这种分类主要依赖于叶序变化，而不同黄精属物种之间在叶序、花朵和苞片等形态方面存在显著差异。有学者认为这种分类过于注重叶序性状，而黄精属植物的叶片排列方式并不稳定，同一物种内也可能存在较大的变异，甚至同一植株上可能有多种叶片排列方式，因此叶序性状不适合作为首要分类特征 [34]。《中国植物志》根据苞片大小、质地、叶序类型、花被筒长度、花被形状、花药长短及子房形状等特征，将中国的黄精属植物分为 8 个系，包括苞叶系 ser. *Bracteata*、互叶系 ser. *Alternifolia*、滇黄精系 ser. *Kingiana*、独花系 ser. *Hookeriana*、点花系 ser. *Punctala*、短筒系 ser. *Altelobata*、对叶系 ser. *Oppositifolia* 和轮叶系 ser. *Verticillata* [26]。此外，Tamura（田村）根据花丝、雄蕊、核型和染色体数目等特征，将黄精属植物分为 2 个组，黄精组 sect. *Polygonatum*（x=9、10 或 11；花丝粗）和轮叶组 sect. *Verticillata*（x=14、15；花丝细）；黄精组下又分成 3 个系，ser. *Polygonatum*，ser. *Bracteata* 和 ser. *Inflata*。其分类系统中的黄精组相当于 Baker 的互生叶组；轮叶组相当于 Baker 的轮生叶组和对生叶组 [35]。Wang 等依据物种分布区域、染色体基数、叶片排列方式和细胞核型等，将黄精属分为互生叶（x=8、9、10、11），对生叶（x=12）和轮生叶（x=13、14、15、16）3 个类群 [36]。

（二）基于分子系统学的分类与鉴定

迄今为止，对黄精属植物的分类已从形态学和细胞学领域转向分子系统学领域。然而，现有的分类仍然未能有效地识别部分物种间的差异，仍然是一个挑战。

1. 基于 DNA 条形码的系统进化

Tamura 等基于 *trnK* 基因对 17 种及 1 变种黄精属植物进行研究，认为黄精属 *Polygonatum*、竹根七属 *Disporopsis* 和异黄精属 *Heteropolygonatum* 是明显不同的 3 个属 [37]，这与之后的研究结果一致 [25, 35]。Jeffrey（杰弗里）将黄精属的东亚类群分为南方类群和北方类群 [38]。吴世安等 [28] 基于 *trnK* 和 *rpl16* 研究了广义百合科的黄精族 6 个属、23 种植物，以及铃兰族的 1 种植物。结果显示，不同类群之间的 *trnK* 基因 PCR 产物长度几乎没有差异，而 *rpl16* 基因长度在不同属和黄精属内存在差异。同源分析表明，黄精属、竹根七属、鹿药属和舞鹤草属组成了狭义黄精族，与铃兰族铃兰属有密切的亲缘关系，并支持将扭柄花属和万寿竹属从广义百合科黄精族中分离。在狭义黄精族内部，黄精属与竹根七属聚为一支，鹿药属与舞鹤草属聚为另一支，黄精属轮生叶种类和对生叶种类存在复杂的亲缘关系，而互生叶种类则单独形成一个系支；支持金佛山黄精由鹿药属转入黄精属，这些结果得到分子生物学证据的支持[28]。

Meng 等对 30 个黄精属植物的多个基因片段，包括 *rbcL*，*trnK*，*psbA-trnH* 和 *trnC-petN* 进行研究，认为黄精属分为 3 个主要分支：第一分支主要分布于中国南部至西南地区；第二分支主要分布于中国东北至日本地区，与 Tamura 的 sect. *Polygonatum* 相对应；第三分支（只包括黄精）主要分布于华中、韩国和西伯利亚等地区，与 Tamura 的 sect. *Verticillata* 相对应[39]。王家坚等也利用这些片段将黄精属分为 3 个分支：第一支包括大多数轮生叶物种，分布在中国西南地区；第二支包括互叶种类，分布在中国东北和华中地区；第三支为黄精 *P. sibiricum*，位于前两个分支之间[40]。杨培等通过扩增 *rbcL*、*matK*、*psbA-trnH*、ITS2 和 ITS 的序列，发现这些序列无法有效区分不同黄精属植物[25]。

最近，Floden（弗洛登）和 Schilling（席林）等使用 *petA-psbJ* 和 ITS 对 19 种黄精属植物、4 种异黄精属植物以及 1 种竹根七属植物进行分子系统发育分析。发现黄精属和异黄精属是单系的，并支持黄精属内 3 个不同分支的存在，分别是 sect. *Sibirica*（x=12）、sect. *Polygonatum*（x=9～11）和 sect. *Verticillata*（x=13～15），这些发现也印证了 Meng 关于黄精属内系统分类的观点。研究者还指出，sect. *Sibirica* 包括黄精和轮叶黄精；sect. *Polygonatum* 包括九龙环 *P. multiflorum*、*P. govanianum* 和北美玉竹 *P. biflorum* 等多个物种；sect. *Verticillata* 则含有 *P. huanum*、小黄精 *P. uncinatum* 和棒丝黄精 *P. cathcartii* 等多个物种。尽管轮叶黄精 *P. verticillatum* 也出现在这个分支中，但它并未形成单系，且 ITS 或 *petA-psbJ* 构建的系统发育树的拓扑结构存在差异[41]。

此外，Zhao 使用最大简约法和贝叶斯方法对 *atpB-rbcL*，*matK*，*rbcL* 和 *rps16* 序列数据进行了分析。表明黄精属植物类群是单系，支持黄精属分为 3 个组，即 sect. *Oppositifolia*、sect. *Sibirica* 和 sect. *Verticillata*。其中，sect. *Oppositifolia* 包括玉竹、多花黄精、长梗黄精等 12 个物种，sect. *Verticillata* 包括互卷黄精、卷叶黄精、康定玉竹等 15 个物种[27]。

龙炳宏等采用 ITS、*trnK-matK*、*rbcL*、*psbA-trnH* 和 *psbK-psbI* 序列，对 7 个黄精属物种进行扩增和测序。结果表明 *trnK-matK* 的种内和种间变异大，且有明显的条形码间隙。其他 5 个序列的种内和种间变异小，且没有条形码间隙；*trnK-matK* 序列的鉴定效率最高，达到 85.7%，可将所有 12 个多花黄精样品归为一类，并能区分黄精、滇黄精、玉竹、点花黄精和湖北黄精。此外，*trnK-matK* 的群体遗传分化指数最高，适用于黄精属物种分类[42]。

周先治等分析不同地区的多花黄精，发现 ITS2 序列可以识别部分地域的多花黄精种质资源。而 *psbA-trnH* 序列在多花黄精中相对保守，无法区分不同地域的多花黄精[32]。李金花等发现黄精和多花黄精的 *psbA-trnH* 产物条带清晰且单一，可区分两个物种[43]。焦劼采用 *psbA-trnH* 序列对种质资源进行鉴别，发现扩增获得的片段长度为 529～603bp，样本间 *psbA-trnH* 序列存在 13 个碱基变异位点。*psbA-trnH* 序列可高效、准确地将样本鉴定到种，样本可划分为 5 个类别，Ⅰ，多花黄精；Ⅱ，黄精；Ⅲ，滇黄精；Ⅳ，长叶竹根七；Ⅴ，暂未确定。这些植物中黄精与多花黄精的遗传距离较近，而滇黄精则与黄精及多花黄精的遗传距离较远[34]。

2. 基于叶绿体基因组的系统进化研究

随着测序技术的发展和成本降低，应用高通量测序技术获取药用植物叶绿体全基因组已日趋成熟。将叶绿体全基因组作为超级条形码用于物种鉴定，或从叶绿体全基因组中筛选种属特异的 DNA 条形码，已成为近缘物种鉴定或分类的重要方法[44]。Xia 等使用叶绿体全基因组重建了 20 种黄精属植物的系统发育，研究结果有力地支持黄精属的单系性及与异黄精属的姊妹关系。与之前的黄精属系统发育分析一致，支持黄精属的 3 个分组。但某些物种的多个样本未被恢复为单系，如卷叶黄精、多花黄精和滇黄精等，这些物种分布范围广泛、形态和核型具多样性，倍性存在变异[45]。在物种水平上，某些黄精属植物的系统位置关系仍然存在不确定性，亟须寻找适合该属植物鉴定和解决黄精属种内划分的有效方法。

此外，Lee[46]、Jin[47]、Pan[48] 与 Wang[49] 等学者分别对小玉竹、玉竹、黄精和滇黄精的叶绿体基因组结构和系统发育位置进行了简要分析。Floden 等[41] 通过对 19 种黄精属植物、4 种异黄精属植物及 1 种竹根七属植物的叶绿体基因组测序分析，发现黄精属和异黄精属是单系的，为它们的边界范围提供了分子证据支持。此外，质体基因组结构差异不明显，长度在 153821 到 155580bp 之间。通过叶绿体基因组编码区的分子系统发育分析，确定了黄精属和异黄精属的单系性。这一结果进一步证实叶绿体基因组序列可作为解决黄精属植物种间系统发育关系问题的理想方法。

Wang 等基于叶绿体基因组的系统发育分析显示（图 2-1 和图 2-2），黄精属及近缘种的物种可分为两大类，分别对应天门冬目 Asparagales（clade Ⅰ）和百合目 Liliales（clade Ⅱ），支持率为 100%。Clade Ⅰ均为天门冬科植物，分别是绵枣儿亚科 Subfam.

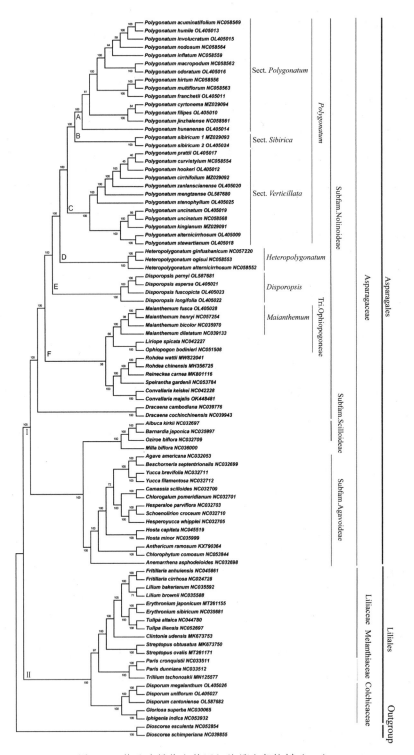

图 2-1　基于叶绿体全基因组的最大邻接树（NJ）

注：以甘薯 *Dioscorea esculenta* 和 *D. schimperiana* 为外群，节点上的数字表示支持值。

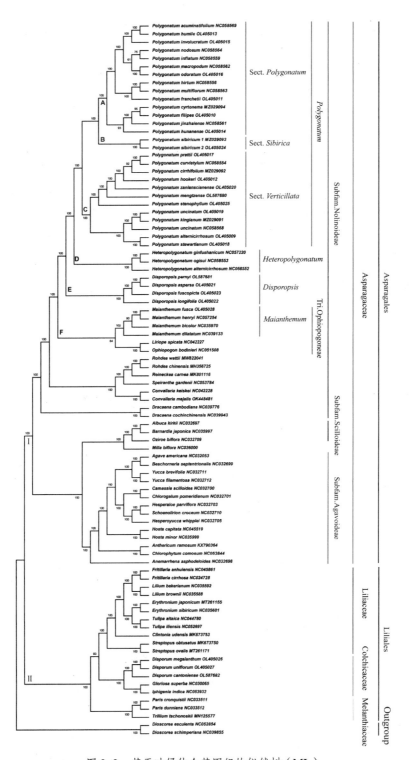

图 2-2 基于叶绿体全基因组的似然树（ML）

注：以甘薯 *Dioscorea esculenta* 和 *D. schimperiana* 为外群，节点上的数字表示支持值。

Scilloideae、龙舌兰亚科 Subfam. Agavoideae 和洛林树亚科 Subfam. Nolinoideae。绵枣儿亚科中的圣泪百合属 Oziroe、哨兵花属 Albuca 和绵枣儿属 Barnardia 亲缘关系较近，形成一个分支（BP=100），而这个分支与紫灯韭亚科 Subfam. Brodiaeoideae 中的高杯葱属 Milla 形成姐妹关系。龙舌兰亚科中的龙舌兰属 Agave、龙荟兰属 Beschorneria 和丝兰属 Yucca 形成一个分支，而糠米百合属 Camassia、皂百合属 Chlorogalum、草丝兰属 Hesperaloe、晴铃花属 Schoenolirion 和西丝兰属 Hesperoyucca 构成了另一个分支，它们互为姐妹类群（BP=100）。随后，这个分支与玉簪属 Hosta、圆果吊兰属 Anthericum、吊兰属 Chlorophytum 和知母属 Anemarrhena 形成了一个更大的分支（BP=72 ~ 100）。洛林树亚科则是天门冬科中最大的分支，包含了沿阶草族 Tri. Ophiopogoneae、铃兰族 Tri. Convallarieae、龙血树族 Tri. Dracaeneae 和黄精族 Tri. Polygonateae 的植物。

在百合目 clade Ⅱ 中，分为 3 个分支。首先是百合科和藜芦科的姊妹关系，然后再与秋水仙科聚为一支（BP=100）。在 clade Ⅰ 中，百合科 Liliaceae 包括扭柄花属 Streptopus、七筋姑属 Clintonia、贝母属 Fritillaria、百合属 Lilium、郁金香属 Tulipa 和猪牙花属 Erythronium；藜芦科 Melanthiaceae 包括了重楼属 Paris 和延龄草属 Trillium；秋水仙科 Colchicaceae 则包括万寿竹属 Disporum、嘉兰属 Gloriosa 和山慈菇属 Iphigenia。系统发育树显示，相对于天门冬科，黄精属植物与百合科的亲缘关系更远，支持将黄精属从百合科中独立，归属为天门冬科。这一结论与之前以核基因组为基础的研究一致[39]。考虑到核基因 rbcL、matK、rps16、psbA-trnH 和 trnC-petN 等序列以及叶绿体基因组都支持黄精属与天门冬科的亲缘关系，将黄精属归入天门冬科是合理的。

从属下的分类来看，黄精属被分为 3 个组，即 sect. Polygonatum（clade A）、sect. Sibirica（clade B）和 sect. Verticillata（clade C）。

（1）Sect. Polygonatum

Clade A 涵盖了 14 个物种，包括五叶黄精 P. acuminatifolium、小玉竹 P. humile、二苞黄精 P. involucratum、节根黄精 P. nodosum、毛筒玉竹 P. inflatum、热河黄精 P. macropodium、玉竹 P. odoratum、P. hirtum、九龙环 P. multiflorum、距药黄精 P. franchetii、多花黄精 P. cyrtonema、长梗黄精 P. filipes、金寨黄精 P. jinzhaiense 和湘黄精 P. hunanense（BP=44 ~ 100）；这些植物大多具有互生叶、长花被片和长花丝，染色体数目主要在 8 到 11 之间，分布范围涵盖中国除青藏高原以外的大部分地区。叶序方面，除湘黄精具有对生及轮生叶的交替外，其余植物均为互生叶序。在该组下分支中，多花黄精、长梗黄精和金寨黄精形成一个单系分支，与湘黄精互为姐妹关系；而九龙环、P. hirtum 和距药黄精的分支与其余物种形成姐妹类群。需要注意的是，在 ML 和 NJ 系统发育树中，部分物种的亲缘关系存在差异。NJ 树支持热河黄精和玉竹形成一个单一分支，与五叶黄精、小玉竹、二苞黄精、节根黄精和毛筒玉竹构成姐妹类群。而 ML 树则支持由五叶黄精、小玉竹和二苞黄精组成的分支，与节根黄精、毛筒玉竹、热河黄精和玉竹组成的分支，形成姐妹分支。

（2）Sect. *Sibirica*

该分支仅包括一种物种，即黄精 *P. sibiricum*，形成一个独立支系，并与 sect. *Polygonatum* 呈姐妹关系（BP=100）。Meng 等基于 4 个叶绿体基因片段（*psbA-trnH*，*rbcL*，*trnK* 和 *trnC-petN*）将黄精 *P.sibiricum* 作为一个独立的组 Sect. *Sibirica*[39]。Zhao[27]、Xia[45] 等学者的研究结果也支持这一观点。从形态学来看，黄精 *P. sibiricum* 属轮叶类群，但从系统发育和地理分布看，其归属于北方支系，分布于我国东北、华北和华东等地区[39]。Floden 和 Schilling 研究指出该组包括黄精和轮叶黄精[41]。在之前的研究中，轮叶黄精曾被归入 sect. *Verticillata*，还包括湖北黄精 *P. zanlanscianense*、卷叶黄精 *P. cirrhifolium* 和狭叶黄精 *P. stenophyllum*。然而，Wang 等（2022 年）根据叶绿体基因组的系统发育树结果，认为上述物种与黄精 *P. sibiricum* 亲缘关系较远，应归入 sect. *Verticillata*。

（3）Sect. *Verticillata*

Clade C 包括 12 个物种，分别是滇黄精 *P. kingianum*、小黄精 *P. uncinatum*、互卷黄精 *P. alternicirrhosum*、西南黄精 *P. stewartianum*、独花黄精 *P. hookeri*、康定玉竹 *P. prattii*、垂叶黄精 *P. curvistylum*、卷叶黄精 *P. cirrhifolium*、湖北黄精 *P. zanlanscianense*、点花黄精 *P. mengtzense* 和狭叶黄精 *P. stenophyllum*。这些物种被分为两个独立的支系，滇黄精、小黄精、互卷黄精和西南黄精组成一个支系，与其他物种形成姐妹类群（BP=40～100）。Clade C 中的物种多数具有轮生叶序，少数种类具有互生和对生叶序。染色体基数主要在 13～16，这些物种主要分布于中国青藏高原地区。

NJ 树和 ML 树的结果支持小黄精为滇黄精的姐妹支。Floden 结合形态学、细胞学比较和分子数据，将互卷黄精归入异黄精属[41]。然而，Zhao 等建议将互卷黄精重新归入黄精属，而不是将其视为 *Heteropolygonatum alternicirrhosum* 异名[27]。王婧等的研究表明，互卷黄精与西南黄精亲缘关系更近，而 *H. alternicirrhosum* 与芦山异黄精 *H. ogisui* 和金佛山异黄精 *H. ginfushanicum* 聚为一支，建议将 *P. alternicirrhosum* 和 *H. alternicirrhosum* 视为两个独立的物种。上述系统发育结果为黄精属分类提供了有力的支持，有助于解决黄精属植物的分类问题，并为黄精属植物的进化研究提供了重要支撑。

黄精族物种系统发育的重建结果显示，clade Ⅰ 中的黄精族物种占据了天门冬科系统树的冠部,并支持黄精属的单系性,其与异黄精属(clade D)互为姊妹群,这与以前的分子结果相符[45];另外,竹根七属 Disporopsis(clade E)也呈现出明显的单系性。值得注意的是,《中国植物志》记载的黄精族包括七筋姑属 Clintonia、竹根七属 Disporopsis、万寿竹属 Disporum、舞鹤草属 Maianthemum、黄精属 Polygonatum、鹿药属 Smilacina 和扭柄花属 Streptopus。重建的 NJ 和 ML 树显示万寿竹属、七筋姑属和扭柄花属与黄精属物种系统关系较远。万寿竹属归属于秋水仙科 Colchicaceae,而七筋姑属和扭柄花属归属于百合科 Liliaceae。此外,鹿药属也与黄精属亲缘关系较远。广义鹿药属包括鹿药属和舞鹤草属,因其顶生花序特征与黄精属、异黄精属和竹根七属的腋生总状花序区别明显,其系统位置长期以来存在争议。Wang 等研究显示鹿药属由山麦冬属 Liriope 和沿阶草属 Ophiopogon 组成,为沿阶草族 Tri. Ophiopogoneae 的姊妹群,与铃兰属 Convallaria、吉祥草属 Reineckea、白穗花属 Speirantha 和万年青属 Rohdea 组成的铃兰族 Tri. Convallarieae 为姊妹关系,与 Floden 的研究结果相似[41]。

黄精属、竹根七属和异黄精属在天门冬科中的系统位置为单系,而鹿药属的系统发育位置在之前的研究中尚不确定,嵌在沿阶草族和铃兰族分支中。孟然等通过转录组数据构建的基因树支持鹿药属为黄精属和竹根七属的姊妹类群,且置信度较高。后续研究发现鹿药的系统位置并不稳定,存在多个拓扑结构上的冲突[50]。由于 Wang 等的研究样本数量有限,GeneBank(基因库)下载的数据物种鉴定存在一定不确定性,因此对于该类群的系统位置仍需进一步研究加以明确。

综上所述,根据王婧等的研究数据,黄精族 Polygonateae 初步包括黄精属、异黄精属和竹根七属。然而,《中国植物志》中关于七筋姑属、万寿竹属、舞鹤草属、鹿药属和扭柄花属的归并与叶绿体基因组数据存在一定的冲突。为了更好地保护和利用这些资源,有必要对这些类群的分类进行修订。

(三)黄精属物种分化和地理起源

根据叶绿体基因组数据,王婧等基于 ML 系统发育树估计了黄精属物种的分化时间,发现黄精属及异黄精属的分化时间可追溯到中新世,约为 16.56 百万年前(95%HPD=13.57～20.56Mya)(图 2-3)。从中新世延续到更新世,再到全新世,黄精属物种经历了持续的分化。具体而言,sect. Verticillata 和 sect. Polygonatum + sect. Sibirica 在中新世进行了分化,约为 14.71Mya(95%HPD=11.32～18.57Mya),而 sect. Polygonatum 和 sect. Sibirica 之间的分化时间约为 11.8Mya(95%HPD=8.27～15.78Mya)。互卷黄精和西南黄精的分化是最近的事件,约发生在 0.05Mya(95%HPD=0～0.16Mya)。

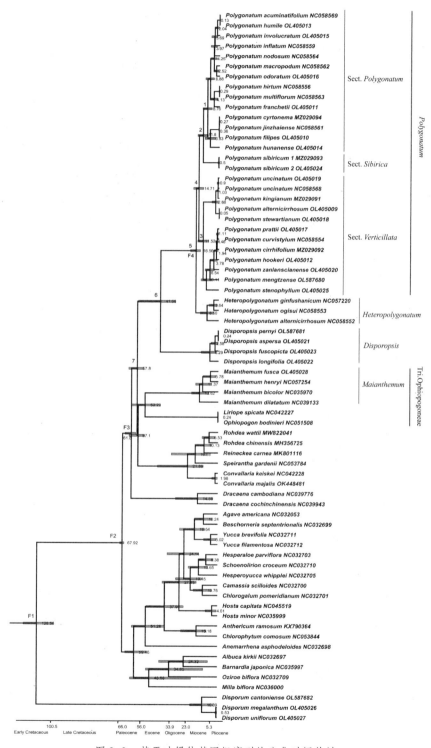

图 2-3　基于叶绿体基因组序列的分化时间估计

注：分化时间显示在每个节点上，蓝色条代表节点 95% HPD。

此外，Wang 等利用核 ITS 序列和 4 个叶绿体序列（*rbcL*，*matK*，*psbA-trnH* 和 *trnC-petN*）研究了黄精属的生物地理起源，认为黄精属起源于东亚中新世中期（14.34～13.57Mya），从喜马拉雅地区一直扩散至中国东南部，然后在晚中新世向北扩展到东亚北部[51]。Floden 等认为黄精属主干类群起源于约 14.34Mya，多样化事件发生在 10.5Mya[41]。而 Xia 等根据 CDS 系统发育分子钟结果显示，黄精属起源于喜马拉雅—横断山区地区，在中新世早期（约 20.10Mya，95%HPD=14.61～27.54Mya）与异黄精属分化[52]。随后，约在 18.21Mya，黄精属开始多样化，形成 sect. *Verticillata* 和 sect. *Sibirica* + sect. *Polygonatum* 两个主要谱系。这一起源和多样化的时间估计较之前的报道早。此外，研究还揭示异黄精属和竹根七属分化时间约为渐新世，为 41.68Mya（95%HPD=30.97～57.29Mya），鹿药属与沿阶草族（山麦冬属＋沿阶草属）的分化时间约为 52.22Mya（95%HPD=41.40～61.59Mya）。

黄精属在起源后，经历了一个相对稳定的多样化进化速度，但在中新世/上新世边界附近，这一速度急剧增加，主要原因可能是中新世期间，干旱地区逐渐退缩至中国西北部，同时东亚地区由于东南夏季风的增强而变得更加湿润，为黄精属在北部地区的栖息提供了条件。此外，中新世中期以来，青藏高原隆升也影响了全球气候[53]。这些气候和环境的变化创造了有利的栖息地，推动了黄精属物种扩散和多样性分化，甚至可能导致新的适应演化。尽管仍存在各种潜在局限性，上述研究为进一步探索黄精属物种的多样性和起源提供了新的见解。

（四）黄精属植物祖先性状重建

为区分黄精属内物种，研究者通常根据形态特征进行分类，包括叶序、苞片、花的颜色和大小、染色体数目，以及雄蕊花丝的形状和大小等。然而，由于种内和种间存在表型差异，黄精属物种的分类仍然存在争议。植物性状研究有助于深入了解植物的发育、形态进化、分类和系统进化。在黄精属的属下分类中，叶的排列一直备受关注，由于叶的排列表现出显著的变化，包括互生、轮生、对生和散生。同一植株可能同时具备多种叶序类型，但互生叶序占据了黄精属物种的绝大多数。此外，在黄精属植物中，不同植株之间的生殖和营养器官也存在形态上的差异，包括花被片的长度、花序、花朵数量、花梗长度和内部结构等。

根据花被片长度的不同，黄精属物种分为两大类型：长花被（13～30mm）和短花被（6～15mm）。长花被片类型包括二苞黄精、玉竹和多花黄精等，而短花被片类型包括小黄精、黄精和卷叶黄精等。王婧等采用扩散 – 隔离分析模型（S–DIVA）和多态性状分析（MRBT）方法重建了黄精属及其近缘物种的叶序和花被片长度的祖先性状。S–DIVA结果显示，轮生叶排列（B：0.50，AB：0.50）和短花被片（B：1.00）是黄精属最可能的祖先状态（图 2–4 和图 2–5），与 MRBT 的结果一致，黄精属的祖先状态为轮生叶排列（B：p=0.95）和短花被片（B：p=0.92）。S–DIVA 的结果还显示，sect. *Verticillata*（B：1.00）和 sect. *Sibirica* + sect. *Polygonatum*（B：0.50，AB：0.50）的叶序祖先性状是轮生，而花被片状态重建结果为 sect. *Verticillata*（B：1.00）和 sect. *Sibirica* + sect. *Polygonatum*（BC：1.00）。

此外，黄精属的冠部祖先状态通常表现为互生叶排列，而基部祖先状态则更倾向于轮生叶排列。在 sect. *Polygonatum* 中，仅在该类群的早期发生了一次从互生叶排列到轮生叶排列的转变。1998 年，Jang 和 Kim 曾提出黄精属从互生叶到轮生叶的进化趋势，指出节间伸长的不均匀分布导致了轮生叶排列，叶片呈螺旋生长。当某一节点的节间伸长，而其他节点维持短的时候，就形成了 k 瓣轮生生长。此外，Meng 等基于 *rbcL* 和 *matK*、*psbA-trnH* 和 *trnC-petN* 片段探讨了黄精属物种祖先性状，研究发现，贝叶斯和最大似然分析支持互生叶排列作为黄精属的祖先状态，但通过简约分析得出黄精属的祖先状态在叶序方面是不确定的[39]。Wang 与 Xia 等的结果一致，使用叶绿体全基因组对黄精属物种进行叶序祖先状态重建，结果显示轮生叶排列是黄精属的可能祖先状态[45]。需要指出的是，许多典型的轮生植物有时会具有互生片，黄精属植物的叶序特征并不稳定，同一物种的叶序特征变化显著，不适合作为一级分类特征。

三、黄精群体遗传多样性

（一）表型多样性

黄精植物表型呈现丰富的多样性。彭星星等发现多花黄精的根茎形态可分为细圆柱状、大圆柱状、圆锥状、细瘦连珠状、肥厚连珠状以及不规则块状等六种形态类型。此外，叶片类型也存在多种变异，包括是否具有蜡质、背面是否带毛、背面是否略带紫色等特征。这些差异存在于不同地域的种源之间，也存在于同一地域内的物种分化，这种分化可能对有效成分含量产生显著影响[54]。

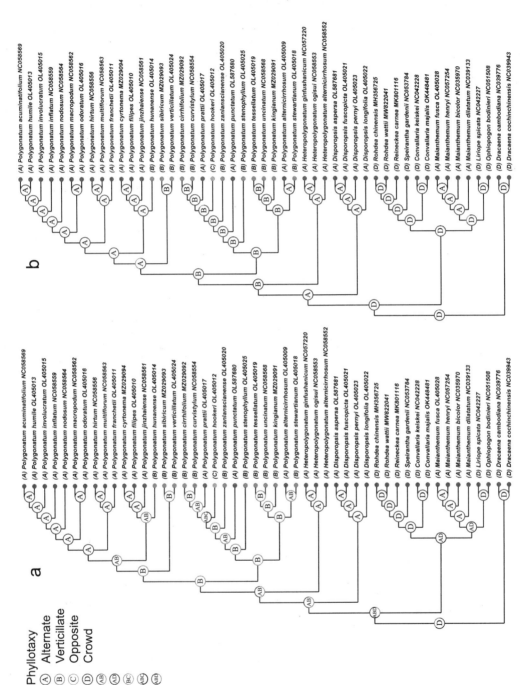

图 2-4 黄精属植物叶片排列的祖先状态重建

a: S-DIVA; b: MRBT

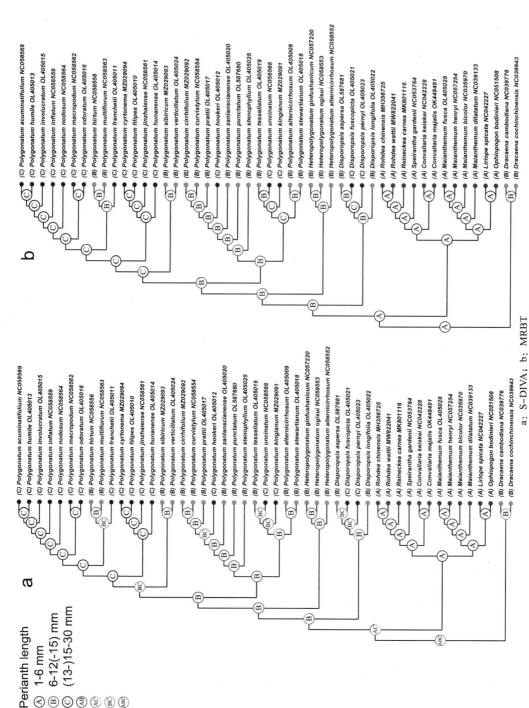

图 2-5 黄精属植物花被片长度的祖先状态重建

a: S-DIVA; b: MRBT

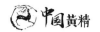

例如，不同多花黄精种质间存在表型差异，包括株高、叶宽、果实直径和百粒重等。其遗传力分别达到71.03%、57.15%、63.32%和77.83%。变异系数均低于10%，意味着它们对栽培环境条件的影响相对较小。然而，与上述性状不同，不同多花黄精种质的根部形态特征，例如根长、根平均粗、根最大直径和根最小直径，其遗传力普遍较低，均低于30%。但是，这些性状的变异系数较高，表明它们受栽培环境条件的影响较为显著[55]。

此外，研究还发现经度与花梗长度之间呈极显著正相关，而纬度与叶宽以及当年生根茎长度之间也呈极显著正相关[56]。同时，大气透明度（ATT）与总花数、根长、根数、根的指数以及当年生根茎直径之间存在显著正相关。此外，年降雨量、年均相对湿度、年均气温以及 ATT 分别与当年生根茎长度呈显著负相关。海拔是影响黄精形态特征的主导因素之一，与黄精的株高、叶长、叶宽之间呈显著负相关。纬度较低的地区通常伴随着较少的节数和最长茎的缩短。此外，年均温度与最长茎和最短茎之间也存在显著负相关，表明在纬度较低、气温较高的地区，地下茎块的体积可能相对较小。年日照时数与单体重量之间呈极显著正相关。同时，无霜期与单体重量、最长茎、最短茎以及节数之间存在显著正相关。表明光照和温度是影响茎块生长的主要因素之一。

综上所述，黄精的表型特征受到遗传因素和环境条件的影响。因此，在黄精的育种和栽培过程中，可通过选择具有特定表型特征的亲本，并调整生长环境，以实现改进品种性状、增产和增收的目标。

（二）遗传多样性

黄精具有广泛的遗传多样性。然而，不合理的采挖和生境破坏导致了这些植物种质资源的丧失。深入评估不同地理群体的黄精的遗传多样性至关重要。这为种质资源保护、优良品种选育、分类学研究和保护策略提供了科学依据。当前，研究者已广泛采用随机扩增多态性 DNA（RAPD）、微卫星基础上的分子标记（ISSR）、表达序列标签衍生的简单重复序列（EST-SSR）等分子标记方法研究黄精的遗传多样性。

刘新等使用 ISSR 分子标记技术对 119 份多花黄精的 20 个种源进行了分类。结果将它们分为 4 类。第一类包括来自武夷山脉的 12 份种质，第二类包括来自武陵山脉和罗霄山脉的 20 份种质，第三类包括来自安徽大别山的 7 份种质，第四类包括来自洞宫山脉、天目山脉和浙东低山区的 80 份种质。这些结果表明多花黄精具有明显的遗传多样性，遗传变异与地理区域密切相关，山脉间的隔离可能是导致遗传分化的主要原因之一[57]。朱巧等通过 SSR 分子标记法对 60 份黄精属种质资源进行了分类，并发现有 6 份材料与同种的其他材料聚类情况不同，呈现种间交叉和地理分布的交叉现象。在四个地区的群体中，遗传多样性指数从大到小排序分别为西部地区、华中地区、华南地区和华东地区，这表明西部地区可能是黄精属植物的起源中心[58]。籍蓉蓉等利用 SSR 分子标记技术和部分形态数据将安徽省的 13 个多花黄精居群分为 3 类。具体而言，宣城和池州市的 6 个居群为一组，黄山市的 4 个居群为一组，大别山区的 3 个居群为一组。这些组的划分与山脉地理分布一致。该研究显示不同产地的黄精属植物具有丰富的遗传多样性，并且受地理区域的影响较为显著[59]。

周先治等使用 ITS2 序列构建系统发育树，将 25 份多花黄精划分为 2 个大类群。其中，湖南和贵州地区的种群聚集成一类，其他地区的种群形成另一类。这些研究提示生境对多花黄精的遗传变异产生了影响[32]。刘跃钧等运用非加权平均距离法和主坐标分析对 19 份黄精属植物进行了遗传结构分析。结果表明，这些植物的多态性比率高达 99.6%，而遗传相似系数在 0.5540 ～ 0.7340。这表明不同产地和种质之间存在丰富的遗传多样性[60]。

刘塔斯等利用 RAPD 技术对基因组 DNA 多态性进行了分析，发现黄精具有丰富的遗传多态性[61]。朱艳等采用 RAPD 分子标记方法，并以同科的万寿竹属宝铎草（*Disporum sessile* D.Don）作为外类群，对黄精属的 19 批（6 种）药用植物进行了基因组 DNA 的多态性分析。通过聚类分析研究黄精种属间的亲缘关系，结果显示黄精属植物在属级分类上具有明显的特征，但在属内分类上出现了交叉[62]。

王世强等利用 SSR 多态位点分析 32 个野生黄精种质材料，发现共有 127 条条带，其中 125 条具有多态性，多态性比率高达 98.43%。他们利用 SSR 聚类结果反映了不同种质材料的亲缘关系，并构建了能够区分所有种质材料的 DNA 指纹图谱[63]。陈友吾等通过转录组测序研究发现，多花黄精的转录组中 SSR 位点具有高频率、丰富的重复单元类型，并且具有明显的多态性[64]。

此外，Feng 等利用 14 个 EST–SSR 和 7 个 SRAP 标记对 50 个黄精属植物进行遗传多样性分析。发现 EST–SSR 和 SRAP 标记的多态性率分别达到 90.58% 和 93.39%。AMOVA（分子方差分析）结果显示，种群内的变异率（95%）明显高于种群间的变异率（5%）。虽然群体间的遗传差异较小，但 PCoA 结果支持聚类分析和 AMOVA 的结果[65]。

徐惠龙等采用 ISSR 技术鉴别多花黄精和长梗黄精，研究显示，这两种植物具有较高的遗传多样性，并且它们的种质之间存在明显的分化[66]。张恒庆等采用 ISSR 技术对大连地区的黄精和多花黄精野生种群遗传多样性进行分析，发现两个天然种群均具有较高水平的遗传多样性，尽管黄精种群的遗传多样性明显低于多花黄精[67]。张红梅运用 ISSR 技术对安徽省的黄精属植物进行了遗传多样性分析，结果显示在 14 个黄精属植物中，采自九华山和黄山的玉竹表现出最为接近的亲缘关系，而不同地域之间并未出现明显的遗传变异。另一方面，采自九华山和黄山的长梗黄精以及采自合肥林科院的黄精，它们之间的遗传变异程度明显较大[68]。李巧玲等利用 ISSR 标记对黄精属植物的遗传多样性进行分析，结果显示 8 个黄精属植物的遗传相似性系数在 0.4194 ~ 0.7258[69]。

周晔等应用 RAPD 和 ISSR 技术，对黄精和其混伪品进行了分子鉴别研究。研究发现黄精属植物，如玉竹、小玉竹和多花黄精等，存在一定程度的遗传变异[70-72]。Jiao 等采用形态学标记、ISSR 和 SCoT 技术，对中国 47 个地区的黄精种质进行了鉴定。结果显示，遗传相似性较高的种质被划分为一组。与黄精相比，滇黄精和多花黄精之间具有更大的遗传相似性[73]。这些研究对于黄精种质资源的保护和品种选育具有重要的理论价值和实际意义。

第三章 黄精的栽培

一、品种选择

历版《中国药典》收载的黄精基原植物，包括黄精 *P. sibiricum* Red.、滇黄精 *P. kingianum* Coll.et Hemsl. 或多花黄精 *P. cyrtonema* Hua。根据根状茎形状的不同，黄精也被称为"鸡头黄精"，后两者习称为"大黄精"和"姜形黄精"。在种植时应选择药典基原品种进行栽培。

（一）植物形态

1. 黄精

黄精根茎圆柱状，由于结节膨大，因此"节间"一头粗、一头细，在粗的一端有短分枝（鸡头状），直径 1～2cm。茎高 50～90cm，或可达 1m 以上，有时呈攀援状。叶轮生，每轮 4～6 枚，条状披针形，长 8～15cm，宽（4-）6～16mm，先端拳卷或弯曲成钩。花序通常具 2～4 朵花，似呈伞形状，总花梗长 1～2cm，花梗长（2.5-）4～10mm，俯垂；苞片位于花梗基部，膜质，钻形或条状披针形，长 3～5mm，具 1 脉；花被乳白色至淡黄色，全长 9～12mm，花被筒中部稍缢缩，裂片长约 4mm；花丝长 0.5～1mm，花药长 2～3mm；子房长约 3mm，花柱长 5～7mm。浆果直径 7～10mm，黑色，具 4～7 颗种子。花期 5～6 月，果期 8～9 月。

2. 滇黄精

滇黄精根茎近圆柱形或近连珠状，结节有时作不规则菱状，肥厚，直径 1～3cm。茎高 1～3m，顶端作攀缘状。叶轮生，每轮 3～10 枚，条形、条状披针形或披针形，长 6～20（-25）cm，宽 3～30mm，先端拳卷。花序具（1-）2～4（-6）花，总花梗下垂，长 1～2cm，花梗长 0.5～1.5cm，苞片膜质，微小，通常位于花梗下部；花被粉红色，长 18 ～ 25mm，裂片长 3 ～ 5mm；花丝长 3 ～ 5mm，丝状或两侧扁，花药长 4 ～ 6mm；子房长 4 ～ 6mm，花柱长（8-）10 ～ 14mm。浆果红色，直径 1 ～ 1.5cm，具 7 ～ 12 颗种子。花期 3 ～ 5 月，果期 9 ～ 10 月。

3. 多花黄精

多花黄精根茎肥厚，通常连珠状或结节成块，少有近圆柱形，直径 1 ～ 2cm。茎高 50 ～ 100cm，通常具 10 ～ 15 枚叶。叶互生，椭圆形、卵状披针形至矩圆状披针形，少有稍作镰状弯曲，长 10 ～ 18cm，宽 2 ～ 7cm，先端尖至渐尖。花序具（1-）2 ～ 7（-14）花，伞形，总花梗长 1 ～ 4（-6）cm，花梗长 0.5 ～ 1.5（-3）cm；苞片微小，位于花梗中部以下，或不存在；花被黄绿色，全长 18 ～ 25mm，裂片长约 3mm；花丝长 3 ～ 4mm，两侧扁或稍扁，具乳头状突起至具短绵毛，顶端稍膨大乃至具囊状突起，花药长 3.5 ～ 4mm；子房长 3 ～ 6mm，花柱长 12 ～ 15mm。浆果黑色，直径约 1cm，具 3 ～ 9 颗种子。花期 5 ～ 6 月，果期 8 ～ 10 月。

（二）种质资源

黄精具有丰富的遗传多样性。目前，关于黄精品种登记，主要涉及滇黄精和多花黄精的选育，尚无黄精品种选育的相关报道。

1. 滇黄精品种登记情况

（1）"云理 1 号"新品种

"云理 1 号"为由云南省农业科学院药用植物研究所和大理大学共同选育的滇黄精优质品种。该品种花呈深红色，叶型宽大，呈椭圆形。在适宜的种植条件下，平均亩产（鲜重）可达 5700kg/ 亩，黄精多糖含量为 11.4%。该品种适宜种植海拔范围为 1000 ～ 2500m，年均气温为 16 ～ 20℃，年降雨量大于 800mm。生长季最高温度为 30℃，最低温度为 10℃，适宜的荫蔽透光率为 30% ～ 40%。"云理 1 号"优点在于其耐涝和高产量，是值得推广的优良品种。

（2）"云林 1 号"新品种

"云林 1 号"花黄绿色，叶缘具锯齿状，花梗紫色，抗倒伏性，平均亩产 4200kg/ 亩，多糖含量 10.9%，口感偏甜，适宜食品和药膳加工，为食品加工专用型品种。

（3）"普洱 1 号"新品种

"普洱 1 号"滇黄精生长旺盛、产量高、品质好、无病虫害、抗逆性强，盛产期产量每亩可超过普通种产量 2794.5kg。

（4）"云农 1 号"新品种

"云农 1 号"滇黄精主要特征为株高 100 ～ 160cm；茎秆带紫红色，叶片带紫色；花序多数具 2 朵花，花被粉红色。浆果红色，直径 1.5 ～ 2.0cm。该品种种子苗第三年开花，块茎繁殖第二年可开花，花期 3 ～ 5 月；该品种抗逆性强。"云农 1 号"喜温暖湿润气候和阴湿环境。耐寒，对气候适应性较强，可选择半高山或平地栽培，以土层深厚、肥沃、疏松、湿润的土壤栽培为宜。春季栽种一般为 3 月中下旬，秋季栽种以 9 ～ 10 月上旬为宜，每亩种植 1.2 万～ 1.5 万株。移栽后 3 ～ 4 年可采收。适应于以昆明为中心的滇中地区以及气候相近的温带地区进行栽培，要求海拔 1000 ～ 2500m，生长环境温度为 10 ～ 30℃，地下水位低，不淹积水，有机质丰富，疏松透气。该品种适应性广，产量高。移栽 3 年亩产根茎干品可达 950 ～ 1100kg，具有较高的经济价值。

（5）"云农 2 号"新品种

"云农 2 号"滇黄精主要特征为株高 95 ～ 140cm；茎秆灰绿色；叶片基部花青苷显色为紫红色；叶片宽卵形，长 12 ～ 18cm，宽 2.2 ～ 4.0cm。浆果红色，直径 1.5 ～ 2.2cm。该品种种子苗第三年开花，根茎繁殖第二年可开花，花期 3 ～ 5 月；该品种产量较高，抗逆性强。"云农 2 号"喜温暖湿润气候和阴湿环境。耐寒，对气候适应性较强，每亩可种植 1.2 万～ 1.5 万株。移栽后 3 ～ 4 年采收为宜，秋末至初春采收均可。适应于昆明、临沧、保山、怒江等地区，海拔以 1500 ～ 2800m 为宜，要求地下水位低，不淹积水，有机质丰富，疏松透气，有一定的遮阴条件，遮阴度以 30% 为宜，适于林下套种。该品种适应性广，产量高。移栽 3 年亩产根茎干品可达 900 ～ 1100kg，具有较高的经济价值。

（6）"云农 3 号"新品种

"云农 3 号"滇黄精主要特征为株高 140 ～ 170cm；茎秆灰绿色；叶片基部花青苷显色为紫红色；花被粉红色。浆果红色。该品种种子苗第三年开花，块茎繁殖第二年可开花，花期 3 ～ 5 月，该品种抗逆性强。本品喜温暖湿润气候和阴湿的环境。耐寒，对气候适应性较强。用根茎繁殖或种子繁殖。适宜的遮光率为 60% ～ 80%，一般选择在林下、种植遮阴植物或栽培地搭建遮阴网进行合理遮阴。适应于以昆明为中心的滇中地区以及气候相近的温带地区进行种植，在海拔 1200 ～ 2800m 范围内栽培。该品种适应性广，产量高。移栽 3 年亩产根茎干品可达 1000 ～ 1200kg，具有较高的经济价值。

（7）"良宝 1 号"新品种

"良宝 1 号"滇黄精花粉呈红色，花筒直径约 0.8cm，花期 4 ～ 6 月，果期 10 ～ 11 月，浆果成熟时黄红色。4 年生根茎干品 1200kg/ 亩，超过对照"良宝 3 号"50%；黄

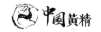

精多糖（饮片）含量 5.2% 左右，超过对照 40.5%。适宜于墨江哈尼族自治县海拔 1700 ～ 2200m、年均温 13 ～ 16℃、年降水量 1200 ～ 1500mm、≥ 10℃活动积温 4000℃ 以上，土壤肥沃疏松的沙质土壤及相似地区种植。

（8）"云药 1 号"良种

"云药 1 号"花红色，株高 138 ～ 236cm，平均亩产鲜根茎 9200kg；多糖含量平均 11.4%，较 2020 年版《中国药典》标准（7%）增加 62.86%。

（9）"云药 2 号"良种

"云药 2 号"花黄绿色，株高 150 ～ 250cm，平均亩产鲜根茎 7500kg。多糖含量平均 19.0%，较 2020 年版《中国药典》标准增加 171.4%。

（10）"林韵 1 号"良种

"林韵 1 号"滇黄精植株顶端作攀缘状，叶轮生，花序轮生于叶腋，花白色，圆筒状，浆果橘色，球形。块茎表面淡黄色，具环节皱纹，质硬而韧，不易折断。具有植株生长健壮、产量高、品质好、无病虫害、抗逆性强等特性。

2. 多花黄精品种登记情况

（1）"皖黄精 3 号"

该品种为由安徽省农业科学院园艺研究所等以系统选育方式从野生多花黄精群体中选出的高产、优质、高抗新品种，生长周期 125 天左右。植株茎秆直立或略弯曲，平均直径 1.5cm，平均株高 95cm。叶片宽大，椭圆形，长宽比常小于 2，绿色，草质。根茎肥厚、姜形、黄棕色，3 年生（栽培）平均单株鲜重 395.7g，黄精总多糖含量 13.06%。高抗根腐病[74]。

（2）"贵多花 1 号"

该品种为贵州省铜仁市印江自治县杨柳乡挂榜山采集的野生多花黄精，通过系统选育而成。平均株高 102cm，茎粗 1.5cm，叶片深绿，正面光亮，背面灰白色，块茎肥厚。全生育期 3 年，3 年生块茎平均单株鲜重 408.6g，折干率 31.76%，黄精多糖含量 7.40%[75]。

（3）"丽精 1 号"

该品种由丽水市林业科学研究院选育（浙 S-SC-PC-009-2018）。该品种具有高多糖含量和明显的节间，其新鲜根茎含有丰富且稳定的必需氨基酸，但蛋氨酸含量较低[76]。

（4）"兴黄 1 号"

该品种从安徽九华山区野生多花黄精资源中培育。研究人员发现几株变异的单株，并采集种子，逐年除去杂株，进行品种比较试验。目前，该品种的性状已稳定，其抗逆性强，有效成分含量高于部分推广品种。通过"兴科中药"的技术推广，该品种已在安徽九华山、安庆等地区进行了试验种植[77]。

二、生态适宜性

（一）黄精

根据最大熵模型预测的黄精适宜分布区，贵州省、湖南省西部、重庆东部、湖北省、江苏省北部、浙江省中部、安徽省、陕西省、河南省、甘肃省、山西省、山东省、青海省东部、宁夏南部、河北省、天津、北京、辽宁省、吉林省西部、黑龙江省西部和内蒙古部分地区属于黄精的高度适生区。中度适生区包括湖南省东部、西藏东部、青海省南部、四川省西部、云南省东部、浙江省北部、内蒙古南部、黑龙江省中部和吉林省东部。而低适生区主要包括云南省中部、广西、广东省、四川省大部分地区、内蒙古中部和西藏中部等地[78]。

此外，研究证实，7月份降水量、10月份太阳辐射以及年平均气温是影响黄精生长的关键因素。鉴于黄精根茎在5月到9月期间生长迅速，水分管理在种植过程中具有重要地位。7月是降水相对丰富的月份，黄精根茎处于快速生长阶段，该月份的降水对黄精生长产生显著影响。在10月份，当太阳辐射范围在10152.727～13702.999W/m² 时，黄精的适应度达到最高。此外，年平均气温在6.59～16.63℃时，最有利于黄精的生长。因此，在选择黄精种植基地时，须充分考虑其适生区的条件，尤其要关注7月份的降水量、10月份的太阳辐射以及年平均温度的范围。

（二）滇黄精

根据适生区预测研究结果，滇黄精的潜在分布区域主要集中在西南地区，包括云南、贵州、四川、重庆和广西等地。少数地区，如西藏、湖南、广东和海南等地，也可能适宜滇黄精的生长。根据姚馨等的研究，滇黄精的高度适生区包括云南大部分地区（滇中、滇西、滇南、东南和滇东南的一部分）、贵州西部（滇黔交界处的乌蒙山区）和四川的西南部（川西南山区）及中部地区（四川盆地西缘）。中度适生区主要分布在云南滇西北地区（泸水－大理－永仁一线地区）、滇东南大部分地区（云南文山地区）、滇东北大部分地区（云南昭通地区），贵州西部和四川西南部（主要是西昌周边地区）。一般适生区包括云南滇西北大部分地区（丽江及与之相邻的怒江地区）、川西南局部地区（四川盐源－木里一

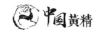

线地区）、贵州中部和广西西部。低度适生区主要分布在滇西北的横断山区，四川局部地区（主要是横断山区东部边缘地区），贵州黔东南大部分地区以及与之相邻的重庆、广西局部地区[79]。

海拔是决定滇黄精适生区分布的重要因素。滇黄精适生海拔分布在 700 ～ 3360m 的范围内。其中，海拔 1400 ～ 2100m 地区的滇黄精适生度最高，而海拔超过 3400m 地区的适生度明显降低。滇黄精具有耐寒习性，不喜欢高温环境。其种子萌发、根茎生长发育和顶芽萌发的适温为 18 ～ 20℃，出苗适温为 19℃，地上部生长适温为 16 ～ 20℃，根茎生长适温为 15 ～ 18℃。在海拔 1400 ～ 2100m 分布区，大部分地区属于温暖湿润的季风气候，冬暖夏凉，年均温为 15 ～ 22℃。尽管冬季相对干旱，但夏季有充沛的降水，年降水量多在 1000mm 以上，非常适合滇黄精的种植。然而，随着海拔的升高，气候逐渐由温暖湿润向亚湿润过渡，不适合滇黄精的生长。此外，太阳辐射也是影响滇黄精适宜分布区域的重要因素。据研究，滇黄精高度适宜分布区域的年日照时数为 2200 ～ 1800h[80]。滇黄精对水分的需求主要集中在营养生长前期，5 月之后增加灌溉量对植株株高生长影响不显著。因此，在选择种植基地时，必须充分考虑海拔、温度、水分等因素的影响。

（三）多花黄精

多花黄精偏好阴凉环境，具备较好的耐寒能力。据研究数据显示，多花黄精最适宜的生长区域为湖南、湖北西部和东南部、广西东北部、贵州东南部、江西、安徽西南部、福建、浙江、陕西西南部、河南西南部、重庆和北京等地。次适宜区域主要集中在湖北东南部、湖南东北部、贵州西南部、广西中部、广东东部、重庆、四川东南部、陕西南部和河南西部[81]。多花黄精的适生区海拔在 200 ～ 1000m[82]，相对湿度 76.4% ～ 80.9%，活动积温 3898 ～ 5732℃，日照时数为 1508 ～ 1876h，年降水量 1267 ～ 1599mm，7 月最高温 33.3℃，1 月最低温 –1.1℃[83]。

三、种苗繁育

黄精的繁殖方式主要包括有性繁殖和无性繁殖。有性繁殖主要以种子进行繁殖，而无性繁殖则主要通过根茎繁殖或组织培养。

（一）有性繁殖

黄精种子的萌发率与种子的成熟度密切相关，需成熟后方可采收。研究显示，黄精果实的适宜采收期为 8 月中旬，且中、下部种子成熟度和质量优于上部；而多花黄精和滇黄精的果实采收一般在 10 月下旬[84]。在第 8 ～ 10 轮叶位打顶处理可促进黄精种子的发育[85]。

1. 种子萌发

（1）休眠特性

黄精的种子采收后，种胚需要进行生理后熟过程，才能完成种子的萌发，这是导致种子深休眠的主要原因。此外，胚乳细胞的排列致密、胞间隙小、细胞质厚，这些特点影响了共质体的物质运输，进一步影响了种子的萌发。另外，果实及种子中含有不同程度抑制发芽的物质，在种子成熟时，脱落酸含量升高，也是导致种子休眠的原因之一[86]。张跃进等发现黄精种子、胚乳和种皮均存在活性较高的抑制萌发的内源物质，这些物质能显著抑制白菜和小麦种子的胚芽鞘和根。同时，种皮抑制物的含量高于胚乳[87]。

（2）处理方法

沙藏法：黄精种子适宜发芽温度为 25 ～ 27℃，种子在常温下干燥贮藏，发芽率62%，拌湿沙在 1 ～ 7℃低温贮藏后，发芽率可达到 96.0%[88]，尤以去皮沙藏效果最好[89]。黄精种子在沙藏层积处理中，会发生各类酶促反应，将贮藏物质分解为可溶性糖类和可溶性蛋白，为胚的分化发育提供能量，从而促进种子萌发[90]。研究发现在 0℃低温沙藏 120 天的条件下，有利于种子萌发；黑暗条件下种子萌发率比光照条件下高 37.7%；40℃温水浸种 24 ～ 30h，可有效促进黄精种子的萌发，发芽率达到 93.3%[91]；采用沙藏层积处理方法出苗率最高达 88.7%，较室内干燥贮藏处理高 27.4%[92]。

激素处理：外源激素处理对黄精种子萌发具有一定影响。目前，对黄精种子激素处理已有大量研究报道。赤霉素 A7 和 1- 氨基环丙烷羧酸可促进黄精种子休眠解除和萌发，吲哚 -3- 甲醛、吲哚 -3- 乙酸、异戊烯基腺嘌呤、反式玉米素核苷和水杨酸等亦可促进萌发[93]。一氧化氮和乙烯均能有效打破黄精种子休眠，促进萌发，乙烯促进效果更显著[94]。不同浓度的赤霉素（GA$_3$）、生长素和 6- 苄氨基嘌呤（6-BA）均能促进黄精种子提前萌发，并提高发芽率[95]。如采用 100mg/L GA$_3$，20℃浸种 12h，3% 过氧化氢消毒，萌发率可达 92.36%[96]。此外，王月等发现滇黄精种子休眠解除效果为：乙烯利（95.37%）>S- 亚硝基 -N- 乙酰青霉胺（SNAP）（87.04%）>GA$_3$（78.70%）> 对照（73.15%）。乙烯利和 SNAP 处理可提高种子内源乙烯和 NO 含量[97]。另外，2mg/L GA$_3$ 和 6-BA 处理 24h 和 12h，可提高多花黄精种子的萌发率[98]；GA$_3$ 处理和低温贮藏对多花黄精的种子萌发率影响显著，种子经 0 ～ 4℃低温贮藏 4 个月，发芽率可达 92.10%[99]。

10% 硫酸处理：种皮是影响种子萌发的关键因素，使用 10% 硫酸处理 1min 可有效打破休眠状态，并提高萌发率[100]。

温水浸泡：用温水浸泡可有效除去种子抑制物质，浸种 24h 最佳[101]。

超声处理：超声波对黄精种子萌发有显著影响，经过 20min 超声波处理，黄精种子萌发率可提高到 85.71%±5.71%。

2. 种子育苗

种子播种时，一般采用撒播为主，盖土厚度为 1.5 ～ 2.0cm，覆盖一层松针保持湿润的同时防止杂草生长，在出苗前除掉覆盖物，当苗高 6 ～ 8cm 时进行间苗处理，在苗床生长一年后可移栽[102]。最佳的播种深度、播种量和苗床覆盖物分别为 1.5 ～ 2.0cm、16.8g/m² 和松针（0.56kg/m²）[103]。

（二）无性繁殖

无性繁殖方式主要有根茎育苗和组培快繁两种方式。

1. 根茎繁殖

常规栽种中，根茎繁殖较为普遍。一般选用长势好且具有顶芽的健康根茎作种，也可选 1 ～ 2 年生健壮且无病害的根茎先端有芽部分作种。根茎育苗方法一般在 10 月中下旬至翌年 2 月中下旬[104]，选 1 ～ 2 年生[105]，健壮根茎[106]的先端幼嫩部，按长 2 ～ 3 节带顶芽 1 ～ 2 个切段[107]，伤口处涂抹草木灰或多菌灵等晾干收浆后栽种，或用咪鲜胺液（1 ：300）、甲基托布津液（1 ：800）浸泡后栽种。秋季栽种后加盖草、地膜或圈肥保暖越冬。

（1）黄精

在 10 月上旬或 3 月下旬前后，将根茎刨出，选择先端幼嫩部分，截成数段，每段带有 2 ～ 3 节根茎，长度 5 ～ 8cm，伤口稍加晾干后栽到畦内。按行距 20 ～ 27cm 开 7cm 深沟，将种根茎按株距 15cm 平放在沟内覆土 5 ～ 7cm，压实，3 ～ 5 天后浇水 1 次，注意使土壤保持湿润。秋末栽植的盖腐熟的圈肥或稻草以保暖越冬。

（2）滇黄精

选取滇黄精根茎作为繁殖材料，密状环纹区域为芽的高萌发部位。选取根茎以 1 节为单位切开，每段须保留完整的密状环纹区域；再将所得滇黄精种茎在特制溶液（4mg 赤霉素、200g 大蒜和 10L 水混合制备），常温中浸泡 30min，取出后用草木灰涂抹创面，直至创面出现黏状物为止；置于太阳光下晾晒，至出现缺水，有萎缩倾向，将切段种茎移栽于相对较潮湿土壤中，根茎吸水生根和发芽能力增强。采用密植繁育，增加土地的利用率[108]。

（3）多花黄精

多花黄精的根茎繁殖可用刀或竹片在节处切断，太阳下晒 3 ～ 5h，至伤口愈合，然后用低浓度的生长调节剂催芽，或用 50% 多菌灵可湿性粉剂 800 倍液浸泡 10 ～ 15min 消毒，伤口稍加晾干后，用草木灰涂切口。在每年的 9 月下旬至 11 月下旬，按行距 15 ～ 20cm，株距 8 ～ 10cm，种茎斜放，芽头朝上，覆土 5 ～ 6cm[109]。

2. 组织培养育苗

根茎繁殖虽取材方便、操作简便，但是成本高，且长期采用根茎繁殖品种易退化和感染病害。众多研究对黄精组织培养进行了积极探索[110]。

（1）黄精

黄精组织培养主要以种子和根茎芽作为外植体。研究显示黄精种子萌发启动的最佳培养基为 MS ＋ 6–BA（0.2mg/L）＋ 2,4– 二氯苯氧乙酸（2,4–D，0.2mg/L）＋ GA$_3$（2.0mg/L），萌芽率为 20%，90d 后芽约 0.50mm 长。愈伤组织继代培养的最佳培养基为 MS ＋ 6–BA（4.0mg/L）＋ 2,4–D（0.2mg/L）＋ 噻苯隆（TDZ，0.2mg/L），愈伤组织长势最好，芽点增殖多。增殖培养的最佳培养基为 MS ＋ 6–BA（2.0mg/L）＋ TDZ（0.2mg/L）＋ 萘乙酸（NAA，0.2mg/L），芽生长状况良好，伸长率较大，叶色绿，苗壮。生根诱导培养的最佳培养基为 1/2MS ＋ TDZ（0.01mg/L）＋ NAA（0.2mg/L），生根率最高为 70%，根数、根长最好，分别为 14 条、0.60cm；炼苗移栽后 4 ～ 8 条须根移栽的成活率最高可达 92%[111]。

赵欣等以黄精根茎芽作为外植体，在初代培养基（MS ＋ 30g/L 蔗糖 ＋ 5.0g/L 琼脂粉 ＋ 1.49mg/L 6–BA ＋ 0.31mg/L NAA ＋ 0.60mg/L TDZ）培养，萌发率平均达 39.5%。在不定芽诱导培养基（MS ＋ 30g/L 蔗糖 ＋ 5.0g/L 琼脂粉 ＋ 3.00mg/L 6–BA ＋ 0.49mg/L NAA ＋ 1.26mg/L 2,4–D）培养，平均不定芽个数达 4.02 个。在生根培养基［1/2MS ＋ 15g/L 蔗糖 ＋ 5.0g/L 琼脂粉 ＋ 0.60mg/L 吲哚丁酸（IBA）＋ 0.59mg/L NAA ＋ 0.59mg/L 活性炭］培养，平均生根率达 91.5%。另外，研究显示育苗基质选用菌渣：珍珠岩 =2 ∶ 1 的配比最适宜黄精组培苗生长[112]。

（2）滇黄精

滇黄精组织培养可选择顶芽作为外植体。研究显示不定芽诱导培养基可使用 MS ＋ 0.5mg/L NAA ＋ 4mg/L 6–BA ＋ 6.8g/L 琼脂粉 ＋ 30g/L 蔗糖 ＋ 3g/L 活性炭，pH5.6 ～ 5.8[113]。增殖培养基可使用 MS ＋ 1.5mg/L 6–BA ＋ 0.5mg/L NAA ＋ 30g/L 蔗糖 ＋ 5.8g/L 琼脂粉。生根培养基可选择 1/2 MS ＋ 1.0mg/L IBA ＋ 0.5mg/L NAA ＋ 0.5mg/L CA ＋

30g/L 蔗糖＋5.8g/L 琼脂粉[114]。另外，王海洋等对滇黄精根茎组织培养方法进行了优化，其中诱导分化培养基配方为 1/2MS＋2.0mg/L 6-BA＋0.2mg/L 2,4-D＋30g/L 蔗糖＋5.5g/L 琼脂粉；增殖培养基配方为 MS＋2.0mg/L 6-BA＋0.3mg/L NAA＋30g/L 蔗糖＋5.5g/L 琼脂粉；生根最适培养基配方为 1/2MS＋0.2mg/L NAA＋30g/L 蔗糖＋5.5g/L 琼脂粉。组培苗在优化的基质（腐殖质土∶红泥土∶珍珠岩=1∶1∶1）上，成活率可达100%[115]。

（3）多花黄精

多花黄精组织培养已有采用叶基部、根茎或荚果等作为外植体的研究。研究显示 30d 龄多花黄精试管苗的叶基部，诱导率最高达到 90.00%，分化率达 90.33%，生根率为 94.00%，移栽于泥炭－蛭石 1∶1 的基质中生长良好，存活率达 85.00% 以上[116]。刘剑东等以初生根茎为外植体，经诱导、分化和增殖培养，诱导率为 85.19%，增殖倍数达 13.44[117]。以荚果为外植体，萌发率为 61.33%，芽增殖率为 76.74%，生根率为 81.71%，平均生根数为 6.11 个，瓶苗移栽适宜基质为 $V_{(泥炭土)}∶V_{(腐殖质)}∶V_{(珍珠岩)}$=6∶3∶1 的混合基质，移栽成活率达 85% 以上[118]。以根茎为外植体，用 70% 乙醇溶液浸泡 30s 后，再用 0.1%HgCl$_2$ 溶液浸泡 30min，经诱导、分化和增殖培养，诱导率达 87.9%，生根率达 88.75%[119]。以叶片为外植体，经诱导、分化和增殖培养，诱导率最高为 53.89%，增殖倍数 7.87，出芽率高达 86.11%，生根率 66.67%，以叶片为外植体可在短时间获得大量组培苗[120]。

四、栽培管理

（一）黄精

黄精种植通常采取林下或大田栽培模式，应根据实际需求选择适宜的栽培模式，并充分考虑海拔、坡位和坡向等因素。黄精喜阴，以赤红色沙质土壤为最佳生长土壤[121]，遮阴有利于黄精的生长，荫密度以 60%～75% 为宜[122]。过度的遮阴可能导致光合产物向地上部分运输，使根茎产量和活性成分含量下降[123]。研究显示，在大田栽培模式下，3月中旬至 9 月间使用 50% 二层遮阴网（遮阴度 74.6%）对黄精进行遮阴处理后，其株高、茎直径、叶长、叶宽与果实个数等农艺性状表现最优[106]。

在种植黄精前，需要先进行整地并清理杂草。整地时可加辛硫磷对土壤中的细菌进行杀菌，每亩（667m^2）加入 1000kg 农家肥作为基肥。按宽度 1～1.2m 开墒种植。浅挖的带状沟或种植穴栽种，深度控制在约 10cm，株距为 25cm，并确保种子芽头朝上。栽植密度可根据幼苗大小进行调整。如果幼苗较小，可适当增加栽培密度，将株行距控制在 20 ～ 25cm；如果幼苗较大，可以减小栽培密度，将株行距控制在 35 ～ 40cm[122]。完成种植后，应覆盖与畦面持平的土壤，并浇透水。为了防草，可以在表面覆盖约 2cm 的稻草、松针等[124]。管理期间，应及时除草，定期追肥和合理灌溉。黄精也可以进行套种。研究显示，在红花油茶林下套种黄精的生长效果较好[125]；在前茬为玉米或禾谷类作物的地块种植也能获得旺盛的生长[122]。此外，与烤烟间作时，黄精的产量明显高于遮阴网栽培[126]。

（二）滇黄精

滇黄精的种植可采用林下、大田移栽或套种等多种模式，但在种植过程中需考虑荫蔽度。研究表明，在遮阴条件下，滇黄精的茎高、根茎单重、根茎长均显著高于全光照条件下[127]。如选择在果树、华山松、杉木林、常绿阔叶林或落叶阔叶林等林下种植，需保持荫蔽度在 30% ～ 50%，同时选择有利于保水的沙质或腐殖质土壤。在大田栽培时，通常需要搭建荫棚，荫棚高度不少于 2m，遮阴度不低于 50%，避免阳光直射。随着海拔降低，遮阴度需要适当增大和延长。另外，还可以采用玉米套种的方式，利用玉米作为遮阴物，每亩约 4000 株[128]。

在种植前，应清除田间杂草，并进行深翻土壤，深度至少 30cm。同时，为提高土壤的肥力，可以施用腐熟的农家肥 1500 ～ 2000kg/ 亩，并添加 40kg 三元复合肥，均匀撒施并翻入土层中。在整地的同时，还需结合地形条件，科学规划畦的形状和大小。为防止田块积水，畦宽应控制在 1.0 ～ 1.2m，长度不超过 50m。同时，田块四周应开挖排水沟。

滇黄精移栽种植的株行距通常设置为 30cm×40cm[129]。在移栽后，应充分浇水以固定根部，并覆盖约 2cm 的松针或稻草，以防杂草生长并保持土壤湿度。在管理期间，应定期除草，并合理灌溉和追肥，以确保滇黄精的生长。通过施肥，可促进滇黄精的生长，满足其生长所需的营养，提高成活率，并增加产量。在生长后期，施用磷肥和钾肥有助于其更快生长。

（三）多花黄精

多花黄精的种植可以采用田间套种、大田栽培及林下种植等模式。相关研究表明，与毛竹林、杉木林种植相比，多花黄精在阔叶林下的生长状况更佳[130]。多花黄精耐寒、喜

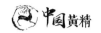

阴凉，不耐干旱。选择种植地时，土壤以红壤或黄壤为宜。60% 的透光环境最适宜多花黄精的生长[123]。随着坡度增加，多花黄精的平均株高和根茎鲜重增加，多糖含量也随之增高。适宜的坡度有利于排水，坡度过大或过小都可能造成排水不良，影响多花黄精的生长[131]。

种植多花黄精前，应清除田间或林地内的杂物，深翻土壤至少 30cm，并施用农家肥 2000 ～ 2500kg/ 亩作为基肥。一般而言，畦宽为 1.1 ～ 1.2m，畦高为 15 ～ 20cm；若种植地没有水平带，则按水平方向整地，并确保种植带的宽度适中[132]。移栽时，应选用根茎优质且符合标准的幼苗进行栽种。一般按照行株距 30cm×25cm 进行种植，挖沟或挖穴，芽头向上，覆土不宜过厚（约 2cm）。充分浇水以稳固根系，然后覆盖约 2cm 厚的稻草、竹屑等。

在栽培管理期间，应特别注意避免多花黄精根部积水，以防止烂根情况的发生。在大田栽培中，应确保及时排水，以防长时间积水。当土壤干旱且发白时，应及时浇透水。为促进多花黄精的生长和产量提升，应定期追肥，硼肥、锌肥和锰肥对老根茎和一年生根茎的产量和多糖质量分数均有显著的促进作用。研究显示氮肥可促进多花黄精总多糖和总黄酮的积累，磷肥可增加薯蓣皂苷含量，而施钾可增加总皂苷和薯蓣皂苷元的含量[133]。

五、病虫害防治

主要采取"预防为主、综合防治"的方法，以减少使用化学农药。在必须使用化学农药时，应按照无公害农产品生产质量安全控制技术规范（NY/T 2798.3—2015）进行操作，严格控制用药量和使用时期。最后一次施药距采收的时间间隔应不少于 20 天。禁止使用国家明令禁止在食用农产品上使用的农药。

（一）病害

1. 叶斑病

主要危害：该病害主要危害叶片，常在夏秋季节转换时发生。受害叶片初期出现褪色斑点，随后病斑逐渐扩大形成椭圆形或不规则形状的灰褐斑，大小为 1.0 ～ 1.5cm，中间呈淡白色，边缘为褐色，贴近健康组织处有明显的黄晕。病斑形状似烂眼状。病情严重时，导致叶片枯死。病害可逐渐向上蔓延，最终导致全株叶片枯死脱落。此病害通常在土壤碱化、pH 上升至 7.6 以上的地块易发，且在田间渍水、湿度大时蔓延较快。

防治方法：在发病前，可采用 1 : 1 : 100 波尔多液进行防治。在发病初期，可使用多菌灵进行防治。可用 65% 代森锌可湿性粉剂 500 倍液喷雾防治，间隔 7 ～ 10 天连用一次[132]。在发病初期，也可向叶面喷洒 50% 多菌灵 600 倍液，每日喷雾 2 次，即可完全根治[134]。

2. 白绢病

主要危害：该病原为真菌中的一种半知菌，主要对茎部与母根交接处造成损害。此病多发生于夏季高温多雨季节。发病初期，叶片会表现出萎蔫下垂的症状。严重时可能导致地上部分倒伏，叶片呈现青枯状态，但茎部并未折断，母根仍与茎部相连。

防治方法：在发病初期，应将病株和病土挖起并深埋处理，同时使用 58% 甲霜灵锰锌可湿性粉剂 1000 倍稀释液，对病株附近的健壮植株进行淋灌，以防止病害蔓延。

3. 霜霉病

主要危害：该病由藻状菌引起，多发生在 3 ～ 5 月，是苗期常见而严重的病害。在幼苗期，该病的典型症状是须根不发达，叶片直立向上伸长且狭小卷曲，呈灰白浅绿色，叶背出现紫褐色霉层。若不及时处理，病株会逐渐枯死。对成株而言，受害后顶部叶片会变白、卷缩，呈暗红色或黑色焦枯状态，茎秆破裂而死。

防治方法：及时拔除病苗，并在发病初期采用 80% 烯酰吗啉水分散颗粒剂 2000 倍液或 18% 霜脲氰可湿性粉剂 1500 倍液喷洒防治。这些措施可以有效抑制病原菌的生长和繁殖，保护作物的健康生长。

4. 根腐病

主要危害：病原为真菌中的一种半知菌，4 ～ 7 月发生，在高温高湿天气、土壤含水量过高的环境下易发生，危害根部。发病时上部植株蔫萎，叶片下垂，严重时病株死亡。

防治方法：用 50% 退菌特可湿性粉剂 300 倍液，修根后淋灌 1 次或用 50% 多菌灵可湿性粉剂 1000 倍液淋灌；发病初期可向植株根部喷洒 30% 甲霜恶霉灵 1000 倍液，每日喷雾 2 次，早晚各 1 次，用药 1 ～ 3 天，即可完全根治根腐病。同时，需及时拔除发病的毒株，并将生石灰施入病穴内进行消毒处理[134]。

5. 萎蔫病

主要危害：该病害由病毒性软腐病和真菌性根腐病引起，属于土壤传播的病害。多发生在 4 月中旬，病株茎秆上会出现黑褐色条纹，叶片上出现麻叶现象，叶脉呈黑色油状条纹，最终导致叶子变黄并枯死。同时，横切块根上也会有黑色的一圈环纹。

防治方法：为有效控制该病害传播和蔓延，可采用 10 亿活芽孢/g 可湿性粉剂的枯草芽孢杆菌，与土混合并均匀撒施在土壤表面。此外，还需要注意防止连作，以减少病害发生的可能性。

6. 白粉病

主要危害：该病原为半知菌门单丝壳菌，主要对叶片造成危害，多发生在 5～9 月。发病时，叶片会向上扭曲，叶背会产生褐色斑块，形状为椭圆形，并逐渐焦枯。病菌会在病残植株上越冬，次年病菌萌发产生白粉，并随风蔓延，尤其在干旱天气下病情会更为严重。

防治方法：在发病初期，可以使用 25% 三唑酮可湿性粉剂 800～1000 倍液或 20% 苯醚甲环唑 1500 倍液喷洒进行防治。

7. 炭疽病

主要危害：该病害主要侵染叶片和茎秆，同时也会对果实造成危害。在病情较轻的田块中，植株的发病率可达 13%，叶片的发病率可达 20%～30%。在病情严重的田块中，植株的发病率甚至可达 20%，叶片的发病率更是高达 50% 以上。在叶片发病的初期，病斑呈现为圆形至近圆形，中央为灰白色，边缘为暗褐色。随着病情的发展，病斑上会逐渐长出小黑点，即病原菌的分生孢子盘。在果实上，病斑为圆形，淡褐色，类似水渍状，中部稍微凹陷，并且上部长有红褐色的黏粒。

防治方法：使用 64% 噁霜·锰锌可湿性粉剂和 75% 代森锰锌可湿性粉剂对炭疽病菌的抑制率可达到 100%。此外，90% 三乙膦酸铝可湿性粉剂的抑菌率也能达到 85% 以上[135]。为增强植株的抗病能力，应加强田间管理，合理施肥，促使植株生长健壮。同时，合理密植也有利于通风透光。一旦发现病株，应立即清除并集中烧毁。预防和治疗该病害的化学药剂包括 2% 波尔多液、70% 甲基托布津可湿性粉剂 1000～1500 倍液以及 80% 代森锌可湿性粉剂 600～800 倍液[136]。另外，还可以向叶面喷洒 80% 福美双 500 倍液，早晚各喷雾 1 次，连续用药 1～3 天，即可完全根治[134]。

8. 二斑叶螨

主要危害：该害虫主要对植物的地上部分构成危害，特别在植株中上部的叶片及嫩梢处群集。害虫会集中在叶背的主脉两侧繁殖并产生细小的失绿斑点。受害叶片的初期绿色会逐渐转变为灰白色、黄褐色至红褐色，影响受害植株的光合作用，严重者导致叶片大量脱落，植株枯死。

防治方法：主要利用天敌进行防治。有效的天敌包括深点食螨瓢虫、束管食螨瓢虫、异色瓢虫、大草蛉、小草蛉、小花蝽和植绥螨等。此外，还可以使用 1.8% 阿维菌素 EC 来杀灭害虫[137]。

9. 软腐病

主要危害：俗称"烂泥膏"，该病原菌主要造成植株呈水渍状腐烂，病组织软化并散发出异臭味，对作物的生长构成严重影响。其病原菌通常在病残体或土壤中越冬，并可能通过伤口或自然裂口侵入植株，借助雨水飞溅或昆虫传播而蔓延。

防治方法：用硫酸链霉素 4000 倍液进行喷雾防治[132]。

10. 枯萎病

主要危害：俗称"黑心病"，染病植株表现为叶片黄枯下垂呈枯萎状，根部变为灰褐色，剖开病茎可见维管束变褐，严重时全株萎蔫枯死。湿度较高时，病变部位有时会出现粉红色霉状物。此病由土壤栖居菌引起，病菌以菌丝体及厚垣孢子在土壤中越冬，并在翌年通过雨水或农事活动进行传播。适宜的浸染温度为 16～20℃。土壤湿度较高时，有利于病菌的侵入和扩散。

防治方法：使用 50% 多菌灵 500 倍液或 50% 代森铵乳剂 800 倍液等药剂，对植株根部进行浇灌或喷雾防治[138]。

11. 叶枯病

主要危害：该病一般于 4 月初植株展叶至倒苗期间发生，首先在叶部形成椭圆形或不规则的水浸状病斑，随后叶片边缘变黄褐色，并不断扩大，最终导致整个叶片枯死。随着多花黄精的生长，病害呈逐步加重的趋势，在结实期达到发病高峰期。

防治方法：常用的化学药剂包括波尔多液、代森锌、退菌特、百菌清、托布津、多菌灵等。在冬季，植株倒苗后应及时清洁田园，以减少病原菌残留[139]。

12. 黑斑病

主要危害：该病主要危害叶片和果实，为种传真菌性病害，也可通过病残体传播。染病叶片出现圆形或椭圆形的紫褐色病斑，后变成黑褐色，严重时多个病斑联合形成枯死团，导致全叶枯死、发黑、不脱落、悬于茎秆。染病果实病斑呈黑褐色，略有凹陷，病果枯干皱缩不腐烂。

防治方法：在越冬时清理田间，将土壤深翻消毒，减少病原。发病前期，采用 1∶1∶100 的波尔多液喷雾，每 7 天喷雾 1 次，连续喷雾 3 次。发病初期，采用 1∶100 波尔多液喷雾，每 7～10 天喷 1 次，连续喷雾 3 次；或使用 50% 退菌特 1000 倍液喷洒，每周 1 次，连续喷雾 2～3 次[139]。收获时清园，消除病残体。

13. 锈病

主要危害：通常在 6 月中下旬开始出现，8～9 月间达到发病的高峰期。初期，叶片上出现淡黄绿色的细微斑点，后期斑点会逐渐扩大并导致叶片枯黄至暗褐色，从而使植株死亡。

防治方法：保持田园卫生状况，及时清理地上植株枯萎后的残留物，包括杂草和可能存在的病毒。及时摘除受病害影响的叶片。在枯萎后出苗前各喷洒一次多菌灵 500 倍液、粉锈宁 2000 倍液进行土壤消毒。叶片展开后，喷洒粉锈宁 1000 倍液，防治效果在 95% 以上[139]。

14. 茎腐病

主要危害：茎腐病是一种严重的植物疾病，主要在苗期发病。当土壤含水量过高时，这种疾病容易发生。受害植株会出现黑色斑点，随着病情的加重，斑点会在植物的茎部不断扩散，最终导致植物茎部失水死亡。

防治方法：在保证田间湿度适中、覆盖适度等条件下，在发病初期使用腐烂净、壮苗剂等药剂按比例兑水进行喷雾，每隔 2～3 天喷雾，连续 2～3 次[139]。同时，应及时拔除病株。若土壤湿度过大，可适量撒草木灰以对土壤进行消毒[134]。

15. 灰霉病

主要危害：植株根茎、叶片和花苞的生长状态均会受到影响，从而容易引发植株腐烂，最终导致死亡。

防治方法：在病情较为严重的情况下，可以适量添加 50% 异菌脲 1500 倍液、80% 嘧霉胺 2000～3000 倍液、50% 腐霉利 2000～3000 倍液、38% 唑醚·啶酰菌胺 2000 倍液，并均匀喷雾[140]。

16. 疫病

主要危害：当茎秆受到侵害时，受害部位会出现脱水缢缩的现象，而基部受害的植株则可能会倒伏。若病原继续扩展，会导致根部腐烂。当茎秆基部或芽部受到侵害时，变成褐色，病斑会逐渐蔓延到茎叶上。随着病害范围的进一步扩大，病斑颜色偏绿色。受侵害的病株表面还可能会生长出菌丝。

防治方法：使用悦帆欣彤乐组合 3000 倍液进行喷雾，每 7 天喷雾一次，连续喷雾 2～3 次。如果病害较为严重，可以再次均匀喷雾悦帆欣彤乐组合 1500 倍液[140]。

（二）虫害

1. 红蜘蛛

主要危害：叶片出现灰白色或淡黄色小点，严重时全叶呈灰白色或淡黄色，干枯脱落。

防治方法：感染初期叶片喷雾24%联苯肼酯2000～3000倍液，每隔15天喷雾1次，连续喷雾2次。发病较重时，采用24%联苯肼酯1500倍液，每隔10天喷雾1次，连续喷雾2次[140]。

2. 小地老虎

主要危害：该虫主要危害植物的叶或茎。在3龄前，幼虫会在地面、杂草或寄主幼嫩部位取食，此时危害相对较小。然而，当幼虫生长到3龄后，其白天潜伏在表土中，夜间则出土咬断幼苗的根或咬食未出土的幼苗。老熟幼虫具有假死习性，受惊后会缩成环形。

防治方法：在4～5月虫害高发期，采用性诱剂诱捕的方法。放置诱捕器15个/亩，每个诱捕器内置诱芯1个，每月更换1次诱芯。诱捕器应高出黄精植株顶部10～15cm。每隔3～5天清理1次被诱集的害虫。在田块四周诱捕器放置的密度应该大一些，而田块内放置的密度则小一些。

对于危害较为严重的地块，推荐使用50%辛硫磷乳油800倍液喷雾进行防治，或使用90%敌百虫晶体600～800倍液喷雾进行防治[136]，还可以用250g敌百虫拌鲜草80～100kg进行诱杀或定植后围株诱杀[132]。对于成虫的防治，可以采用黑光灯诱杀，或以2.5%的敌百虫粉2～2.5kg/亩与细沙75kg/亩搅拌均匀后向开沟的方向撒施1次即可[134]。

3. 飞虱、叶蝉

主要危害：飞虱和叶蝉通过吸取植物的汁液，导致叶片出现斑块，严重影响黄精的生长和果实的发育。在严重的情况下，可能会出现青绿霉病或灰霉病，导致整株植物死亡。

防治方法：为有效控制飞虱和叶蝉的危害，可使用20%菊马乳油30～40mL，与30～45kg的水混合后进行喷雾防治。另外，也可使用10%吡虫啉4000～6000倍液进行喷雾防治[132, 138]。

4. 金龟子

主要危害：危害黄精的叶片。

防治方法：可撒施100亿/g的白僵菌。使用前将其与细沙混合均匀，然后进行沟施或撒施于作物根部。此外，可以利用黑光灯诱杀成虫进行防治[134]。

5. 蚜虫

主要危害：该虫害主要危害黄精顶部的嫩茎，通常在3月下旬或4月上旬开始发生，并在5～6月达到虫害盛行的高峰期。

防治方法：使用10%吡虫啉可湿性粉剂2000倍液进行喷雾防治。

6. 蛀心虫

主要危害：对茎秆的破坏，通过咬坏组织使植株上部逐渐萎蔫下垂，这种情况通常被称为"勾头"。在严重的情况下，这种破坏可能导致植株枯死。

防治方法：使用 90% 晶体敌百虫原药 1000 倍液进行喷雾防治。

7. 斜纹夜蛾

主要危害：该病虫害的主要危害在于对植株叶片造成损害。在幼虫期，害虫会咬食叶片，形成孔洞或缺刻。该虫害通常在 4 月上旬发生。

防治方法：使用 5.7% 甲氨基阿维菌素苯甲酸盐水分散颗粒剂 1000 倍液进行喷雾防治。

8. 蛴螬

主要危害：该害虫主要对块根造成危害，其幼虫会侵袭植株的根部，咬断幼苗或咀食苗根，从而导致断苗或根部出现空洞。在 5 月底至 6 月中旬危害尤为严重。

防治方法：使用 90% 晶体敌百虫原药或 1% 甲氨基阿维菌素苯甲酸盐乳油制成毒饵诱杀；也可使用 75% 辛硫磷乳油按种子量的 0.1% 进行拌种；或使用 50% 辛硫磷乳油或 50% 对硫磷等拌种；在田间发生期，用 90% 敌百虫 1000 倍液进行浇灌防治[132]；在发病初期，使用黑光灯进行诱杀或用 90% 美曲膦酯 1000 倍液进行浇灌。这些措施可有效控制并防止该害虫的危害[136, 141]。

六、采收

滇黄精的采收年份和采收季节对其产量和品质有直接的影响。最佳的采收年限一般为 3 年生[142]，此时其多糖含量丰富。最佳的采收期为当年 12 月到次年的早春开始萌发之前，此时的多糖含量达到最高水平，根茎肥厚且饱满稳定[129]。

对于多花黄精，最适宜的采收期在 9 月到次年的 1 月之间，根茎繁殖的最佳采收年限以 3 年生为宜。这与《本草蒙筌》中关于冬季采挖黄精根茎的记载，以及《千金翼方》中关于九月末采挖黄精根茎的记载基本一致。九月收获的茎节多糖含量最高，总糖含量以 11 月茎节最高，折干率以 11 月到次年 1 月茎节最高，12 月中旬采收的综合品质相对较好[143]。

第四章　黄精的炮制与加工

黄精历代入药生品和炮制品兼用，早在唐代《食疗本草》就有记载，生黄精具有刺喉的麻味，如果未经处理直接服用，可能会引发咽喉刺激、口舌麻木，甚至皮肤接触后会产生瘙痒感。此外，长时间闻其生品还可能让人产生视觉模糊和头晕眩晕的感觉[144]。为提高服用安全性和效果，临床上通常使用炮制过的黄精或酒黄精，而较少使用生黄精。经过炮制后，黄精的味道变得更甜，口感更好，使得服用更为方便。一方面，炮制可以减少黄精的不良反应，减轻对咽喉的刺激；另一方面，可以提高临床疗效，增强黄精的补脾润肺和益肾作用[145]。现对黄精的炮制历史、工艺，炮制前后的化学成分和药性变化等进行总结，旨在为黄精的加工和开发提供参考。

一、黄精的炮制

（一）古法炮制

黄精炮制方法最早散见于南北朝《雷公炮炙论》。雷公曰："凡采得，以溪水洗净后蒸，从巳至子，刀切薄片曝干用。"该方法即为单蒸法，率先阐明了黄精蒸制的时间，即"从巳至子"。唐朝的孙思邈在其《千金翼方》中有黄精加工方法，"九月末掘取根，拣肥大者去目熟蒸，微曝干又蒸，曝干，食之如蜜，可停"，此方法称为"重蒸法"，该法为后续的"九蒸九曝"法打下了基础。随后，孟诜的《食疗本草》在继承和总结前人之法的基础上，首推"九蒸九曝"法炮制黄精，载"饵黄精……其法：可取瓮子，去底，釜上安置令得，所盛黄精令满，密盖，蒸之，令气溜，即曝之。第二遍蒸之亦如此，九蒸九曝……蒸之，若生则刺人咽喉，曝使干，不尔朽坏"。该方法将黄精炮制方法做了更进一步的完善。

宋代是中药炮制发展的鼎盛时期，对黄精的炮制除沿用唐代炮制方法外，还进一步发展出了更为精细的加工方法，如"细挫阴干捣末"。此外，宋代还创制了新的炮制方法，即将黄精汁与酒或蔓荆子一同进行九蒸九曝的处理。如宋《重修政和经史证类备用本草》载有"细挫阴干捣末""单服九蒸九曝，入药生用"的应用方法。《太平圣惠方》独创了与酒共制之先例，曰："取生黄精三斤，洗净，于木臼中捣绞取汁，旋更入酒三升，于银锅中以慢火熬成煎[146]。"这些方法的推出，无疑为黄精的炮制增加了新手段。《本草图经》详细描述了水煮取汁后煎膏、炒黑豆末与之配合使用，以及水煮取汁后煎膏并焙制的步骤。这些方法为黄精炮制提供了更为丰富和多样的选择，进一步提高了其药效和品质。

元代和明代是医药大家辈出的时代，但对黄精的炮制方法而言，主要是继承和沿袭了唐、宋时期的传统方法。元代《丹溪心法》中提到用黄精时，采用"生捣汁"的方法。明代，仍然沿用了唐宋时期"九蒸九曝"法，如明代《本草蒙筌》《景岳全书》《本草原始》等都有关于"九蒸九曝"的记载。此外，《本草蒙筌》中还提到，"入药疗病，生者亦宜"。《救荒本草》中也记载了黄精炮制方法，即"九蒸九曝"：蒸暴用瓮去底安釜上，装置黄精令满，密盖蒸之，令气溜即曝之，如此九蒸九曝，令极熟，若不熟，则刺人喉咽。《医学入门》中沿用了《重修政和经史证类备用本草》的方法："入药生用，若单服之，先用滚水焯去苦汁，九蒸九晒。"李时珍《本草纲目》中黄精的炮制方法则是沿承了雷氏之法。在《鲁府禁方》中首次提出了与黑豆共煮的创新炮制方法：黄精四两、黑豆二升同煮熟去豆，忌铁器。《寿世保元》则提出"黄精酒蒸"的方法。《医宗粹言》中采用的是复蒸法：黄精鲜者，水煮，勿动盖，直煮烂熟，漉起，晒干复蒸之，又晒。龚廷贤的《万病回春》中则增加了米泔水、墨旱莲汁、生姜汁等炮制辅料。据统计，清代以前的23部本草著作中，要求蒸、晒1次者有4部，蒸、晒2次者有1部，九蒸九晒者有16部，未注明者有2部。

清代的黄精炮制方法主要基于继承。在《本草备要》和《修事指南》等炮制专著中，其方法主要是沿袭了前人的经验。例如，在《雷公炮制论》中提到"雷曰：凡使黄精，须溪水洗净蒸之，从巳至午，薄切片，曝干用。颂曰：羊公服黄精法，二三月采根水煮，可去苦味，取汁煎膏，以炒黑黄豆末相和作饼，亦可焙干筛末水服。诜曰：饵黄精法，取瓮去底；入黄精密盖蒸曝；九蒸九曝，生则刺人咽喉，渐渐服之……根叶花实皆可食。"此外，《炮炙全书》中也有记载："甘，平，九蒸九晒，味甚甘美。"吴仪洛《本草从新》则对蒸制的时间长短进行了详细的介绍，如"每蒸一次，必半日方透"等[147]。另外，《得配本草》中也提到，"洗净砂泥，蒸晒九次用"，并增加了水煮取汁煎膏、炒黑豆末相和作饼、水煮取汁煎膏焙干法等。除这些传统的方法，清代还沿用了单蒸法，如《玉楸药解》

中载有"砂锅蒸，晒用"。截至清代，黄精炮制方法已经达到20余种。除此之外，近代的炮制方法还包括黑豆制、熟地制、蜂蜜制、姜制等。

综上所述，古代黄精的炮制方法和工艺多种多样，主要采用蒸煮法，包括单蒸、重蒸、九蒸九曝以及添加辅助材料蒸制等。其中，以"九蒸九制"为代表的不断反复蒸晒的方法，是黄精炮制长期沿用的方法，也是目前最普遍的加工方式。

（二）现代炮制

根据现有文献记载，黄精的炮制方法包括单蒸法、酒蒸法、黑豆煮蒸法、糖水蒸法以及熟地膏蒸法等。就蒸晒次数而言，在20世纪70年代以后，各专著及其规范趋于1~3次。

1. 国家炮制规范

黄精饮片的净制、切制过程，根据《中国药典》自1963年版至2020年版以及《国家中药饮片炮制规范》的记载，均要求"除去杂质，洗净，略润，切厚片，干燥"。在1963年版的《中国药典》中，收录了酒黄精和蒸黄精两种炮制方法，分别采用"酒炖法"和"清蒸法"。1977年版增加了"酒蒸法"，而1985年版则不再收载蒸黄精。2020年版的《中国药典》一部，对黄精的炮制方法描述为"除去杂质，洗净，略润，切厚片，干燥"；酒黄精则是"取净黄精，照酒炖法或酒蒸法（通则0213）炖透或蒸透，稍晾，切厚片，干燥"，每100kg黄精需使用20kg黄酒。

2. 地方炮制规范

各省区地方标准在黄精的炮制方面存在一定差异。经对各省市中药饮片炮制规范中黄精的加工进行整理分析，黄精的炮制方法主要有蒸制、酒制、净制、切制、辅料制（豆制、蜜制、奶制、熟地黄制）以及其他制法。其中，蒸制、酒制和切制是黄精最常见的炮制方法。

黄精蒸制法已被收录在北京、山东、陕西、浙江、上海、安徽等17个省市的地方标准中。各省标准蒸制时间略有区别。根据《浙江省中药炮制规范》2005年版，应将原药材蒸8h，闷过夜，然后反复蒸焖至内外均呈现黑褐色或切片后再蒸至内外均滋润黑褐色[148]。《安徽省中药饮片炮制规范》2005年版收载清蒸法：按照附录Ⅰ所述的蒸法，将药材蒸至棕黑色、滋润时，取出，切成厚片，然后干燥[149]。《上海市中药饮片炮制规范》2008年版：蒸至内外滋润黑色，晒或晾至外干内润，切厚片，再将蒸时汁水拌入，吸尽，干燥[150]。《北京市中药饮片炮制规范》2008年版中，酒黄精炮制法为：将黄精与20%的黄酒拌匀，闷润4~8h后装入蒸罐内，密封后隔水加热或用蒸气加热，蒸24~32h，直至黄酒被吸尽，色泽黑润时取出，稍晾后切厚片并干燥[151]。《山东省中药饮片炮制规范》2005年版，黄精的炮制方法步骤为：将生黄精饮片吸尽20%的黄酒，然后蒸8h，闷润4h至内外黑褐色，最后摊晒外皮微干将原汁拌入，干燥。或将黄精与黄酒入蒸罐炖12h，闷8h至内外黑褐色，最后摊晒外皮微干将原汁拌入，干燥[152]。《陕西省中药饮片标准·第一册》的规定，取黄精药材，加入20%的黄酒，采用酒蒸法或酒炖法将其蒸透或炖透[153]。另外，《陕西省药品标准管理办法（试行）》规定，黄精药材需用25%的黄酒炖至黑褐色，并切成厚片后晒干，陕西省内的三家饮片厂采用此法时，蒸制时间长达36h。

此外，《全国中药炮制规范》规定黄精药材应采用酒蒸法蒸至黑色，或采用清蒸法蒸至棕黑色。《中国药典》1963、1977年版均收载有清蒸法，即净黄精反复蒸至内外呈滋润黑色。

在福建地区，也有制黄精和酒黄精的炮制方法[154]。制黄精有两种主要方法，分别是清蒸法和煮法。清蒸法分为两步，首先将原药材蒸煮6～8h，然后在第二天将其晒至八成干，并拌入剩余的药汁。反复进行蒸煮和拌汁，直到颜色变黑、味道甜美且不辣为止。最后将黄精切片并晒干。煮法则是将黄精药材加入蒸熟地的药汁中，使药汁淹没药面。用文火煮至药汁被吸尽，内外均呈现黑色且质地滋润为止。然后将其切片并晒干。酒黄精的加工方法如下：将净黄精清水浸泡3h，再用武火蒸煮6～8h。在第二天晒至八成干，加入20%的黄酒浸润4～6h。然后按照上述方法再蒸煮一次，最后将黄精切片晒干。

除此之外，黄精还有其他辅料制备方法。《四川中药饮片炮制规范》收录了黑（黄）豆制法。云南则有黑豆、熟蜜、酒制法[155]；也有黑豆、生姜、蜜制法[156]；熟地膏制法：黄精经过反复蒸晒3次后，再加上熟地膏，润1夜，再蒸至黑透，晒1次，直至完全干燥[157]；还有蜜制、熟地汁制[158]；米汤黑豆制：将黄精用米汤浸泡淘净后，加入炒香的黑豆，再加入与药平的水，用微火煮至干燥，去掉豆子，蒸至上汽，取出，日晒夜露，隔天再蒸，再晒再露，每次蒸前，加入前次的蒸出液，反复5次，最后晒干。

根据各省、市、自治区制定的炮制规范，黄精的炮制方法包括清蒸法、酒蒸法、酒炖法、煮法、熟地汁蒸法、黑豆汁拌蒸等。在蒸制次数方面，有的只需要蒸一次，有的需要蒸两次，有的则需要蒸多次，还有的需要进行九蒸九晒。此外，炮制过程中有的先蒸制后切制，也有的先切片后蒸制。黄酒的加入方法也不尽相同，有的直接加入，也有的蒸制之后再加入。蒸制时间方面，大多数蒸制4～12h，但也有的蒸制20h以上。值得注意的是，青海、云南、福建省分别选择牛奶、蜂蜜和熟地黄作为辅料进行炮制。由此可见，黄精的炮制方法具有多样性，亟待建立规范的炮制工艺。

综上所述，黄精的炮制各地各法，饮片质量很难统一。《中国药典》1985 年版、2000 年版、2005 年版和 2010 年版均收载酒制黄精、清蒸黄精两个饮片规格，即为酒蒸法和酒炖法，先蒸后切[159]。

3. 其他炮制方法

随着现代科技的不断进步，在继承传统经验的基础上，有学者对黄精的炮制方法进行了整理和归纳。例如，由吕侠卿主编的《中药炮制大全》一书收录了黄精的主要炮制方法[156]，主要分为两大类。一类是熟黄精的炮制方法。具体步骤为：取原药材，洗净，蒸 4 ～ 6h（以上大汽时），闷一夜，取出，切厚段片，将蒸液拌匀，反复蒸晒 2 ～ 3 次，直至内外黑色、滋润、味甜、无麻味为止。晒干或烘干即可。另一类是酒黄精的炮制方法。具体步骤为：取原药材，洗净，晾干，用黄酒拌匀，置炖药罐内，密闭，隔水加热，至酒吸尽。或置适当容器内，蒸至色黑、内滋润为度。取出，晒至外表稍干时，切厚片，干燥即可。每 100kg 黄精需要使用 20kg 黄酒或 10kg 白酒。

此外，由于文化差异、临床需求以及经济效益的综合考虑，少数民族医药对黄精的炮制亦有一些特色的炮制方法。如傣族将黄精置蒸笼内蒸至油润状；蒙古族将净黄精置鲜牛奶或鲜羊奶中，文火加热至全部渗透为度，或置沸水中，略烫或蒸至透心，边晒边揉至干；土家族采用水煎制法；布依族采用浸蒸制，将糯米适量浸泡 1 天，加黄精 1kg、少许枸杞同蒸[145]。

二、黄精炮制对化学成分的影响

生黄精黄中透白，组织结构致密，具有明显的气味，口感带有苦味和麻舌感。经过一蒸一制后，其颜色呈褐色，横截面上会出现圆形孔洞，并散发焦香气味，口感变甜。若进行三蒸三制后，颜色进一步变黑，如同漆一般，孔洞也会进一步扩大。而经过九蒸九制后，黄精呈现黑褐色，组织变得疏松多孔，口感带有苦味。研究表明，黄精的炮制作用主要体现在增效和减毒两个方面。生黄精含有较多的黏液质，对咽喉有一定的刺激性[160]。然而，经过反复蒸晒之后，不仅可以消除其刺激性及不良反应，还可以使糖性变得更浓烈，增强补益作用。此外，炮制可改变药性，有利于有效成分的积累，使药效得到增强[161]。经过炮制后，其多糖类、皂苷等成分的含量均发生了显著的变化。例如，陈鑫凤等发现黄精与炆黄精的化学成分存在明显的差异，并筛选出了包括糖类、皂苷类、黄酮类等 35 种差异性成分[162]。另外，任洪民等的研究也表明，多花黄精炮制前后化学成分含量存在明显差异[163]。

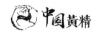

（一）多糖类成分的变化

黄精多糖是黄精化学成分中的重要组成部分，研究炮制对黄精多糖含量的影响具有重要意义。已有学者探究了黄精炮制前后多糖含量、性质和功能的变化。研究表明，在黄精的九蒸九晒过程中，多糖含量随着蒸晒次数的增加呈现出先减少后趋于稳定的趋势[164]。对湖南产多花黄精、鸡头黄精研究表明，采用5%苯酚水溶液－硫酸法测定多糖含量，经二蒸二晒、四蒸四晒、七蒸七晒、九蒸九晒炮制后，多糖含量逐渐减少，且蒸晒次数越多，黄精多糖含量越少[165]。郭涛等的研究进一步证实了这一趋势，指出黄精九蒸九晒炮制过程中多糖含量整体呈下降趋势，浸出物含量则没有明显变化[166]；吴丰鹏等的研究也证实了黄精生品多糖的含量为14.36%，随着蒸制次数的增加，多糖含量逐渐减少并趋于稳定，最终保持在约4%[167]，与梁焕焕、冯婧等的研究一致[168-170]。

此外，1龄节和2龄节黄精经过一次蒸制后，多糖含量达到最高，分别为21.98%和23.71%。而3龄节和混合龄节经过三次蒸制后，多糖含量同样达到最高，分别为22.07%和22.84%[171]。王婧等的研究还发现，随着蒸晒次数的增加，黄精中甘露糖、葡萄糖、岩藻糖和木糖的含量显著增加，同时低分子量多糖峰值减少，高分子量多糖峰值增加[172]。此外，经过第一次蒸制，黄精多糖的单糖组成中出现了D-核糖和半乳糖醛酸两种单糖，而经过三四次蒸制后，葡萄糖醛酸和岩藻糖消失。黄精的颜色由黄白变为黑褐色，苦味值和甜味值降低，在第五次蒸制后出现苦味。在第二次蒸制后，内部出现孔隙，组织结构由致密变得疏松多孔[173]。多糖含量降低可能是因为水溶性多糖中的黏液质大量被去除[174]，而结构的变化可能是由于在高湿度和高温环境下，多糖发生糖异构化，从而改变其单糖组成[167]。

黄精生品中的多糖含量高于炮制品，这可能是由于炮制过程中多糖大量水解成低聚糖和单糖[175]。炮制方法对黄精的性质也有明显的影响，一体化炮制的酒黄精更加黑润，炮制过程更加简化[176]。衣小凤等的研究显示，不同炮制方法制备的黄精中，黑豆制的总多糖含量最高，达到9.23%，而蒸制法的总多糖含量最低，仅为1.19%[177]。需要注意，炆法炮制也对黄精的糖类成分产生显著影响。炆制后，黄精的麻舌感逐渐减轻，这可能是黄精多糖中的单糖发生了转化。在生黄精中，炆制前甘露糖、鼠李糖、葡萄糖、半乳糖和阿拉伯糖的相对比例为10∶6∶25∶7∶1；而炆制后，比例变为7∶5∶1.7∶14∶1[178]。黄精经过发酵后，多糖组分中的半乳糖、甘露糖等单糖成分含量减少，鼠李糖含量显著增加，岩藻糖含量有增加，且各单糖比例发生变化[179]。随着炮制次数的增加，多花黄精中甘露糖、核糖等 5 种糖的含量呈现先增加后下降再增加的变化趋势，其中甘露糖及半乳糖变化较为明显[180]。黄精在经过酒蒸或炆制后，D- 蔗糖、棉子糖等寡糖的含量均呈下降趋势，而 D- 葡萄糖、D- 果糖等单糖含量却呈明显上升趋势，表明炮制使得寡糖水解转换为单糖[181]。

近年来，关于黄精中多糖含量的研究较多，同时，对于黄精中小分子糖含量的研究也逐步兴起。曾林燕等发现多花黄精、黄精和滇黄精的生品中，检测到的小分子糖主要为蔗糖和果糖。经 8h 或 16h 的酒蒸处理后，检测到葡萄糖。这些糖含量的变化趋势随着炮制时间的延长而增加，在不同时间点呈现降低趋势[182]。

（二）皂苷类成分的变化

黄精含有多种皂苷，其中薯蓣皂苷为主要成分。目前，黄精炮制过程中皂苷含量变化的研究主要集中在薯蓣皂苷元上。多项研究表明，在黄精的炮制过程中，皂苷含量随着蒸晒次数的增加先增加后趋于稳定[183]。例如，清蒸法和酒蒸法炮制的黄精样品，在第一次炮制后，总皂苷含量下降到第九次炮制的 15.67%[184]。此外，高效液相色谱指纹分析显示，黄精在炮制前后皂苷类成分存在显著差异，新的色谱峰在炮制后出现[185]。刘绍欢等研究还发现，蜜炙、酒炖和蒸黄精饮片的薯蓣皂苷元含量不同，其中酒炖的含量最高，蜜炙最低[186]。进一步的研究表明，在炮制过程中，薯蓣皂苷会发生转化，生成延龄草苷和薯蓣皂苷元，同时甾体皂苷也会生成次级苷和苷元[187]。黄精经过酒制后，其薯蓣皂苷元的含量较生品有下降，可能因为在炮制过程中其可能发生了转化[188]。超声辅助提取可显著提高 0～4 次蒸黄精皂苷的含量，增加近 7 倍，而 4～9 次蒸黄精皂苷的含量趋于稳定，为 14% 左右[183]。

（三）5- 羟甲基糠醛成分变化

5- 羟甲基糠醛（5-HMF）是一种具有双重特性的化合物，既具有刺激性毒性，同时又具有药理活性。它对眼、黏膜、皮肤等具有刺激性，过量摄入可能导致中毒，引发人体横纹肌麻痹和内脏损害。

研究表明，经过炮制后的黄精中，5-HMF 的含量显著增加，同时其免疫功能也显著增强，推测炮制后 5-HMF 含量的增加与免疫功能的增强之间可能存在某种关联。清蒸和酒炖炮制后，黄精中可检测到 5-HMF，且在受热时间超过 30h 后，其含量急剧上升[189]。不同种的黄精在炆法和蒸法炮制后，5-HMF 的含量在约 16h 达到峰值，且不同种之间存

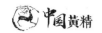

在显著差异，滇黄精＞多花黄精＞黄精[190]。在酒黄精的炮制过程中会产生新的成分，包括 5- 羟甲基麦芽酚和 5-HMF 的含量随炮制时间的延长先升高后降低，5-HMF 随着炮制时间的延长其量呈现升高趋势[191]。张帆的研究显示，5-HMF 首次出现在一蒸一制的黄精中，在八蒸八制的黄精中含量达到最高值[192]。胡叶青等认为，在蒸制过程中，5-HMF 的含量随蒸晒次数的增加逐渐升高，七蒸七晒后含量达到最大值[193]。郭涛等观察到九蒸九晒炮制过程中 5-HMF 含量呈现先上升后下降趋势[166]。与未炮制样品（鲜切）比较，黄精经清蒸、酒蒸后 5-HMF 含量逐渐增加[194]。韩笑等发现，黄精在经历三蒸三制后，5-HMF 的含量逐渐升高，但在第 6 次蒸制后开始下降[195]。魏征等的研究发现，随着炮制时间的延长，5-HMF、呋喃羟甲基甲酮和 2- 乙基己基乙酸酯等成分呈上升趋势，而其他 9 种成分则呈下降趋势。王淳等通过气相色谱 - 质谱联用（GC-MS）技术检测到酒黄精中的美拉德反应产物，包括 2,3- 二氢 -3,5- 二羟基 -6- 甲基 -4H- 吡喃 -4- 酮和 5-HMF[196]。

（四）其他类成分的变化

黄精在经过炮制后，其挥发性成分会发生改变。吴毅等采用顶空静态进样技术，提取《中国药典》中三种基原黄精的挥发性成分，通过气相色谱 - 质谱联用研究显示，炮制后三种黄精中 9 种呋喃类成分有所增加，其中蒸制品的增加量大于炆制品[197]。此外，黄精炮制后，氨基酸、黄酮和总酚类成分也会发生变化。吴毅等采用柱前衍生化高效液相色谱法（HPLC）测定了三种黄精炮制前后的氨基酸含量，结果显示炮制后各种黄精中总氨基酸含量有相应增加，尤其是蒸制品的增加更为显著[198]。张海潮等研究表明，在炮制过程中，总黄酮和总酚的含量随炮制时间的增加而升高，均在炮制第 7 次达到最高值[199]。梁焕焕发现，总黄酮及总酚含量随蒸制次数增加先升高后趋于稳定，建议蒸制次数以 3～6 次为宜[169]。潘克琴等发现总黄酮含量随着蒸制次数的增加而增加，且均在九蒸九制最高[171]，与李文靖等研究结果一致[200]。

三、黄精炮制对药效的影响

黄精的炮制过程对其药理作用产生了显著的影响。在炮制过程中，黄精的化学成分和药效成分发生改变，导致药物性质的转化。研究表明，这种变化主要通过抑制炎症因子的表达、提高机体的氧化应激能力以及维持体内能量代谢平衡等机制实现，从而发挥其"滋阴"作用[201]。经过炮制的黄精能够显著提高对某些病理状况的治疗效果，特别是在调节肾阴虚、滋阴益肾方面表现出显著的效果。

（一）抗氧化

多项研究表明，经过炮制后的黄精具有更强的抗氧化能力，其清除自由基的效果显著提高，可有效减轻细胞氧化损伤的程度。炮制可能改变了黄精的功能性成分，进而增强其抗氧化和抗自由基作用，有助于降低肌体氧化损伤，预防相关疾病的发生[202]。酒黄精的抗氧化活性较生黄精更为显著[203]。酒黄精的抗氧化能力与酒制存在内在关联，其清除自由基的效果呈现浓度依赖性[204]。随着酒炖时间的增长，黄精的二氯甲烷组分 1,1- 二苯基 -2- 三硝基苯肼自由基清除活性增强，酒炖 16h 后达到最高水平，之后趋于稳定[196]。此外，发酵处理可提高黄精的抗氧化活性，降低刺激性[179]。多花黄精炮制前后不同极性萃取相均显示不同程度的作用，抗氧化综合能力顺序为乙酸乙酯相 > 水相 > 正丁醇相 > 石油醚相，且制多花黄精醇提物 > 生多花黄精醇提物[205]。另外，炮制后的水提物比醇提物具有显著提高的抗氧化活性[206, 207]。冯婧等的研究显示，各种黄精的水提取物在清除自由基和总还原能力方面远高于生品。体内抗氧化实验结果表明，一蒸一晒的黄精能够显著提高小鼠体内的总抗氧化活性，并且三种黄精提取物均能提高机体抗氧化酶活性。

（二）降血糖

黄精在炮制前后降血糖活性存在一定的差异。在降低血糖方面，酒黄精的效果明显优于生黄精[208]。黄精蒸制品水提液可改善胰岛素抵抗、调节脂代谢异常以及减轻肝脏氧化应激状态，发挥对 2 型糖尿病肝脏与胰岛细胞的保护作用，不同蒸制品之间未观察到明显的差异，蒸制品乙酸乙酯部位对 α- 葡萄糖苷酶活性的抑制效果最为显著[205]。此外，多花黄精生品及九蒸品的多糖对 1 型糖尿病具有调节作用。相较于模型组，生品 - 高组和九蒸品 - 高组在治疗 4 周时对 1 型糖尿病小鼠血糖均表现出显著的抑制作用（$P<0.05$）。两组血清中谷草转氨酶、谷丙转氨酶、肝脏指数、己糖激酶和丙酮酸激酶活力均显著降低（$P<0.05$、$P<0.01$），同时改善脂肪变性与肝糖原的储存能力[209]。另外一项研究显示，二蒸二制时的炮制品具有良好的降血糖效果[210]。综上，黄精在不同炮制条件下对血糖的影响存在差异，生黄精及其炮制品在 1 型和 2 型糖尿病治疗中展现出潜在的调节和保护作用。

（三）改善肾阴虚

据研究显示，制黄精提取液能够改善小鼠的肾阴虚症状，具体表现为减轻肾小球萎

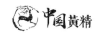

缩、肾小球破损以及减少炎性细胞浸润的情况，从而发挥对肾组织的保护作用[201]。制黄精通过调节氨基酸和有机酸物质含量，改善肾阴虚大鼠的肠道菌群，增强其滋阴益肾作用[211]。相关研究指出，四制黄精对气阴两虚模型大鼠的整体状况（包括体重、尾根部直径、痛阈、面温、抓力），血液生化指标（丙氨酸氨基转移酶、天门冬氨酸氨基转移酶、葡萄糖、甘油三酯），蛋白水平（肌红蛋白、血红蛋白）以及免疫球蛋白 IgA、IgM 均有显著改善作用，并且在停药后对大鼠体重恢复效果良好[170]。余欢迎等的研究显示，多花黄精的不同炮制品对氢化可的松致大鼠的肾阴虚有显著的改善作用。炮制品中的黄精碱 A、果糖和葡萄糖与滋阴作用呈现较强的相关性[212]。总体而言，黄精生品及其不同炮制品对肾阴虚大鼠的症状均表现出一定程度的改善，而经过酒制后的黄精滋阴益肾作用进一步增强[213]。

（四）其他作用

研究发现，炮制后的黄精具有更强的抗应激、抗贫血、提高免疫力和雄激素样壮阳作用[214]。黄精炮制后可显著提高环磷酰胺损伤小鼠的外周血细胞计数、红细胞计数、血红蛋白含量、血小板计数以及脾脏指数，同时抑制大肠杆菌、金黄色葡萄球菌和炎症反应的发生[215, 216]。制黄精提取液还可显著提高小鼠游泳时间，降低游泳后血清尿素氮水平和血乳酸水平，提高肝糖原含量[217]。

此外，多花黄精生品及九蒸品的粗多糖可通过抑制相关炎症因子的表达发挥抗炎作用，与之前的研究结果一致[174, 218]。周巧等研究证实，生黄精与炙黄精均能提高脾虚小鼠的胃肠运动功能，改善脾虚小鼠的胃肠激素水平，以炙黄精的效果最佳[219]。此外，酒黄精提高小鼠免疫力的作用强于生黄精[210]，对比生品组，酒黄精能够更强效地提高小鼠免疫力，制黄精二氯甲烷部位能显著提高小鼠非特异性免疫功能，提示其在改善免疫反应方面具有潜在优势[189]。魏婷等研究发现，炮制黄精提取液能显著提高雌性大鼠血清促性腺激素释放激素、促卵泡生长激素、去甲肾上腺素以及免疫球蛋白 A 的水平[220]。此外，唐美玲研究显示，生黄精总酚能抑制 IEC-6 细胞的迁移，而制黄精总酚则促进迁移[221]。黄精总酚的作用机制表现为激活 Caspase 通路，诱导海拉（HeLa）细胞凋亡。炮制后的黄精对癌细胞的抑制效果显著优于生黄精[221]。总的来说，炮制对黄精的药理活性产生了显著影响。

四、黄精炮制对其不良反应的影响

自古以来，有关黄精刺激性的记载屡见不鲜，此特性在临床应用中可能导致不良反应。为确保临床用药的安全性和有效性，开展对黄精中刺激性成分的研究具有积极的现实意义。黄精生品在临床应用时可能导致刺激咽喉，现代药理研究表明黄精的刺激性与其总皂苷、挥发性成分等因素紧密相关。经过炮制后，其刺激性显著降低。冯敬群等通过小鼠灌服黄精生品和炮制品提取液，发现生品组小鼠全部死亡，而炮制组小鼠未出现死亡的现象，进一步证明黄精炮制后毒副作用的降低[222]。王进等采用水蒸气蒸馏－气质联用法和吹扫捕集－热脱附气质联用法对黄精炮制前后的挥发性成分进行深入分析，结果显示经过炮制后，正己醛、莰烯等挥发性成分含量显著降低。这两种成分对人的眼、鼻、咽喉具有刺激性，也进一步证明了黄精炮制可以减轻其毒副作用[223]。杨婧娟等的研究发现，黄精炮制后兔角膜上皮细胞存活率显著提高，且生黄精炮制后皂苷总含量显著降低，提示黄精毒副作用可能与皂苷成分有关[179]。

此外，陈金等对黄精多糖乳膏治疗生殖器疱疹的临床观察分析发现，治疗组少数患者出现红斑、灼痛、水肿等局部轻度不良反应，另有1例患者发生头痛、恶心等全身不良反应[224]。蔡嘉洛等进行的黄精芡实汤干预糖尿病前期人群的临床观察，也出现2例肠胃不适等轻微不良反应[225]。因此，进一步加强炮制与黄精毒副作用的研究，对临床用药的安全性具有积极的意义。

第五章　黄精的品质评价

黄精的品质受产地、栽培方式、采收时间、加工炮制等多种因素的影响，同时也与其生长环境、生长年限、土壤肥力等因素密切相关。除以上因素外，加工炮制也是影响黄精质量的重要因素。在古代，黄精的加工炮制方法比较简单，主要包括晒干和切片等处理。随着西医学的发展，研究者们发现不同的加工炮制方法会对黄精的有效成分含量和药效产生影响。随着西医学的发展，研究者们从黄精的真实性、有效性和安全性等多个角度开展了广泛的研究。

一、古代黄精的品质评价

古代本草学家根据黄精的外观特征（如根茎形态、质地、断面颜色和气味）在临床实践的基础上评价黄精的质量，这种评价称为"辨状论质"。历代本草学家认为优质黄精药材的特点是肥厚、脂润和味甘。

（一）根茎形态

黄精的根茎形态多样，明《本草原始》记载，黄精："生淡黄色，类白及；熟深黑色，像熟地黄。有二三歧者。入药用根，故予惟画根形。"该书中还描绘有黄精药材图，所绘生黄精根茎似白及[226]。《中国药物标本图影》中也描绘有黄精多歧者和单歧者的根茎图。

历代本草学家在评价黄精的质量时，均以根茎块大且肥润者为佳。在《本草经集注》中提到"虽燥，并柔软有脂润，俗方无用此，而为仙经所贵，根、叶、华、实皆可饵服用，酒散随宜，具在断谷方中"[227]。《新修本草》载"肥地生者，大者如拳；瘠地生者，小者如拇指"。《本草品汇精要》中也指出"根肥而脂润者佳"[8]。日本一色直太郎《汉药良劣鉴别法》提出，"根茎似白及，似老姜，节高肉肥大，不分歧者为上"，认为黄精根茎类白及、生姜，以节高肉肥大、无分歧者为佳[228]。《金世元中药材传统鉴别经验》认为

"北京习以'鸡头黄精'为优"[229]。《中药材商品规格质量鉴别》认为"姜形黄精质量最好，其次为鸡头黄精，滇黄精质较次"[230]。

（二）断面

传统经验鉴别认为黄精以断面透明者为佳。1977年版《中国药典》载"均以块大、肥润、色黄、断面透明者为佳"[231]。这种鉴别方法被广泛接受和应用，被视为黄精质量判断的重要标准之一。在《金世元中药材传统鉴别经验》中，也强调了"以块大、肥润色黄、断面透明者为佳"[229]。《中药材产销》记载"以块大、色黄、饱满、体糯，断面角质、半透明，味甜者为佳"[232]。

在《中药材商品规格质量鉴别》中，黄精的鉴别方法更加细致和全面，认为黄精以个大，肥厚，体重质坚实而柔软；生黄精以表面棕黄色，断面黄白色，糖性足；熟黄精以个大，肥厚蒸透至内外乌黑色，质柔润，气香，味纯甜不刺喉者为佳。瘦弱，糖性少，色暗者为差次[230]。《中药材鉴定图典》记载"以块大，肥润，色黄，断面有'冰糖渣'者为佳"[233]。

（三）味

根据古籍记载，黄精有甘、苦两种味道，其中以味甘、嚼之有黏性的品质为佳。在《抱朴子》中记载"黄精甘美易食，凶年之时，可以与老少代粮，人食之谓为米脯也"[234]。《本草品汇精要》记载"山人蒸暴作果，食之甚甘美"[8]。《药物出产辨》指出"以湖南产者为正，形象菱角肉，色黑，其余连州、乐昌、西江八属、广西南宁均有出产，但种类不同，形如玉竹头，长身瓜藤样，色同，而味略有辛辣。湖南产之正黄精，一片纯甜，切开肉纹亦有别"[235]。在《中药材鉴定图典》中描述黄精"气微，微甜，嚼之有黏性，味苦者不可药用"[233]。《中药材品种论述》记载"姜形黄精的根茎有甜、苦之分，甜者可入药，而苦者疗效不同，不能当黄精入药"。总之，黄精有甘、苦二味，以味甘者、嚼之有黏性为佳，相反，味苦者不宜食用或药用[236]。

二、现代黄精品质评价

（一）真实性评价

黄精属内物种众多，且各物种间的药用部位特征性状相似，在实际应用中，常出现混用、误用甚至伪品入药的情况，这给用药安全和临床疗效带来了潜在隐患。目前市场上黄精常见的易混品主要有卷叶黄精 *P. cirrhifolium*、热河黄精 *P. macropodium*、湖北黄精 *P. zanlanscianense*、玉竹 *P. odoratum*、对叶黄精 *P. oppositifolium*、长梗黄精 *P. filipes*、轮叶黄精 *P. verticillatum*、新疆黄精 *P. roseum*、点花黄精 *P. punctatum* 和粗毛黄精 *P. hirtellum* 等[237]。

1. 性状鉴别

黄精的入药部位是其地下根茎，通常在市场上以切片状的形式出售。在性状方面，根茎的形状、大小、颜色以及表面纹理等特征是主要的鉴别要点。

（1）大黄精

原植物为滇黄精，呈肥厚肉质的结节块状，结节长可达 10cm 以上，宽 3～6cm，厚 2～3cm。表面淡黄色至黄棕色，具环节，有皱纹及须根痕，结节上侧茎痕呈圆盘状，圆周凹入，中部突出。质硬而韧，不易折断，断面角质，淡黄色至黄棕色。气微，味甜，嚼之有黏性。

（2）鸡头黄精

原植物为黄精，呈结节状弯柱形，长 3～10cm，直径 0.5～1.5cm。结节长 2～4cm，略呈圆锥形，常有分枝。表面黄白色或灰黄色，半透明，有纵皱纹，茎痕圆形，直径 5～8mm。

（3）姜形黄精

原植物为多花黄精，呈长条结节块状，长短不等，常数个块状结节相连。表面灰黄色或黄褐色，粗糙，结节上侧有突出的圆盘状茎痕，直径 0.8～1.5cm。

2. 理化鉴别

黄精的鉴别方法中，理化鉴别是一种较为常用的方法，《中国药典》采用薄层色谱法进行鉴别，黄精提取液斑点的颜色和位置是评价黄精质量的重要指标。

（1）显色反应[238]

皂苷类化合物的显色反应：取粉末 0.5g，加 50% 乙醇 5mL，超声提取 20min。吸取上清液 1mL 置于蒸发皿中，将蒸发皿于水浴上挥去乙醇，加入 2～3 滴醋酐溶解样品，然后加浓硫酸 - 醋酐（10：1）1～2 滴，溶液由黄色逐渐变为棕黄色，最后变为红棕色。

多糖类化合物的显色反应：取粉末 0.5g，加水 5mL，超声提取 20min。吸取上清液 1mL 置于试管中，向试管中滴加 α- 萘酚乙醇溶液，混合均匀，然后沿试管壁滴加浓硫酸，其沉于下层，在溶液的界面出现紫色环，振摇后为紫红色溶液。

（2）薄层色谱法鉴别

《中国药典》2020年版的黄精【鉴别】项下的操作流程为：取粉末 1g，加 70% 乙醇 20mL，加热回流 1h，抽滤，滤液蒸干，残渣加水 10mL 使溶解，加正丁醇振摇提取两次，每次 20mL，合并正丁醇液，蒸干，残渣加甲醇 1mL 使溶解，作为供试品溶液。另取黄精对照药材 1g，同法制成对照药材溶液。照薄层色谱法（通则 0502）试验，吸取上述两种溶液各 10μL，分别点于同一硅胶 G 薄层板上，以石油醚（60～90℃）－ 乙酸乙酯 － 甲酸（5∶2∶0.1）为展开剂，展开，取出，晾干，喷以 5% 香草醛硫酸溶液，在 105℃ 加热至斑点显色清晰。供试品色谱中，在与对照药材色谱相应的位置上，显相同颜色的斑点。

3. 显微鉴别

（1）《中国药典》

滇黄精横切面表皮细胞外壁较厚。薄壁组织间散有多数大的黏液细胞，内含草酸钙针晶束。维管束散列，大多为周木型。黄精和多花黄精横切面维管束多为外韧型[15]。

（2）《香港中药材标准》

横切面 表皮由 1 列细胞组成，外被角质层。皮层较窄。中柱宽广，内皮层不明显，散有维管束；维管束主要为外韧型，靠外者较细及密集。黏液细胞散于薄壁组织中，有的内含草酸钙针晶，靠外较密集。

粉末 黄棕色。草酸钙针晶成束，散在或存在于黏液细胞中，直径 30～220μm，偏光显微镜下呈多彩状。表皮细胞表面类多角形，垂周壁略呈连珠状，外被黄色角质层。导管主要为梯纹及网纹，直径 8～70μm。薄壁细胞众多，大，类多角形或类圆形，有的具隐约可见的纹孔。

显微鉴别特征 黄精：表皮细胞 1 列，外被角质层，有的部位可见 4～5 列木栓化细胞，皮层较窄，内皮层不明显。中柱维管束散列，近内皮层处维管束较小，略排列成环状，向内侧渐大，多为外韧型，偶有周木型。薄壁组织中分布有较多的黏液细胞，长径 37～110μm，短径 20～50μm，内含草酸钙针晶。滇黄精：表皮细胞 1 列，有的部位可见 4～5 列木栓化细胞。维管束散列，周木型，少见外韧型。黏液细胞长径 36～110μm，短径 20～66μm，内含草酸钙针晶束。多花黄精：表皮细胞 1 列，外被角质层，局部有木栓组织。维管束多散列，多为外韧型，偶见周木型。基本薄壁组织中有黏液细胞散在，长径 50～140μm，短径 25～50μm，内含草酸钙针晶束。

黄精类药材的组织显微特征无显著差异，难以通过显微特征进行区分。徐雅静等[239]提出了一种基于草酸钙针晶和导管显微特征指数测定的滇黄精质量评价新方法及技术。

结果显示，滇黄精中的显微特征草酸钙针晶和导管数量与总皂苷含量存在显著负相关性（$P<0.05$），而与总多糖含量无相关性。

4. 红外光谱鉴别

红外光谱法是一种高效、便捷、经济且准确的鉴别方法，在进行鉴别时无需进行分离提取。周晔等通过傅里叶变换红外光谱法成功鉴别了黄精及其常见的掺伪品，如长梗黄精、玉竹、热河黄精和小玉竹等[240]。彭婧超等采用衰减全反射傅里叶变换红外光谱法结合化学计量学对黄精和玉竹进行研究，发现两者红外图谱相似，主要由蛋白质、脂类和糖类等吸收带组成，但在 1200～700cm^{-1} 处存在较小差异，在 970cm^{-1}、990cm^{-1} 和 715cm^{-1} 附近的 3 个主成分，对玉竹和黄精鉴别的正确率可达 96.56%[241]。江露娟等采用傅里叶变换红外光谱法对不同黄精物种进行鉴别，结果显示在 880cm^{-1} 和 685cm^{-1} 附近，多花黄精为单峰，黄精为双峰。滇黄精在 880cm^{-1} 附近为单峰，685cm^{-1} 附近为双峰。此外，黄精在 1367cm^{-1} 有一个特征峰[242]。

5. 分子鉴别

分子标记技术是目前中药鉴定的研究热点，广泛应用于药用植物遗传多样性和药材鉴别研究。狐小斌等采用位点特异性 PCR 方法，扩增多花黄精及其混淆品的 *psbA-trnH* 片段。结果表明多花黄精能扩增出 329bp 的条带，而混淆品无法扩增出条带，为多花黄精及其混淆品的快速鉴别提供了技术手段[21]。潘克琴研究发现 *matK* 条形码可区分滇黄精和黄精[22]。杨培等采用叶绿体基因 *rbcL*、*matK*、*psbA-trnH* 及核基因 ITS2 和 ITS 序列对 8 种 44 份黄精属样品进行鉴定，发现 DNA 条形码候选序列 *psbA-trnH*、*matK* 及 *rbcL* 不适用于黄精属药用植物的鉴定，叶绿体全序列或通过叶绿体全序列筛选合适的 DNA 片段可能是该属药用植物分子鉴定的方向[25]。总之，分子标记技术为中药鉴定提供了新的方法和手段，有助于更好地了解药用植物的遗传多样性和物种鉴别。

（二）有效性评价

黄精的药效受化学成分影响，可通过定性、定量分析其所含的、与疗效相关的化学成分来评价其有效性。目前已报道的黄精有效性评价方法主要包括紫外 - 可见分光光度法、等离子体光谱法、薄层色谱法、液相色谱法、气相色谱法和毛细管电泳法。

1. 紫外 - 可见分光光度法

紫外 - 可见分光光度法是一种简便、快速且技术成本相对较低的分析方法。彭小冰等利用该方法对黔产黄精的提取物进行了检测，结果显示该药材中的蒽醌含量并不高，且大部分蒽醌以游离态形式存在于原药材中[243]。方乐霞等采用可见分光光度法对不同产地的黄精中总氨基酸含量进行了测定，结果显示黄精中的总氨基酸含量明显高于多花黄精[244]。曾婷等采用紫外 – 可见分光光度法对湖南洪江的多花黄精进行多糖含量测定，结果显示其平均含量为 8.05%[245]。吴其国等采用同样的方法测定了安徽不同产地野生与栽培多花黄精中多糖的含量，发现野生多花黄精中的多糖含量明显高于栽培品[246]。

2. 等离子体光谱法

无机元素是黄精中参与和调节代谢必需的物质，其种类和含量会影响黄精的药效。赵东兴等采用微波消解 – 原子吸收光谱法测定云南省河口黄精中元素含量，发现其含有丰富的 K、Ca、Mg、Fe、Mn、Zn 金属元素[247]。黄赵刚等采用电感耦合等离子体原子发射光谱法（ICP–AES）测定了 8 个产地黄精中 15 种无机元素的含量，发现其中含量较高的有 Ca、Mg、Al、Fe、Zn、Cr 和 Mn[248]。李娟等检测了黄精中硒的含量，结果显示电感耦合等离子体质谱法和原子荧光法的测定结果无统计学差异（$P>0.5$）[249]。刘倩倩等通过电感耦合等离子体 – 质谱法（ICP–MS）测定不同产地黄精中 26 种无机元素的含量，结果显示黄精药材中以 K、Mg、Ca、Al、Fe、Mn 和 Na 为主，含量最高的是 K，其次是 Mg、Ca、Al、Fe、Mn 和 Na，与曾珠亮等分析 3 种黄精中 26 种无机元素的结果一致[250, 251]。蒋亚奇等采用 ICP–MS 法分析不同产地黄精中 29 种无机元素，结果显示不同产地黄精中无机元素的种类基本无差异，但含量差异较大。其中 Cr、Cu、Ni 和 Ga 含量较高，其他无机元素的含量相对较低[252]。

3. 薄层色谱法

薄层色谱法（TLC）通过形成特征斑点来对物质进行定性鉴别，广泛应用于药物、食品和天然产物的定性分析。朱仙慕等使用石油醚（60 ～ 90℃）– 乙酸乙酯 – 甲酸（5：2：0.1）作为展开剂，并喷以 5% 香草醛硫酸溶液。结果发现黄精供试品与对照药材显示出相同颜色的斑点，表明黄精药材的主要成分与对照药材相似[253]。刘建军等以薯蓣皂苷元为对照品，在硅胶 G 薄层板上，以氯仿 – 乙酸乙酯（15：1）为展开剂上行展开，成功建立了黄精药材及其炮制品的薄层色谱鉴别方法。对不同炮制品试验的结果显示斑点清晰，分离度好[254]。易方等也对黄精的"产地加工 – 炮制一体化"进行了薄层色谱研究。发现黄精药材、饮片及不同炮制品主要有 7 个斑点，其中底部起始线有一黑色的斑点，可能为极性较大的多糖成分。不同样品的薄层色谱特征与对照药材及饮片一致[255]。

TLC 的研究表明，经过九蒸九晒处理后，黄精中的单糖含量有所增加，而低聚糖的含量则有所降低[164]。此外，TLC 研究还发现，高压炮制和常压炮制酒黄精饮片中的糖类和氨基酸类成分存在显著变化[256]。使用 TLC 对 12 批不同产地黄精制成的配方颗粒进行定性鉴别，结果显示供试品与对照药材在相同位置上显示出相同颜色的斑点，且斑点清晰、分离效果良好[257]。周培军等发现滇黄精和易混品轮叶黄精的 TLC 在相同位置斑点存在差异，滇黄精有 3 个淡紫色斑点，而轮叶黄精有 2 个淡紫色斑点。这些结果为黄精及其相关产品的质量控制提供了重要的参考依据。

4. 液相色谱法

高效液相色谱法（HPLC）以其高分离效率及高精度的分析特点，成为黄精质量控制的重要手段之一。常亮等通过 HPLC 法对黄精中 4 种糖的含量变化进行了测定，结果显示果糖和葡萄糖的含量随炮制时间的增加而增加，蔗糖含量基本保持不变，而水苏糖则随炮制时间的增加而减少[190]。此外，HPLC 也被用于同时测定黄精中的 5- 羟甲基糠醛、糠醛、射干苷元、芦丁、甘草素、槲皮素和山奈酚等七种化合物[258]。在指纹图谱的应用方面，李松涛等通过 HPLC 法比较分析了山东泰安与河北的黄精指纹图谱，发现两者有显著差异，但相似度均在 0.9 以上[259]。杜泽飞等发现《中国药典》3 种基原黄精的多糖 1- 苯基 -3- 甲基 -5- 吡唑啉酮（PMP）-HPLC 指纹图谱存在差异，3 个物种中均未检测到 D- 甘露糖，L- 鼠李糖和 L- 岩藻糖，但均含有 D- 半乳糖醛酸、D- 氨基葡萄糖、D- 半乳糖、D- 葡萄糖和 D- 木糖。左雅敏等则采用 HPLC 联合一测多评法对黄精药材及其饮片的质量进行了控制。这种方法结合了 HPLC 的高分离效率和一测多评法的多指标评价特点，为黄精的质量控制提供了更全面和准确的方法[260]。

液质联用法（LC-MS）在黄精的质量评价中得到了广泛应用。余亚鸣等利用该技术，根据相对分子量和二级质谱碎片信息，鉴定了黄精中的 17 种化合物结构[261]。另外，姜武等采用 LC-MS 法，在多花黄精样本中共鉴定出 22 种化合物。不同种质多花黄精的柠檬酸、L- 色氨酸、脯氨酸、L- 赖氨酸、组氨酸等差异代谢物含量存在显著差异，红杆种质的含量较高[262]。

超高效液相色谱法（UPLC）亦被广泛应用于黄精的质量控制和鉴别，其在缩短分析时间方面具有明显优势。周宝珍成功建立了不同产地黄精 UPLC 指纹图谱，发现图谱相似度均大于 0.9[263]。此外，杨兴鑫等采用 UPLC-MS 技术对 3 种法定基原黄精的化学成分差异进行了研究，结果显示，正、负离子模式下的 PCA、PLS-DA、OPLS-DA 散点图及 HCA 图均可明显区分三种法定基原黄精[264]。

5. 气相色谱法

挥发性成分是黄精的成分之一。吕杨等通过气相色谱 - 质谱联用（GC-MS）技术，分别从黄精的根和茎中鉴定出 26 种和 37 种化合物，其中相同的挥发油成分有 13 种[265]。吴丽群等利用固相微萃取（SPME）-GC-MS 技术，从福建、河南和贵州产的黄精中分别鉴定出 31 种、35 种和 35 种挥发油成分[266]。此外，陈龙胜等采用 GC-MS 技术发现 9 个不同产地的多花黄精主要含有己醛、莰烯、庚烷等 67 种化合物[267]。

陈光宇等利用 SPME-GC-MS 技术从不同产地的酒制多花黄精中鉴别出 32 种挥发性成分。其中，19 种差异性挥发性成分可以用于区分 8 个产地的产品，这些差异主要表现在芳香成分、氮氧化合物、氨类、烷烃、甲烷和硫化物等气味方面[268]。此外，王赟等也是使用同样方法，从不同生长年限的滇黄精样品中鉴定出了 67 种挥发性成分，包括 16 种酯类、15 种烷烃类、9 种醛类、8 种烯烃类、5 种醇类和 4 种酮类[252]。

6. 毛细管电泳法

鉴于黄精多糖结构的独特性和复杂性，毛细管电泳已被用作一种高效可靠的定性鉴别方法。郭怀忠等采用 PMP 作为单糖的柱前衍生化试剂，利用毛细管电泳法测定了黄精多糖的含量及其单糖组成。实验结果显示，黄精多糖主要由木糖、阿拉伯糖、葡萄糖、鼠李糖、甘露糖、半乳糖、葡萄糖醛酸、半乳糖醛酸等组成。此外，这种方法还被应用于黄精和玉竹的鉴别，且结果准确可靠，具有良好的重现性[269, 270]。

（三）安全性评价

1. 内源性有害物质

黄精的内源性有害物质主要源于加工过程中产生的毒副产物。由于黄精含糖量较高，经长时间高温蒸制后，会产生如糠醛等有害物质。有研究采用水蒸气蒸馏法对多花黄精样品进行炮制，九次蒸晒炮制后，有机酸成为主要成分，然而糠醛类等有害物质的含量在炮制后升高[271]。另外，研究发现不同批次黄精饮片 6 种成分的含量差异较大，其中 5-羟甲基糠醛在黄精药材中多数未检测到或含量极低，但在饮片中最高[272]。马福成等也发现，炮制黄精中的 5-羟甲基糠醛、糠醛含量较生黄精高[258]。因此，如何有效控制内源性有害产物，是现代黄精炮制工艺面临的一个重要问题。

2. 外源性有害物质

（1）重金属和有害元素

中药材的品质与其土壤环境密切相关，土壤中的重金属含量会影响药材品质[273]。研究显示，黄精多糖含量与土壤中的 Zn、Pb 含量呈极显著正相关，与其他元素关系不大；黄精药材中重金属的积累受土壤中同种金属元素的影响，土壤养分含量过高会抑制黄精中重金属的积累[273]。

不同植物组织对重金属的富集能力不同，炮制过程中重金属含量也会改变。对黄精不同部位的研究发现，黄精的须根中 Cr、Cd、Hg 和 As 的含量最高，明显超过根茎部位[274]，存在潜在的质量安全风险。此外，黄精根茎中 5 种重金属的含量从高到低依次为 Cr、Pb、Cd、As 和 Hg；其中根茎的 Pb 含量显著高于其他部位，而种子中未检出 Cr、As，叶子中未检出 As[275]。蒸制次数增加时，重金属和有害元素的浓度也会相应增加，Pb、As、Cd 等 3 种重金属浓度在五蒸五晒时达到最高，随后下降[276]。

对市售黄精的重金属元素和有害元素进行了研究的多位学者发现，中国产区的绝大部分黄精符合标准。陈瑞瑞等采用 ICP-MS 检测了 4 省份 15 个产地的黄精，发现这些地区的黄精中含有的金属元素存在极大的差异，但都符合《中国药典》的标准[277]。涂明锋等使用原子吸收光谱法和原子荧光光度计对广西、四川、江西、安徽和湖南等的多花黄精进行检测，发现不同产地黄精中的 Cu、Pb、Cd、Se 等元素的含量有一定的差异，但都没有超标[278]。方文清等的研究也显示，黄精药材的无机元素 Pb、Cd、As、Hg、Cu 的含量符合《中国药典》中规定的限量值[279]。

（2）农药残留

农药残留是影响中药材质量安全的另一个重要因素。徐雨生等使用气相色谱法检测中国 46 个地区的 53 份黄精样品中的 11 种有机氯农药残留含量，结果显示所有样品的农药残留含量均符合安全限量，没有发现超标情况，这表明中国不同地区中药材黄精的有机氯农药残留符合食用药用标准[280]。另外，罗长琴采用 GC-MS 法对 52 份野生黄精的根茎、须根、叶子和种子中的 27 种农药进行检测，结果显示渝东北地区的所有野生黄精样品中 27 种农药均未被检出[275]。这些研究表明，中药材黄精中的农药残留得到了有效控制。

三、黄精品质的影响因素

（一）种质因素

黄精品质受多种因素的影响，其中之一为种质。大量研究表明黄精种质存在丰富的遗传多样性。高韵等研究显示，黄精的有效成分在三种法定基原植物中存在显著差异，其中滇黄精中甾体皂苷类成分最为丰富，而黄精和多花黄精中皂苷含量较低[281]。对 13 个不同种质黄精的评价表明，尽管单糖组成相同，但摩尔比均不相同，多糖含量也存在明显差异[56]。对不同种源多花黄精的研究显示，除根茎长度外，不同种源在株高、地径等农艺性状以及根茎多糖含量上均表现出显著或极显著的差异。浙江、湖北、安徽等地的 17 个不同种源野生多花黄精的产量、皂苷和多糖含量均存在显著差异；浙江庆元、安徽青阳、浙江莲都、浙江安吉等地的种源被认为是丰产型优良种源，种植 2 年增产率均超过 150%；而浙江磐安、浙江景宁、安徽青阳等地的种源则被归为多糖优质型种源，多糖含量均超过 30%；浙江莲都、浙江青田、浙江景宁等地的种源为皂苷优质型种源，其皂苷含量分别为 6.26%、5.40%、5.27%；浙江景宁、安徽青阳等地的种源被认为是多糖和产量兼优的综合型优良种源[282]。黄精的种质是影响黄精品质的重要因素之一，而优良的种质则是生产高质量产品的基础。在黄精栽培生产过程中，应当科学合理地选择适宜的种源以保障产品质量。

（二）产地因素

黄精的品质受多种生长环境因素的综合影响，包括气候、光照、温度、氧气含量和水分等。研究发现，活动积温与多糖质量分数呈极显著负相关，适宜的低温有助于多糖的积累[283]。章小雨等的研究也发现不同产地的多花黄精的多糖和黄酮含量存在显著差异，其中安徽金寨多糖含量最高，达 19.84%，而湖南安化多糖含量最低，为 7.07%。安徽歙县的黄精总黄酮含量最低为 0.84mg/g，而浙江武义总黄酮含量最高为 3.88mg/g[284]。另一项研究表明，降雨量和日照时数通过有效积温的间接作用能显著提高多花黄精根茎产量[285]。在有效积温为 6587.10℃、年降雨量 1501.80mm、年日照时数 1364.61h 的条件下，林下种植的多花黄精第二年根茎产量能增加 1.02 倍。影响其生长的主要环境因子包括 11 月、3 月、2 月、4 月、5 月和 10 月的月降水量，最湿月降水量，年均温变化范围和土壤类型[81]。姚馨等的研究指出，最冷月最低温度、7 月最低温度、5 ～ 8 月太阳辐射、最干月降水量、4 月和 9 ～ 11 月平均降水量是限制滇黄精分布的主要气候变量[79]。总的来说，产地和生境、土壤 pH 及重金属含量、不同种植模式、降雨量、年日照时数、施肥种类等因素均会影响黄精的品质。在规范化种植过程中，应结合黄精的生态适宜分布区进行科学布局。

（三）采收时间

黄精的采收时间对其活性成分和品质有影响，选择最佳采收时间对保证品质和功效至关重要。古代本草著作中没有记载黄精的采收年限。现在认为野生黄精在 5 年后可供药用，而栽培的 3 ～ 4 年即可采挖，《药材学》中提到 "5 年后，根茎有五六节时可供药用"；《中国药材学》中提到 "栽培的于种后 3 ～ 4 年采收"。宋代及以前的本草著作认为春季是黄精的采收季节，《名医别录》中有记载 "二月采根，阴干"；《本草图经》中提到

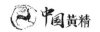

"隋·羊公服黄精法云：二月、三月采根，入地八、九寸为上"[286]；《千金翼方》中提到"二月采根阴干"[287]。

姜武等的研究指出，浙江产多花黄精在不同月份的折干率和多糖含量存在明显差异。其中，9月收获的茎节多糖含量最高，11月收获的茎节总糖含量最高，折干率在11月至次年1月间最高。此外，2年生和3年生的茎节折干率和醇溶性浸出物明显高于其他年份的茎节，其中3年生的茎节多糖和总糖含量最高。综合考虑，浙江地区多花黄精的最适宜采收期是从9月至翌年1月，而根茎繁殖的最佳采收年限是3年[288]。孙乐明等研究进一步指出，生长年限和采收期对多花黄精的多糖含量积累有显著影响，12月中旬采收的多花黄精在综合品质上较为优异[143]。同时，张普照等研究发现，黄精1、2、3年时多糖含量较高，水提取物的量在11月份达到急剧增长的峰值，11月后维持稳定，而醇提物的量则在7月份出现急剧增长，随后缓慢上升，9月份达到最高，之后缓慢下降，直至12月份趋于稳定[289]。此外，陈恰等的研究显示，黄酮含量以2年龄节最高，而灰分则以2年龄节最低[290]。

此外，潘德芳等对安徽九华山地区不同年份产的黄精的多糖含量进行测定发现，随着种植年限的增加，多糖含量呈现上升趋势。其中1年生的黄精中多糖含量最低，为13.02%，9年生的多糖含量最高，达18.44%，10年生多糖含量下降至15.64%[291]。另外，吴康靖等测定了不同栽培模式下的4年生黄精根茎、茎和叶中多糖、黄酮和总酚含量，发现根茎中的多糖和黄酮含量变化规律相似，都在8月达到最高值，而总酚主要位于叶片中，呈V形变化趋势。最终确定4年生黄精最佳采收期为8月中下旬[292]。刘彦东等测定不同生长期的黄精中5种活性化学成分含量，发现随着生长周期的增长，黄精腺苷、人参皂苷 Rb_1、β-谷甾醇、香草酸和甘草素含量呈先升高后降低的趋势。其中，4年生的黄精中5种活性化学成分含量最高。总的来说，以上研究强调了黄精的采收时间对其品质和药效的影响，为黄精的合理采收提供了科学依据[293]。

（四）加工方式

黄精的初加工方法包括蒸晒、炮制、真空冷冻干燥和发酵等。南北朝时期记载黄精的加工有2种，一为阴干，二为蒸后切片晒干。《名医别录》记载"二月采根，阴干"[294]。《雷公炮炙论》记载"凡采得，以溪水洗净后蒸，从巳至子，刀切薄片曝干用"，该书特地注明了蒸制时间较长，达14小时，再取出切薄片晒干[295]。

晋代以来至明清时期，多记载黄精宜九蒸九晒。《抱朴子》载"仙家称名黄精，俗呼为野生姜，洗净九蒸九暴粮，可过凶年"[234]。宋《开宝本草》载"别本注云：今人服用，以九蒸九曝为胜，而云阴干者，恐为烂坏"，认为阴干容易导致烂坏，宜采用九蒸九晒为佳[296]。《本草原始》载："先以溪水洗净，用木甑釜内安置得所，入黄精令满，密盖，蒸至气溜，曝之。如此九蒸九曝。饵之若生，则刺人咽喉。""饵之若生，则刺人咽喉"[226]。说明已经认识到生黄精对咽喉具有一定的刺激性，不宜生用。其后本草著作均载以九蒸九晒，如《本草从新》"去须，九蒸九晒用"[147]；《本草求真》中提到"九蒸九晒用"[297]。当代国医大师金世元先生介绍，黄精采收后洗净，蒸至透心，晒干，如此重复操作多次，经九蒸九晒得到熟黄精[229]。

研究表明，蒸晒次数的增加会导致黄精多糖含量逐渐下降，而总黄酮和总酚的含量随着炮制时间的增加而升高，通常在第 7 次达到最高值[165, 288]。另一方面，薯蓣皂苷的含量随着炮制时间的增加而逐渐降低，从第 6 次开始基本稳定[199]。九蒸九晒时，从生粉到三蒸三晒过程中，多糖含量下降最为显著，之后下降幅度减小[277]。随着蒸制次数的增多，黄精的外观颜色从浅黄变为乌黑，气味由微香变为浓香；水提液的 pH 逐渐降低，干物质体质量先下降后趋于平缓，而 5- 羟甲基糠醛含量呈上升趋势[298]，甘露糖的含量相对减少，葡萄糖的含量先减少后增加，半乳糖和阿拉伯糖的含量相对增加，蒸制后黄精多糖的抗氧化活性高于蒸制前[167]，蒽醌类化合物含量呈下降趋势，而总皂苷含量呈现出先上升后趋于稳定的变化[299]。此外，不同辅料炮制的黄精具有不同的功能。研究表明，熟地黄精和九制黄精对降糖效果最佳，而枸杞黄精的效果最差；九制黄精降脂效果最佳，而枸杞黄精效果最差[300]。在干燥方法方面，真空冷冻干燥处理的黄精厚片在色泽保护、维生素 C含量、总酚含量、还原糖含量、总糖含量、超氧化物歧化酶活性及 1,1- 二苯基 -2- 三硝基苯肼清除率等方面均优于自然干燥、热风干燥、热泵干燥和变温压差膨化干燥处理[301]。此外，研究发现发酵加工相较于传统加工法可以提高黄精的抗氧化活性，并降低其刺激性。发酵后，总多糖含量减少，鼠李糖含量显著增加，岩藻糖等组分含量成倍增加，而甘露糖、半乳糖等含量减少，各单糖间的比例也发生变化[179]。

综上，黄精的初加工方法、蒸制次数、炮制辅料等因素都对其药用品质产生显著影响。在黄精的生产和应用中，需要仔细选择合适的处理方法以确保其品质和功能。

（五）栽培因素

不同的栽培方式会对黄精药材的品质产生影响。苏为耿等通过测定大田和林下两种模式下不同种植年限的产量、浸出物及多糖含量，发现 5 年生的产量无论在大田模式还是林下模式下均达到最高水平。此外，大田模式的产量高于林下模式，但多糖含量低于林下模式[302]。在另一项研究中，王占红等指出土壤中的氮、磷、钾三种元素均能提高黄精多糖含量，促进黄精株高的增加。具体而言，氮磷钾配施效果最佳，而单施氮、单施磷或单施钾的效果递减。对多糖含量的影响程度为氮＞钾＞磷，而氮和钾配施对黄精多糖的积累最为有利。此外，氮和钾的单独施用可增加黄精总皂苷含量，而磷单独施用则降低了总皂苷含量。总体而言，氮、钾配施对黄精总皂苷含量的增加效果最为显著[303]。氮、磷、钾肥的配施也能显著提高多花黄精的产量、根茎多糖和皂苷含量。在一定施肥范围内，多花黄精的产量、多糖和皂苷含量随施肥量增加呈先上升后下降趋势。在多花黄精产量和多糖含量方面，氮肥的影响最为显著，其次是磷肥，而钾肥影响最小。在皂苷含量方面，氮肥影响最为显著，其次是钾肥，而磷肥影响最小[304]。吴康靖通过测定不同栽培模式下4年生黄精在不同时期的多糖、黄酮、总酚和薯蓣皂苷元的含量，探讨了其成分积累规律和最佳采收期。研究发现，在两种种植模式下，4年生黄精中主要化学成分的积累趋势一致，但各成分含量存在差异[292]。以上揭示了不同栽培方式对黄精产量和化学成分的影响，为优化种植管理提供了参考。

（六）商品规格

商品规格对药材的质量有一定影响。传统认为黄精味苦者不可药用。《中国药典》1963年版，以块大、色黄、断面透明、质润泽，习称"冰糖渣"者为佳。《中国药典》1977年版，修改为"块大、肥润、色黄、断面半透明者为佳"。《中国常用中药材》做了进一步细化："商品不分等级，通常要求货干、色黄、油润、个大、沉重以及肉实饱满，体质柔软，并且无霉变和干僵皮。"1995年出版的《中药材商品规格质量鉴别》认为黄精以个大，肥厚，体重质坚实而柔软；生黄精以表面棕黄色，断面黄白色，糖性足；熟黄精以个大，肥厚蒸透至内外乌黑色，质柔润，气香，味纯甜不刺喉者为佳。瘦弱，糖性少，色暗者为差次。"目前市场上的黄精按大小、色泽和质地等分为选货和统货两大类，选货中又可划分为一、二、三等级"。

1. 滇黄精

选货：呈肥厚肉质的结节块状，表面淡黄色至黄棕色，具环节，有皱纹及须根痕，结节上侧茎痕呈圆盘状，圆周凹入，中部突出。质硬而韧，不易折断，断面角质，淡黄色至黄棕色，有多数淡黄色筋脉小点，气微，味甜，嚼之有黏性。一等品：每千克≤25头；二等品：每千克25～80头；三等品：每千克≥80头。

统货：结节呈肥厚肉质块状，不分大小。

2. 黄精

选货：呈结节状弯柱形，结节略呈圆锥形，头大尾细，形似鸡头，常有分枝；表面黄白色或灰黄色，半透明，有纵皱纹，茎痕圆形。一等品：每千克≤ 75 头；二等品：每千克 75 ～ 150 头；三等品：每千克≥ 150 头。

统货：结节略呈圆锥形，长短不一，不分大小。

3. 多花黄精

选货：呈长条结节块状，分枝粗短，形似生姜，长短不等，常数个块状结节相连。表面灰黄色或黄褐色，粗糙，结节上侧有突出的圆盘状茎痕。一等品：每千克≤ 110 头；二等品：每千克 110 ～ 210 头；三等品：每千克≥ 210 头。

统货：结节呈长条块状，长短不等，不分大小。

总体而言，黄精的品质评价是一个复杂的问题，主要涉及黄精的真实性、有效性和安全性等方面。目前，该领域已经取得显著进展，但仍然存在一些不足之处。为进一步提高黄精的品质评价水平，需要对其质控指标进行更加深入的研究和探索，并结合药效评价，以便更全面地开展黄精的质量评价。

第六章　黄精的化学成分

20 世纪 20 年代，中尾万三氏发现黄精的乙醚提取物会发生生物碱反应，这是关于黄精属植物化学成分研究的最早报道。自 20 世纪 80 年代起，国内外学者对黄精的化学成分进行了广泛研究，目前从黄精中分离并确定的化学成分主要有皂苷类、多糖类、黄酮类、生物碱类、苯丙素类和氨基酸等。

一、化学成分

（一）皂苷类

黄精中皂苷类成分主要包括甾体皂苷和三萜皂苷[289]。

甾体皂苷由甾体皂苷元和糖缩合而成，是黄精属植物的特征性成分，也是主要活性成分之一。迄今为止，从黄精、多花黄精和滇黄精中共分离到 119 个甾体皂苷类化合物[305]，按其苷元骨架类型的不同，可分为螺甾烷醇型、异螺甾烷醇型和呋甾烷醇型等多种，其中螺甾烷醇型和异螺甾烷醇型是黄精甾体皂苷类成分中的主要类型。螺甾烷醇型 C-25 为 S 构型，甲基处于直立键，异螺甾烷醇型 C-25 为 R 型，甲基位于平伏键，其化学性质较稳定，存在较多。螺甾烷醇和异螺甾烷醇型苷元是其他苷元的前体，即其他苷元均是由这两种类型衍生而来。螺甾烷醇型皂苷大多为单糖链皂苷，糖基大多连在苷元的 C-3 位，少数在 F 环的 C-23、C-24 或 C-27 位上连有糖基，形成双糖链皂苷，如化合物 25 和 26。C-3 位的糖链由多种糖基以不同的连接方式组成。常见的糖基有葡萄糖、半乳糖、阿拉伯糖、鼠李糖、岩藻糖和木糖，其结构也是形成黄精属植物甾体皂苷分子多样性的重要因素[306-308]。

三萜皂苷是黄精的另一类重要化学成分。目前已从黄精和滇黄精中分离到 12 个三萜皂苷成分，包括 7 个齐墩果烷型三萜皂苷、2 个乌苏酸型三萜皂苷和 3 个达玛烷型三萜皂苷，然而，在多花黄精中尚未分离到三萜皂苷类成分[305, 308]。

（二）多糖类

多糖是黄精的主要成分。目前，从黄精中分离得到的均一多糖的相对分子质量主要分布范围为 $1.80 \times 10^3 \sim 6.28 \times 10^5$；从滇黄精中分离得到的均一多糖相对分子质量的分布范围为 $1.40 \times 10^3 \sim 1.79 \times 10^5$；而从多花黄精中分离得到的均一多糖相对分子质量的主要分布范围为 $2.09 \times 10^3 \sim 4.26 \times 10^4$。黄精多糖的单糖组成种类丰富，但主要以 Gal 和 Man 为主，此外还含有少量的 Glc、Ara、Rha、Xyl、Rib、Glca、Gala 等。目前大部分黄精多糖的结构解析主要是对单糖组成和糖苷键构型测定，少部分报道了完整的糖链重复单位结构。黄精和多花黄精多糖的一级结构已有报道，而滇黄精多糖的一级结构研究较少。张娇等从黄精的根茎中提取分离得到多糖 PSW-1a、PSW-1b-2、PSB-2A、PSB-1B、PSW-3A-1、PSW-2A-1、PSW-4A、PSW-5B 和 PSW-1B-b。其中，PSW-1a 为半乳甘露聚糖，PSW-1b-2 为高聚半乳糖，PSB-2A 和 PSB-1B 为中性多糖，PSW-2A-1 和 PSW-3A-1 为酸性多糖，PSW-4A 和 PSW-5B 为糖蛋白，PSW-1B-b 为中性半乳糖[307]。王聪从多花黄精中分离纯化得到多糖 PCPs-1、PCPs-2、PCPs-3，其中 PCPs-1、PCPs-2 均由葡萄糖和半乳糖组成，PCPs-3 主要含有半乳糖[309]。吴群绒等首次从滇黄精中提取分离得到一种由约 50 个葡萄糖单元组成的中性多糖，称为黄精多糖 I，它主要以 $\alpha-$（$1 \rightarrow 4$）糖苷键链接，且在 $6-O$ 上有少量的短支链[310]。不同物种的黄精多糖含量存在显著差异，已有报道显示，黄精的多糖含量在 $4.07\% \sim 12.36\%$ 范围内；多花黄精多糖含量为 $2.23\% \sim 14.09\%$，滇黄精多糖含量为 $3.12\% \sim 7.26\%$[306]。

（三）黄酮类

黄酮类是一类以 2- 苯基色原酮为基本母核，且 3 位上无含氧基团取代的化合物，具有抗菌、抗病毒、抗肿瘤等作用[311]。目前，从黄精、多花黄精和滇黄精中共分离到 20 个黄酮类化合物。其中，黄精中有 10 个，滇黄精中有 9 个，多花黄精中有 1 个。这些黄酮类化合物主要以高异黄酮亚类为主，目前共有 8 个高异黄酮亚类化合物被分离鉴定。高异黄酮亚类成分作为黄精属植物的另一特征性成分，其母核结构仅比异黄酮多一个碳原子，在自然界中分布较少，只存在于少数植物中[308]。此外，还有 4 个异黄酮亚类、2 个查耳酮亚类、2 个二氢黄酮亚类、1 个紫檀烷亚类和 3 个黄酮亚类被分离鉴定[305, 308]。

（四）生物碱

生物碱是一类含氮有机化合物，其主要来源于植物界。在黄精属植物中生物碱含量较低，主要类型包括 $\beta-$ 咔啉类、吲哚嗪类及酪胺类等[312]。目前从黄精、多花黄精和滇黄精中分离得到 20 个生物碱，其中，黄精中有 1 个，多花黄精和滇黄精中各有 4 个[305]。

（五）苯丙素类

苯丙素类是指其基本母核有一个或几个 C_6-C_3 单元的天然有机化合物类群，包括简单苯丙素类、香豆素类及木脂素类等，是一类广泛存在于中药中的天然产物，具有抗肿瘤、抗病毒、抗氧化、保肝等作用[311]。迄今为止，从黄精和多花黄精中共分离到 15 个苯丙素类成分，其中，黄精中 7 个，多花黄精中 8 个，其类型包括简单苯丙素、木脂素和木脂素苷等[312]，尚未在滇黄精中分离到苯丙素类。

（六）挥发油

挥发油是存在于植物中的一类具有芳香气味的挥发性油状成分，可通过水蒸气蒸馏提取，其与水不相溶[313]。近年来，随着分离分析技术的发展，研究者们从黄精的根、茎、叶等部位分离到多种挥发油成分。王进等采用水蒸气蒸馏 – 气质联用法（SD-D-GC-MS）从黄精中鉴定出 51 种挥发油，主要有酸类（26.32%）、烯烃（25.83%）、烷烃（9.73%）、醛类（5.83%）、醇类（1.09%）和酯类（0.66%）；又通过吹扫捕集 – 热脱附气质联用法（P&T-TD-D-GC-MS）鉴定出 11 种挥发性成分，主要有芳香烃（28.69%）、烯烃（23.25%）、醛类（10.09%）和烷烃（8.99%）[223]。吕杨等从鲜黄精根挥发油成分中共鉴定出 26 种化合物，占挥发油相对含量的 90.87%，还从鲜黄精茎挥发油成分中鉴定出 37 种化合物，占挥发油相对含量的 94.58%；黄精根部和茎部挥发油的化学成分及其相对含量有较大差异[265]。宋歌等采用同时蒸馏萃取法和超临界 CO_2 萃取法提取黄精叶片中挥发油，通过气相色谱 – 质谱联用法分析挥发油成分。结果显示蒸馏萃取法提取的挥发油共检测出 12 类 26 种化合物，主要成分为呋喃、酸和酚类化合物；超临界 CO_2 萃取法提取的挥发油共检测到 9 类 19 种化合物，主要成分为酸和醇类化合物[314]。余红等从多花黄精根茎中鉴定出 16 种化合物，占总挥发油的 95.97%[315]。

（七）氨基酸及无机元素

黄精含有多种氨基酸，主要有门冬氨酸、缬氨酸、赖氨酸等 18 种，其中包括 8 种必需氨基酸和 10 种非必需氨基酸[248]。黄精总氨基酸为 1626.67μg/g，游离氨基酸总量为 256.67μg/g，其中苏氨酸和丙氨酸较为丰富[316]。黄精根茎及须根中尤其富含谷氨酸（分别为 1.55%、2.21%），而胱氨酸、半胱氨酸、色氨酸和鸟氨酸未被检测到，高含量的谷氨酸暗示黄精的根茎及须根可能具有安神健脑的功效。多花黄精的根茎及须根中含有 16 种氨基酸，测定结果表明，根茎中氨基酸总量为 8.92%，须根为 9.61%，其中必需氨基酸在根茎中的含量为 3.52%，须根为 3.58%，须根略高于根茎[317]。

黄精的根茎和须根含有 18 种无机元素，包括 K、Fe、Mg、Ba、Cu、Mn、Bi、Na、Al、Ca、Ge、P、Zn、Sr、As、Hg、Pb、Cd。其中，Mn、Sr、Ge 的含量较高与黄精的抗衰老作用有关。丰富的磷含量表明黄精的根茎和须根具有安神健脑的作用。Zn、Cu 的含量和比例与黄精的健脾胃及治疗虚证有关。须根中的 Sr、Ge、P、Ca、Na 等元素含量均比根茎高，表明须根具有较强的抗衰老、防癌及安神健脑作用[317]。冉金凤等分析了黄精中 15 种无机元素的含量，包括 Pb、As、V、Cr、Co、Ni、Se、Cd、Mn、Zn、Cu、Fe、Sr、Mo、Hg。结果显示 Fe、Mn、Zn、Sr 的含量相对较高，其中 Fe 的含量为 23.4 ～ 583.8mg/kg，Mn 的含量为 8.2 ～ 258.8mg/kg，Zn 的含量为 7.5 ～ 81.4mg/kg，Sr 的含量为 10.0 ～ 47.8mg/kg。5 种重金属元素 Pb、Cd、As、Hg、Cu 的含量都未超标，Cu 的平均含量为 3.8mg/kg[318]。对黄精中 15 种稀土元素的分析结果显示黄精中 Ce、La、Nd 含量相对较高，其中 Ce 含量最高为 53.0 ～ 2005μg/kg[319]。

（八）其他成分

除上述外，黄精中还分离到植物甾醇、烷基糖苷类、脂肪酸和凝集素等成分。植物甾醇主要有 β– 谷甾醇、棕榈酸 3β 谷甾醇酯、胡萝卜苷和（22S）cholest–5–ene–1β，3β，16β，22–tetrol 1–O–α–l–rhamnopyranosyl116–O–β–D–glucopyranoside。烷基糖苷类成分主要有正丁基 –β-D- 呋喃果糖苷、正丁基 -β-D- 吡喃果糖苷和正丁基 –α-D- 呋喃果糖等。脂肪酸主要有 19 碳烯脂肪酸、18 碳烯脂肪酸和顺丁烯酰胺酸等。凝集素主要为黄精凝集素 Ⅱ（PCLⅡ）。此外，在多花黄精中还分离到多种蒽醌类化合物[320]，黄精中分离到多种苯醌类化合物[321]，从台湾黄精 $P.$ $alte$-$lobatum$ 的根茎分离到两个新的 1，4– 苯醌同系物，命名为黄精醌 A 和 B[322]。

黄精中分离得到的化学成分见表 6–1，化学结构见图 6–1。

表 6-1　黄精、多花黄精和滇黄精中分离到的化学成分

NO.	化合物名称	取代基	来源	部位
	甾体皂苷类			
1	（25S）-Spirost-5-en-12-one-3-O-β-D-glucopyranosl-（1→2）-β-D-glucopyranosl-（1→3）-β-D-glucopyranosl-（1→4）-β-D-galactopyranoside	$R_1=S_9$， $R_2=R_4=R_5=R_6=R_7=H$，$R_3=O$	PC	根茎
2	（3β，25RS）-Spirost-5-en-12-one-3-[（O-β-D-glucopyranosyl-（1→2）-O-[β-D-glucopy-ranosyl-（1→3）]-O-β-D-xylopyranosyl-（1→4）-β-D-galactopyranosyl-oxy]	$R_1=S_{20}$， $R_2=R_4=R_5=R_6=R_7=H$，$R_3=O$	PC	根茎
3	（25RS）-Spirostan-5-en-12-one-3-O-D-glucopyranosyl-（1→2）-O-[β-D-xylopyranosyl（1→3）-O-β-D-glucopyranosyl（1→4）-β-D-galactopyranoside	$R_1=S_6$， $R_2=R_4=R_5=R_6=R_7=H$，$R_3=O$	PC	根茎
4	（25S）-Spirost-5-en-3β-ol-3-O-β-D-glucopyranosyl（1→4）-β-D-galactopyranoside	$R_1=S_4$， $R_2=R_3=R_4=R_5=R_6=R_7=H$	PS	根茎
5	（25S）-Spirost-5-en-3β-ol-3-O-β-D-glucopyranosyl（1→4）-β-D-pyranofucosides	$R_1=S_1$， $R_2=R_3=R_4=R_5=R_6=R_7=H$	PS	根茎
6	（25RS）-Spirost-5-en-3β，12β-diol-3-O-β-D-glucopyranosyl（1→4）-β-D-fucosopyranoside	$R_1=S_1$， $R_2=R_4=R_5=R_6=R_7=H$， $R_3=OH$	PS	根茎
7	薯蓣皂苷元	$R_1=R_2=R_3=R_4=R_5=R_6=R_7=H$	PC/PS	根茎
8	雅姆皂苷元	$R_1=R_2=R_3=R_4=R_5=R_6=R_7=H$	PS/PK	根茎
9	地索苷	$R_1=glc$， $R_2=R_3=R_4=R_5=R_6=R_7=H$	PS	根茎
10	Neoprazerigenin A 3-O-β-ycotetraoside	$R_1=S_6$， $R_2=R_3=R_4=R_6=R_7=H$， $R_4=OH$	PS	根茎
11	新西伯利亚蓼苷 A	$R_1=S_2$，$R_2=OAc$， $R_3=R_4=R_5=H$，$R_6=R_7=OH$	PS	根茎
12	新西伯利亚蓼苷 B	$R_1=S_6$，$R_2=OAc$， $R_3=R_4=R_5=R_6=R_7=H$	PS	根茎
13	新西伯利亚蓼苷 C	$R_1=S_6$，$R_2=R_3=R_4=R_6=R_7=H$	PS	根茎

NO.	化合物名称	取代基	来源	部位
14	新西伯利亚蓼苷 D	$R_1=S_5$，$R_2=R_3=R_4=R_6=R_7=H$（$25R$，S）	PS	根茎
15	（$25S$）-Pratioside D_1	$R_1=S_4$，$R_2=R_4=R_5=R_6=R_7=H$，$R_3=O$	PK	根茎
16	螺甾烯醇酮	$R_1=R_2=R_4=R_5=R_6=R_7=H$，$R_3=O$	PC	根茎
17	静特诺皂苷元	$R_1=R_2=R_4=R_5=R_6=R_7=H$，$R_3=O$	PC/PK	根茎
18	（$25S$）- 滇黄精苷 A	$R_1=S_4$，$R_2=R_4=R_5=R_6=R_7=H$，$R_3=O$	PK	根茎
19	滇黄精苷 H	$R_1=S_4$，$R_2=R_4=R_5=R_6=H$，$R_3=O$，$R_7=OH$	PK	根茎
20	滇黄精苷 J	$R_1=S_4$，$R_2=R_4=R_5=R_7=H$，$R_3=O$，$R_6=OH$	PK	根茎
21	滇黄精苷 B	$R_1=S_1$，$R_2=R_4=R_5=R_6=R_7=H$，$R_3=O$	PK	根茎
22	滇黄精苷 I	$R_1=S_5$，$R_2=R_4=R_5=R_6=H$，$R_3=O$，$R_7=OH$	PK	根茎
23	滇黄精苷 K	$R_1=S_{17}$	PK	根茎
24	Sibiricogenin 3-O-β-lycotetraoside	$R_1=S_6$，$R_2=R_3=R_5=R_7=H$，$R_4=R_6=OH$	PS	根茎
25	黄精皂苷元	$R_1=R_4=R_5=R_6=R_7=H$，$R_2=R_3=OH$	PS	根茎
26	黄精皂苷 C	$R_1=$-Ara，$R_4=R_5=R_6=R_7=H$，$R_2=R_3=OH$	PS	根茎
27	黄精皂苷 D	$R_1=$-Fuc，$R_4=R_5=R_6=R_7=H$，$R_2=R_3=OH$	PS	根茎
28	黄精皂苷 E	$R_1=S_1$，$R_4=R_5=R_6=R_7=H$，$R_2=R_3=OH$	PS	根茎
29	黄精皂苷 F	$R_1=S_4$，$R_4=R_5=R_6=R_7=H$，$R_2=R_3=OH$	PS	根茎
30	黄精皂苷 G	$R_1=S_2$，$R_4=R_5=R_6=R_7=H$，$R_2=R_3=OH$	PS	根茎

续表

NO.	化合物名称	取代基	来源	部位
31	黄精皂苷 H	$R_1=S_5$，$R_4=R_5=R_6=R_7=H$，$R_2=R_3=OH$	PS	根茎
32	黄精皂苷 I	$R_1=S_3$，$R_2=R_3=R_6=OH$，$R_4=R_5=R_7=H$	PS	根茎
33	黄精皂苷 J	$R_1=S_1$，$R_2=R_3=R_6=OH$，$R_4=R_5=R_7=H$	PS	根茎
34	黄精皂苷 K	$R_1=S_4$，$R_2=R_3=R_6=OH$，$R_4=R_5=R_7=H$	PS	根茎
35	黄精皂苷 L	$R_1=S_4$，$R_2=R_3=R_5=R_6=OH$，$R_4=R_7=H$	PS	根茎
36	黄精皂苷 M	$R_1=S_1$，$R_2=R_3=R_6=R_7=OH$，$R_4=R_5=H$	PS	根茎
37	黄精皂苷 N	$R_1=S_1$，$R_2=R_3=R_6=OH$，$R_4=R_5=H$，$R_7=OGlc$	PS	根茎
38	黄精皂苷 O	$R_1=S_1$，$R_2=R_3=OH$，$R_4=R_5=R_6=H$，$R_7=OGlc$	PS	根茎
39	Spirost-5-en-3β，14α-diol-3-O-β-D-glucopyranosyl-（1→2）-［β-D-xylopyranosyl-（1→3）］-β-D-glucopyranosyl-（1→4）-β-D-galactopyranoside	$R_1=S_6$，$R_2=R_3=R_5=R_6=R_7=H$，$R_4=OH$（$25R$，S）	PS	根茎
40	Spirost-5-en-3β-ol-3-O-β-D-glucopyranosyl-（1→2）-［β-D-xylopyranosyl-（1→3）］-β-D-glucopyranosyl-（1→4）-β-D-galactopyranoside（PO-2）	$R_1=S_6$，$R_2=R_3=R_4=R_5=R_6=R_7=H$（$25R$，$S$）	PS	根茎
41	（25RS）-Spirost-5-en-3β，12β-diol-3-O-β-D-glucopyranosyl（1→4）-β-D-galactopyranoside	$R_1=S_4$，$R_2=R_3=R_5=R_6=R_7=H$，$R_3=OH$	PS	根茎
42	3-O-β-D-glucopyranosyl（1→4）-［α-L-rhamnopyranosyl-（1→2）］-β-D-glucopyranosyl-diosgenin（PO-3）	$R_1=S_{12}$，$R_2=R_3=R_4=R_5=R_6=R_7$	PS	根茎
43	3-O-β-D-glucopyranosyl（1→4）-［α-L-rhamnopyranosyl（1→2）］-β-D-glucopyranoside-diosgenin	$R_1=S_{12}$，$R_2=R_3=R_4=R_5=R_6=R_7$	PS	根茎

NO.	化合物名称	取代基	来源	部位
44	3-O-α-L-Rhamnopyranosyl（1→4）-［α-L-rhamnopyranosyl-（1→2）］-β-D-glucopyranosyl-diosgenin	$R_1=S_{15}$，$R_2=R_3=R_4=R_5=R_6=R_7=H$	PS	根茎
45	3-O-β-D-α-L-rhamnopyranosyl（1→4）-［α-L-rhamnopyranosyl（1→2）］-β-D-glucopy-ranoside-diosgenin	$R_1=S_{15}$，$R_2=R_3=R_4=R_5=R_6=R_7=H$	PS	根茎
46	3-O-β-D-glucopyranosyl（1→3）-β-D-glucopyranosyl（1→4）-［α-L-rhamnopyranosyl（1→2）］-β-D-glucopyranosyl-diosgenin	$R_1=S_{13}$，$R_2=R_3=R_4=R_5=R_6=R_7=H$	PS	根茎
47	（25R）-Spirost-5-en-12-one-3-O-β-D-glucopyranosyl-（1→2）-β-D-glucopyranosyl-（1→3）-β-D-glucopyranosyl-（1→4）-β-D-galactopyranoside	$R_1=S_9$，$R_2=R_4=R_5=R_6=R_7=H$，$R_3=O$	PC	根茎
48	Spirost-5-en-12-one-3-O-β-D-glucopyranosyl-（1→2）-β-D-xylopyranosyl-（1→3）-β-D-glucopyranosyl-（1→4）-β-D-galactopyranoside	$R_1=S_6$，$R_2=R_4=R_5=R_6=R_7=H$，$R_3=O$（25R，S）	PC	根茎
49	3-Hydroxyspirost-5-en-12-one	$R_1=R_2=R_4=R_5=R_6=R_7=H$，$R_3=O$（25$R$，$S$）	PC	根茎
50	黄精糖苷 B	$R_1=S_6$，$R_2=R_3=R_5=R_7=H$，$R_4=R_6=OH$	PK	根茎
51	地索苷 C	$R_1=S_4$，$R_2=R_3=R_4=R_5=R_6=R_7=H$	PK	根茎
52	（25R）-滇黄精苷 G（25R）-Kingianosideg	$R_1=S_5$，$R_2=R_4=R_5=R_7=H$，$R_3=O$，$R_6=OH$	PK	根茎
53	Pratioside D$_1$	$R_1=S_5$，$R_2=R_4=R_5=R_6=R_7=H$，$R_3=O$	PK	根茎
54	（25R）-Spirost-5-en-3β，17α-diol-3-O-α-L-rhamnopyranosyl-（1→4）-α-L-rhamnopyranosyl-（1→4）-［α-L-rhamnopyranosyl-（1→2）］-β-D-glucopyranoside	$R_1=S_{16}$，$R_2=R_4=R_6=R_7=H$，$R_3=O$，$R_5=OH$	PK	根茎
55	（25R）-Spirost-5-en-3β，17α-diol-3-O-β-D-glucopyranosyl-（1→3）-［α-L-rhamnopyranosyl-（1→2）］-β-D-glucopyranoside	$R_1=S_{19}$，$R_2=R_4=R_6=R_7=H$，$R_3=O$，$R_5=OH$	PK	根茎

NO.	化合物名称	取代基	来源	部位
56	Polygonatoside C$_1$	R$_1$=S$_{17}$, R$_2$=R$_3$=R$_4$=R$_6$=R$_7$=H, R$_5$=OH	PK	根茎
57	麦冬皂苷 C	R$_1$=S$_{11}$, R$_2$=R$_4$=R$_5$=R$_6$=R$_7$=H, R$_3$=O	PK	根茎
58	纤细薯蓣皂苷	R$_1$=S$_{18}$, R$_2$=R$_3$=R$_4$=R$_5$=R$_6$=R$_7$=H	PK	根茎
59	薯蓣皂苷	R$_1$=S$_{15}$, R$_2$=R$_3$=R$_4$=R$_5$=R$_6$=R$_7$=H	PK	根茎
60	皂苷 Tb	R$_1$=S$_{11}$, R$_2$=R$_3$=R$_4$=R$_6$=R$_7$=H, R$_5$=OH	PK	根茎
61	皂苷 Pa	R$_1$=S$_{17}$, R$_2$=R$_3$=R$_4$=R$_5$=R$_6$=R$_7$=H	PK	根茎
62	皂苷 Pb	R1=S$_{16}$, R$_2$=R$_3$=R$_4$=R$_5$=R$_6$=R$_7$=H	PK	-
63	皂苷 Tg	R$_1$=S$_{16}$, R$_2$=R$_3$=R$_4$=R$_6$=R$_7$=H, R$_5$=OH	PK	根茎
64	（25R）-Spirost-5-en-3β，17α-diol-3-O-β-D-glucopyranosyl（1→2）-β-D-glucopyranosyl（1→4）-β-D-galactopyranoside	R$_1$=S$_5$, R$_2$=R$_3$=R$_4$=R$_6$=R$_7$=H, R$_5$=OH	PS	-
65	（25R）-Spirost-5-en-3β，17α-diol-3-O-β-D-glucopyranosyl（1→4）-β-D-galactopyranoside	R$_1$=S$_4$, R$_2$=R$_3$=R$_4$=R$_6$=R$_7$=H, R$_5$=OH	PS	-
66	Neoprazerigenin A	R$_1$=R$_2$=R$_3$=R$_5$=R$_6$=R$_7$=H, R$_4$=OH	PS	-
67	（23S，25R）-Spirost-5-ene-3β，14α，23-ttiol	R$_1$=R$_2$=R$_3$=R$_5$=R$_7$=H, R$_4$=R$_6$=OH	PS	-
68	（3β，23S，25R）-3,23-Diacetate，spirost-5-ene-3,14,23-triol	R$_2$=R$_3$=R$_5$=R$_7$=H, R$_1$=acetyl, R$_4$=OH, R$_6$=carbethoxy	PS	-
69	重楼皂苷 Pb	R$_1$=S$_{16}$, R$_2$=R$_3$=R$_4$=R$_5$=R$_6$=R$_7$=H	PK	根茎

续表

NO.	化合物名称	取代基	来源	部位
70	黄精皂苷 A	R_1=—Ara	PS	根茎
71	黄精皂苷 B	R_1=S_4	PS	根茎
72	（25S）- 滇黄精苷 C	R_1=S_4，R_2=R_4=H，R_3=O R_5=OH	PK	根茎
73	（25S）- 滇黄精苷 D	R_1=S_1，R_2=R_4=H，R_3=O R_5=OH	PK	根茎
74	（25S）- 滇黄精苷 E	R_1=S_5，R_2=R_4=H，R_3=O R_5=OH	PK	根茎
75	22-Hydroxylwattinoside C	R_1=S_4，R_2=R_5=OH，R_3=O R_4=H	PK	根茎
76	黄精糖苷 A	R_1=S_6，R_2=R_3=R_4=R_6=R_7=H，R_5=OMe	PK	根茎
77	（25RS）-26-（β-Glucopyranosyl）-22-methylfurost-5-ene-3β，14α，26-triol 3-O-β-lycotetraoside	R_1=S_6，R_2=R_3=H，R_4=OH，R_5=OMe	PS	根茎
78	原薯蓣皂苷	R_1=S_{15}，R_2=R_3=R_4=H R_5=OH	PS	根茎
79	甲基原薯蓣皂苷	R_1=S_{15}，R_2=R_3=R_4=H R_5=OMe	PS	根茎
80	原纤细薯蓣皂苷	R_1=S_{12}，R_2=R_3=R_4=H R_5=OH	PS	根茎
81	甲基原纤细薯蓣皂苷	R_1=S_{12}，R_2=R_3=R_4=H R_5=OMe	PS	根茎
82	（25RS，22）-Hydroxylwattinoside C	R_1=S_4，R_2=OH，R_3=R_4=H R_5=OH	PK	根茎
83	（25S）- 滇黄精苷 F	R_1=S_5，R_2=R_5=OH，R_3=O R_4=H	PK	根茎
84	滇黄精苷 C	R_1=S_4，R_2=R_4=H，R_3=O R_5=OH	PK	根茎
85	滇黄精苷 D	R_1=S_1，R_2=R_4=H，R_3=O R_5=OH	PK	根茎
86	滇黄精苷 E	R_1=S_5，R_2=R_4=H，R_3=O R_5=OH	PK	根茎

续表

NO.	化合物名称	取代基	来源	部位
87	（3β，25R）-Furost-5-en-12-one，3-［（4-O-β-D-glucopyranosyl-β-D-galactopyranosyl）oxy］-26-（β-D-glucopyranosyloxy）-22-methoxy	$R_1=S_4$，$R_2=R_4=H$，$R_3=O$ $R_5=OMe$	PK	根茎
88	（3β，25R）-Furost-5-en-12-one，3-［（6-deoxy-4-O-β-D-glucopyranosyl-β-D-galactopyranosyl）oxy］-26-（β-D-glucopyranosyloxy）-22-methoxy	$R_1=S_1$，$R_2=R_4=H$，$R_3=O$ $R_5=OMe$	PK	根茎
89	（3β，25R）-26-（β-D-glucopyranosyloxy）-22-hydroxyfurost-5-en-3-yl 4-O-β-D-glucopyranosyl-β-D-galactopyranoside	$R_1=S_4$，$R_2=R_3=R_4=H$，$R_5=OH$	PK	根茎
90	（3β，25R）-26-（β-D-glucopyranosyloxy）-22-methoxyfurost-5-en-3-yl 4-O-β-D-glucopyranosyl	$R_1=S_4$，$R_2=R_3=R_4=H$，$R_5=OMe$	PK	根茎
91	（25R，22）-Hydroxylwattinoside C	$R_1=S_4$，$R_2=R_5=OH$，$R_3=R_4=H$	PK	根茎
92	滇黄精苷 F	$R_1=S_5$，$R_2=R_5=OH$，$R_3=O$，$R_4=H$	PK	根茎
93	黄精皂苷 P	$R_1=S_1$	PS	根茎
94	26-O-β-D-glucopyranose-3β，26-diol-（25R）-Δ5,20（22）-diene-furanost-3-O-β-D-glucopyranoside	$R_1=Glc$，$R_2=R_3=H$	PS	-
95	黄精皂苷 Q	$R_1=S_6$	PS	根茎
96	黄精皂苷 R	$R_1=S_3$	PS	根茎
97	Polygonoide A	$R_1=S_{14}$	PS	根茎
98	26-O-β-D-glucopyranose-3β，26-diol-（25R）-Δ5,22（23）-diene-furost-3-O-β-D-glucopyranoside	$R_1=Glc$，$R_2=H$	PS	根茎
99	Polygonoide B	$R_1=S_{12}$	PS	根茎
100	（25R）-Spirost-5-en-3β，17α-diol-3-O-β-D-glucopyranosyl（1→4）-β-D-fucopyranoside	$R_1=S_1$，$R_2=OH$（25R）	PS	根茎
101	（25S）-Spirost-5-en-3β，17α-diol-3-O-β-D-glucopyranosyl（1→4）-β-D-fucopyranoside	$R_1=S_1$，$R_2=OH$（25S）	PS	根茎

续表

NO.	化合物名称	取代基	来源	部位
102	（25R）-Spirost-5-en-3β，17α-diol-3-O-β-D-glucopyranosyl（1→2）-β-D-glucopyranosyl（1→4）-β-D-fucopyranoside	$R_1=S_2$，$R_2=OH$（25R）	PS	根茎
103	（25S）-Spirost-5-en-3β-ol-3-O-β-D-glucopyranosyl（1→4）-β-D-fucopyranoside	$R_1=S_1$	PS	根茎
104	（25R/S）-Spirost-5-en-3β，12β-dio-3-O-β-D-glucopyranosyl（1→4）-β-D-fucopyranoside	$R_1=S_2$，$R_2=OH$（25R，S）	PS	根茎
105	（23S，24R，25R）-1-O-acetylspirost-5-ene-1β，3β，23,24-tetrol3-O-β-D-glucopyranosyl-（1→2）-β-D-glucopyranosyl-（1→4）-β-D-fucopyranoside	$R_1=S_2$，$R_2=OAc$，$R_3=OH$	PS	根茎
106	（25S）-1-O-Acetylspirost-5-ene-1β，3β-dio3-O-β-D-glucopyranosyl-（1→2）-β-D-xylopyranosyl-（1→3）-β-D-glucopyranosyl-（1→4）-β-D-galactopyranoside	$R_1=S_6$，$R_2=OAc$，$R_3=H$（25S）	PS	根茎
107	（25S）-Spirost-5-en-3α-ol3-O-β-D-glucopyranosyl（1→2）-［β-D-xylopyranosyl-（1→3）］-β-D-glucopyranosyl-（1→4）-2-O-acetyl-β-D-galactopyranoside	$R_1=S_{10}$，$R_2=R_3=H$（25S）	PS	根茎
108	（25R，S）-Spirost-5-en-3β-ol3-O-β-D-glucopyranosyl-（1→2）-β-D-glucopyranosyl-（1→4）-β-D-galactopyranoside	$R_1=S_5$，$R_2=R_3=H$（25R，S）	PS	根茎
109	Kingianoside Z	$R_1=S_5$	PS	根茎
110	西托糖苷	$R_1=Glc$，$R_2=H$	PC/PS/PK	根茎
111	棕榈酸-3β-谷甾醇酯	$R_1=CH_3（CH_2）_{14}C=O$，$R_2=H$	PK	根茎
112	β-谷甾醇	$R_1=R_2=H$	PC/PS	根茎
113	Stigmast-5-en-3β，7α（β）-diol	$R_1=H$，$R_2=OH$	PS	根茎
114	Pregn-5-en-3β-ol-20-one-3-O-bis-β-D-glucopyranosyl-（1→2,1→6）-β-D-glucopyranoside	-	PS	根茎
115	3β-［（O-α-L-rhamnopyranosyl-（1→2）-β-D-glucopyranosyl）oxy］-pregna-5,16-dien-20-one	$R_1=S_{11}$	PS	根茎

NO.	化合物名称	取代基	来源	部位
116	3β-[（O-β-D-glucopyranosyl）oxy]-pregna-5,16-dien-20-one	R₁=Glc	PS	根茎
三萜皂苷类				
117	3β-羟基-（3→1）葡萄糖-（4→1）葡萄糖-齐墩果烷	R=—Glc（4→1）Glc	PS	-
118	3β-羟基-（3→1）葡萄糖-（2→1）葡萄糖-齐墩果酸	R=—Glc（2→1）Glc	PS	-
119	3β-羟基-（3→1）葡萄糖-（4→1）葡萄糖-（4→1）阿拉伯糖-（2→1）阿拉伯糖-齐墩果酸	R₁=—Glc（2→1）Glc，R₂=H	PS	-
120	3β,30β-二羟基-（3→1）葡萄糖-（2→1）葡萄糖-齐墩果烷	R₁=—Glc（4→1）Glc，R₂=—Ara（2→1）Ara	PS	-
121	Polygonoide C	R₁=—Glc（4→1）Glc（2→1）Rha，R₂=H	PS	根茎
122	Polygonoide D	R₁=—Glc（4→1）Glc（2→1）Rha，R₂=CH₃	PS	根茎
123	Polygonoide E	R₁=—Glc[（2→1）Rha]（4→1）Glc（3→1）Glc，R₂=—Glc（3→1）Glc（3→1）Glc	PS	根茎
124	积雪草苷	R₁=H，R₂=—Glc（3→1）Glc（4→1）Rha	PS	-
125	羟基积雪草苷	R₁=OH，R₂=—Glc（6→1）Glc（4→1）Rha	PK	-
126	人参皂苷 Rc	R₁=—Glc（2→1）Glc，R₂=—Glc（2→1）Ara	PK	根茎
127	人参皂苷 Rb1	R₁=—Glc（2→1）Glc，R₂=—Glc（6→1）Glc	PK	根茎
128	伪人参皂苷 F11	R=Glc（2→1）Rha	PK	根茎
黄酮类				
129	4′,5,7-三羟基-6,8-二甲基高异黄酮	R₁=R₂=CH₃	PS	根茎
130	4′,5,7-三羟基高异黄酮	R₁=R₂=H	PS	根茎
131	5,7-dihydroxy-8-methyl-3-（4′-hydroxybenzyl）-chroman-4-one	R₁=H，R₂=CH₃，	PS	根茎

续表

NO.	化合物名称	取代基	来源	部位
132	5,7-dihydroxy-6-methyl-8-methoxy-3-（4'-hydroxybenzyl）-chroman-4-one	$R_1=CH_3$, $R_2=OMe$	PS/PC	根茎
133	4',5,7-三羟基-6-甲基高异黄酮	$R_1=CH_3$, $R_2=H$	PS	根茎
134	5,7-dihydroxy-6,8-dimethyl-3-（2'-methoxy-4'-hydroxybenzyl）-chroman-4-one	-	PC	根茎
135	2',5,7-三羟基-4'-甲氧基-6,8-二甲基高异黄酮	$R_1=R_2=CH_3$	PS	根茎
136	2',5,7-三羟基-4'-甲氧基高异黄酮	$R_1=R_2=H$	PS	根茎
137	2',5,7-三羟基-4'-甲氧基-8-甲基高异黄酮	$R_1=CH_3$, $R_2=H$	PS	根茎
138	5,7-dihydroxy-6-methyl-3-（4'-methoxybenzyl）-chroman-4-one	$R_1=H$, $R_2=OH$, $R_3=Me$, $R_4=OH$, $R_5=R_6=R_7=H$, $R_8=OMe$	PC	根茎
139	5,7-dihydroxy-6,8-dimethyl-3-（4'-methoxybenzyl）-chroman-4-one	$R_1=Me$, $R_2=OH$, $R_3=Me$, $R_4=OH$, $R_5=R_6=R_7=H$, $R_8=OMe$	PC	根茎
140	5,7-dihydroxy-3-（4'-methoxybenzyl）-chroman-4-one	$R_1=H$, $R_2=OH$, $R_3=H$, $R_4=OH$, $R_5=R_6=R_7=H$, $R_8=OMe$	PS/PC	根茎
141	5,7-dihydroxy-8-methyl-3-（2',4'-dihydroxybenzyl）-chroman-4-one	$R_1=H$, $R_2=CH_3$	PS/PC	根茎
142	5,7-dihydroxy-6-methyl-3-（2',4'-dihydroxybenzyl）-chroman-4-one	$R_1=CH_3$, $R_2=H$	PC	根茎
143	5,7-dihydroxy-6,8-dimethyl-3-（2',4'-dihydroxybenzyl）-chroman-4-one	$R_1=CH_3$, $R_2=CH_3$	PS	根茎
144	7-hydroxy-3-（2'-hydroxy-3',4'-dimethoxybenzyl）-chroman-4-one	$R_1=H$, $R_2=OH$, $R_3=R_4=R_5=H$, $R_6=OH$, $R_7=OMe$, $R_8=OMe$	PK	根茎
145	7-hydroxy-3-（3'-methoxy-4'-hydroxybenzyl）-chroman-4-one	$R_1=H$, $R_2=OH$, $R_3=R_4=R_5=R_6=H$, $R_7=OMe$, $R_8=OH$	PS/PK	根茎
146	5-hydroxy-7-methoxy-6,8-dimethyl-3-（2'-hydroxy-4'-methoxybenzyl）-chroman-4-one	$R_1=Me$, $R_2=OMe$, $R_3=Me$, $R_4=OH$, $R_5=H$, $R_6=OH$, $R_7=H$, $R_8=OMe$	PC	根茎

续表

NO.	化合物名称	取代基	来源	部位
147	5-Hydroxy-7-methoxyl-3-（2′-hydroxy-4′-methoxybenzyl）-chroman-4-one	R₁=H，R₂=OMe，R₃=H，R₄=OH，R₅=H，R₆=OH，R₇=H，R₈=OMe	PS	根茎
148	Odoratumone A	R₁=OMe，R₂=OH，R₃=Me，R₄=OH，R₅=R₆=R₇=H，R₈=OMe	PS	根茎
149	Odoratumone B	R₁=R₂=OH，R₃=H，R₄=OH，R₅=R₆=R₇=H，R₈=OH	PS	根茎
150	Polygonatone H	R₁=H，R₂=OH，R₃=Me，R₄=OH，R₅=H，R₆=OH，R₇=H，R₈=OMe	PK	根茎
151	Disporopsin	-	PK	根茎
152	（3R）-5,7-dihydroxy-8-methyl-3-（2′-hydroxy-4′-methoxybenzyl）-chroman-4-one	-	PC	根茎
153	（3S）-3,7-dihydroxy-8-methoxy-3-（3′,4′-methylenedioxybenzyl）-chroman-4-one	R₁=OMe，R₂=OH，R₃=R₄=H，R₅=OH，R₆=H，R₇=OCH₂O，R₈=O	PC	根茎
154	5,7-dihydroxy-3-（4′-hydroxybenzylidene）-chroman-4-one	-	PC	根茎
155	黄芪异黄烷	-	PK	根茎
156	4′,7-二羟基-3′-甲氧基异黄酮	-	PK	块根
157	鸢尾苷	-	PS	根茎
158	2′,7-二羟基-3′,4′-二甲氧基异黄酮苷	R=Glc	PK	根茎
159	2′,7-二羟基-3′,4′-二甲氧基异黄烷	R=H	PK	根茎
160	异甘草素	R=H	PK	根茎
161	新异甘草苷	R=Glc	PK	块根
162	新甘草苷	R=Glc	PK	根茎
163	甘草素	R=H	PK	块根
164	（6aR，11aR）-10-羟基-3,9-二甲氧基紫檀烷	-	PK	根茎
165	芹菜素 7-O-β-D-葡萄糖苷	R₁=Glc，R₂=R₃=R₄=H	PS	根茎
166	Apigenin	R₁=R₂=R₃=R₄=H	-	

续表

NO.	化合物名称	取代基	来源	部位
167	山奈酚	$R_1=R_2=R_3=H$，$R_4=OH$	PS	根茎
168	杨梅素	$R_1=H$，$R_2=R_3=R_4=OH$	PS	根茎
169	Polygonatone D	-	PC	根茎
170	芹菜素 -8-C- 半乳糖苷	-	PS	根茎
171	甲基麦冬黄烷酮 A	-	PC	根茎
	生物碱类			
172	黄精碱 A	R=Et	PS/PK	根茎
173	黄精碱 B	R=H	PS/PK	根茎
174	Kingaone	R=Bu	PK	根茎
175	腺苷	-	PS	根茎
176	2,3,4,6-Tetrahydro-1H-β-carboline-3-carboylic acid	-	PS/PC	根茎
177	5-（9H-β-carbolin-1-yl）-pentane-1,2,5-triol	-	PS/PC	根茎
178	4-（9H-β-carbolin-1-yl）-4-oxo-but-2-enoic acid methyl ester	-	PS/PC	根茎
179	N- 反式 - 对香豆酰基酪胺	R=H，R′=H	PK	根茎
180	N- 阿魏酰真蛸胺	R=OCH$_3$，R′=OH	PC	根茎
181	黄精神经鞘苷 A	R+R′=C$_{31}$H$_{52}$	PS	根茎
182	黄精神经鞘苷 B	R+R′=C$_{29}$H$_{58}$	PS	根茎
183	黄精神经鞘苷 C	R+R′=C$_{27}$H$_{54}$	PS	根茎
184	1-（5-Hydroxymethyl-2-furyl）-9H-pyrido［3,4-b］indole	R=H	PS	根茎
185	1-（5-Hydroxym-ethyl-tetrahydro-furan-2-yl）-9H-β-carboline-3-carboxylic acid	R=COOH	PS	根茎
186	5-Hydroxy-pyridine-2-carboxylate	-	PS	根茎
187	5-Oxo-pyrrolidine-2-carboxylic acid methyl ester	R=CH$_3$	PS	根茎
188	5-Oxo-pyrrolidine-2-carboxylic acid butyl ester	R=CH$_2$CH$_2$CH$_3$	PS	根茎
	苯丙素类			
189	反式 - 对羟基桂皮酸	-	PC	地上部分

续表

NO.	化合物名称	取代基	来源	部位
190	反式 - 对羟基桂皮酸甲酯	-	PC	地上部分
191	咖啡酸	-	PC	地上部分
192	松柏醛	-	PC	地上部分
193	皮树脂醇	-	PC	根茎
194	松脂素	-	PS	根茎
195	丁香脂素	-	PS/PC	根茎
196	蛇菰宁 B	-	PC	地上部分
197	鹅掌楸苷	-	PS	根茎
198	（+）-Syringaresinol-O-β-D-glucopyranoside	-	PS/PC	根茎
199	（+）-Pinoresinol O-β-D-glucopyranosy（1→6）β-D-glucopyranoside	-	PS	根茎
200	黄精新木脂素苷 A	-	PS	根茎
201	Isolariciresinol 9′-O-β-D-glucopyranoside	-	PS	根茎
其他化学成分				
202	邻苯二甲酸二丁酯	-	PC	根茎
203	2,3-dihydro-3,5-dihydroxy-6-methyl-4H-pyran-4-one	-	PC	根茎
204	5-hydroxymethylfurfural	-	PC	根茎
205	4-（hydroxymethyl）furan-2-carbaldehyde	-	PK	根茎
206	n-butyl-β-D-fructopyranoside	-	PK	根茎
207	Butyl fructofuranoside	-	PK	根茎
208	水杨酸	-	PK	根茎
209	2-（4- hydroxyphenyl）ethanol	-	PC	根茎
210	Hypofuran B	-	PC	根茎

注："–"表示无此项；PS：黄精（*P. sibiricum*），PC：多花黄精（*P. cyrtonema*），PK：滇黄精（*P. kingianum*）。

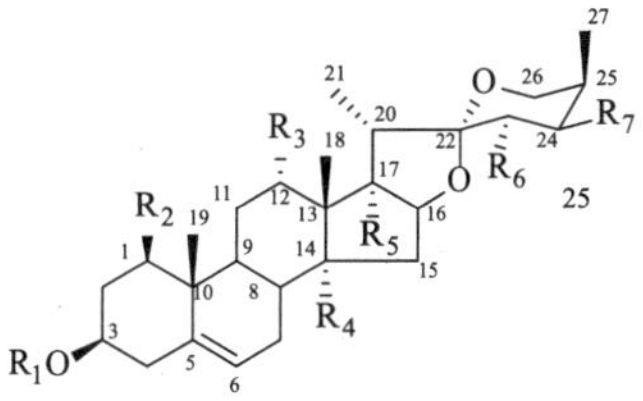

图 6-1　黄精、多花黄精和滇黄精中分离得到的主要化学成分结构

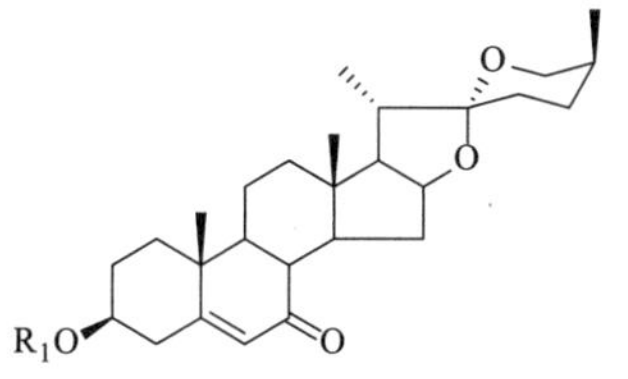

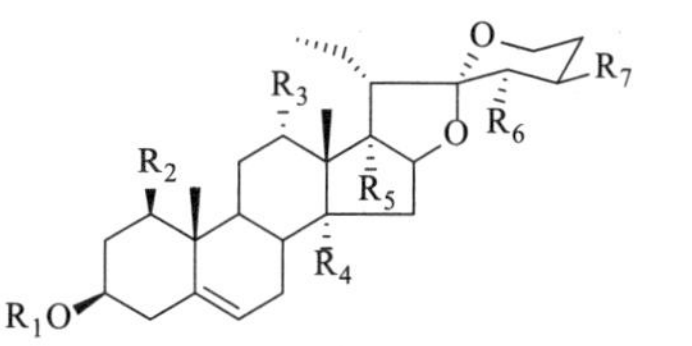

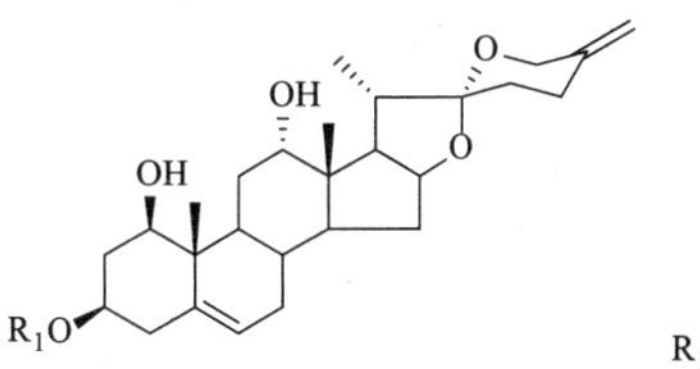

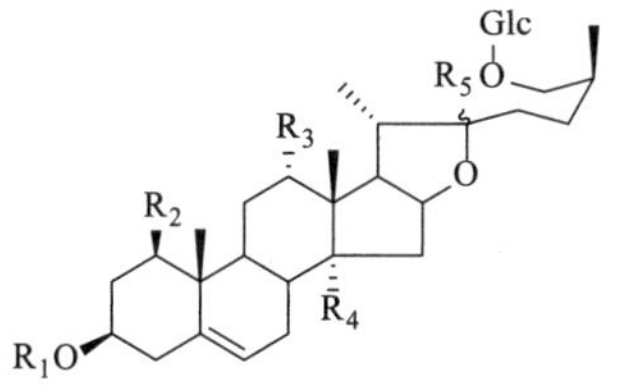

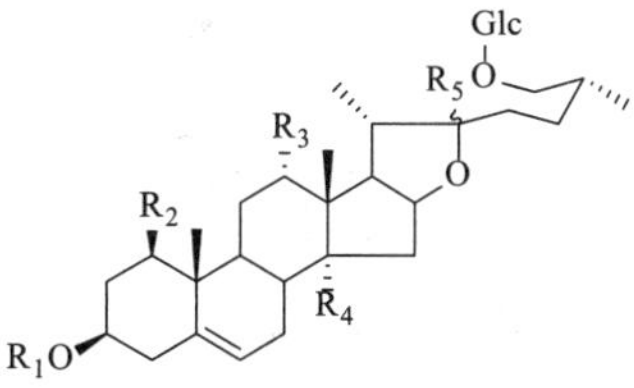

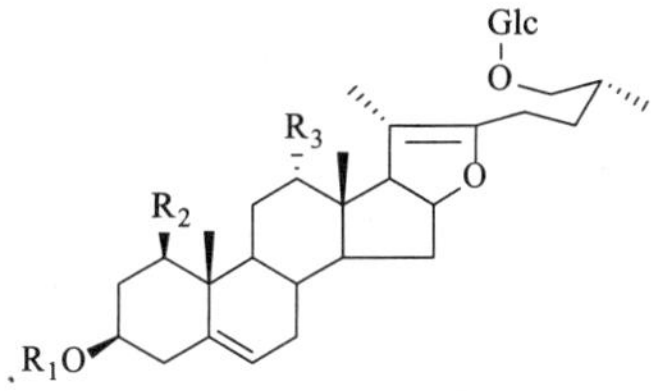

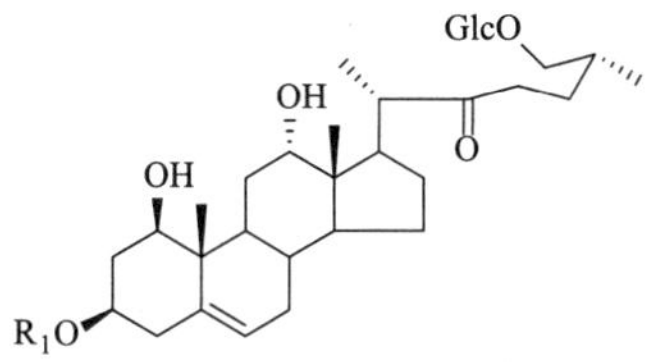

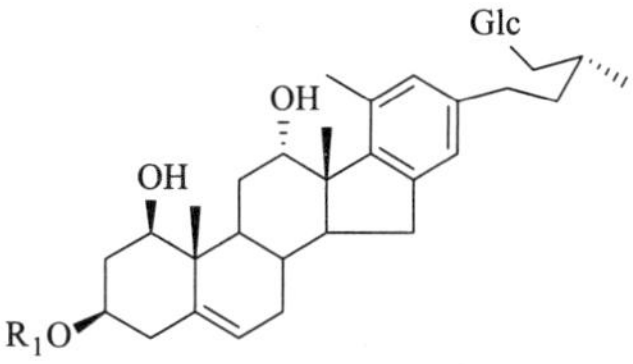

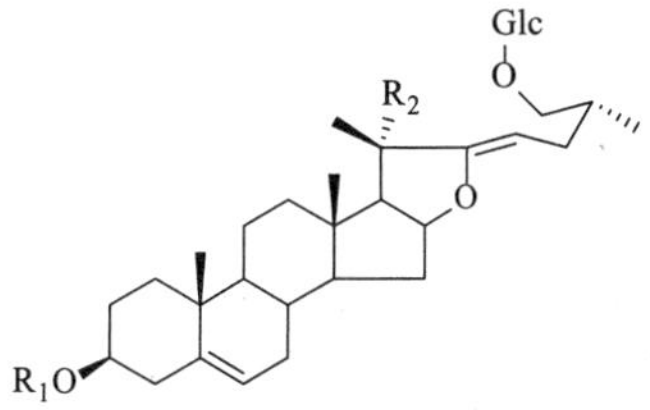

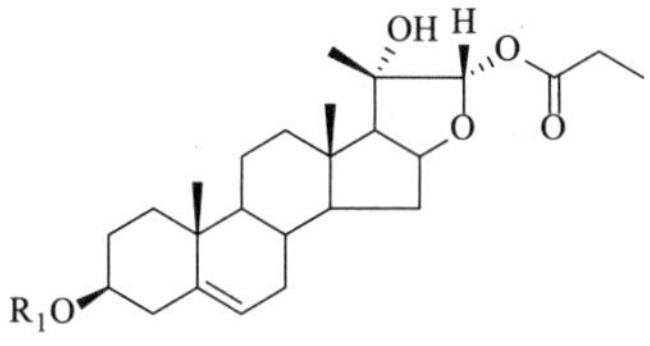

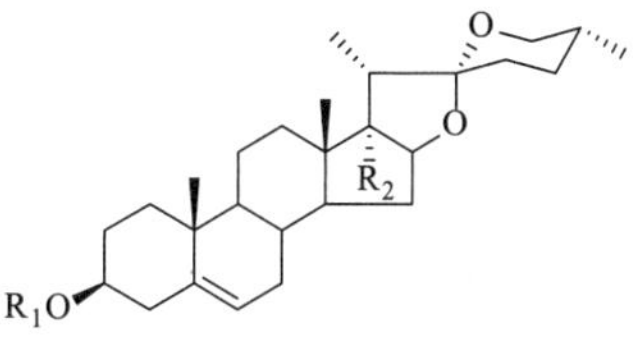

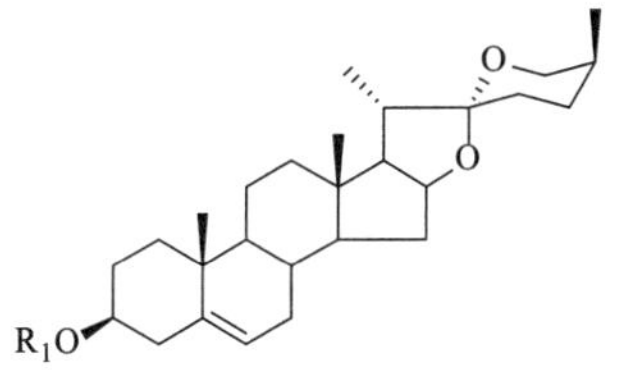

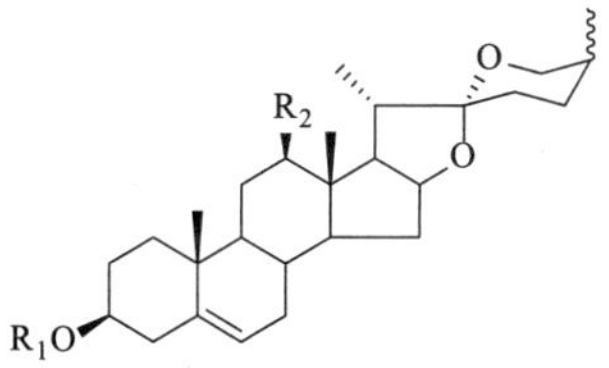

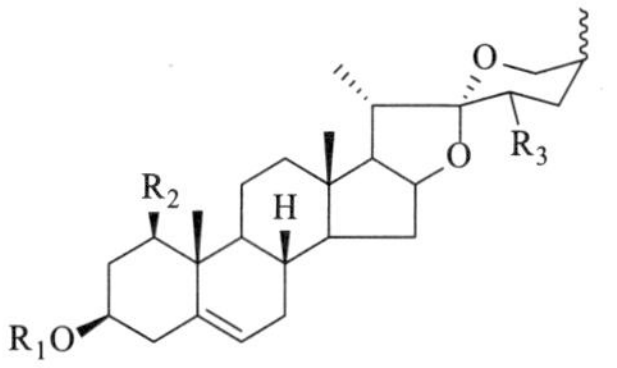

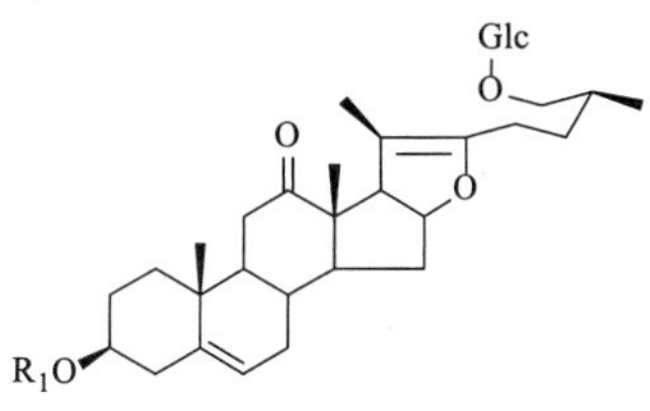

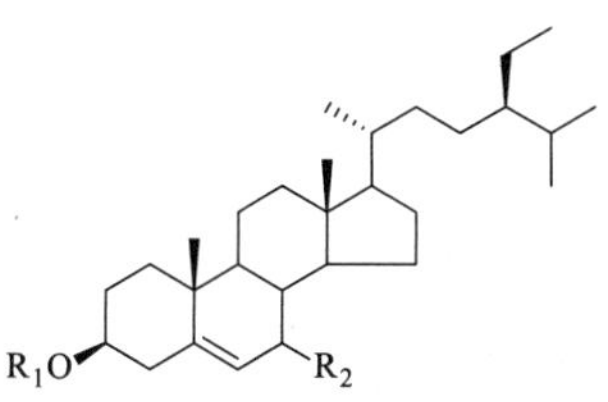

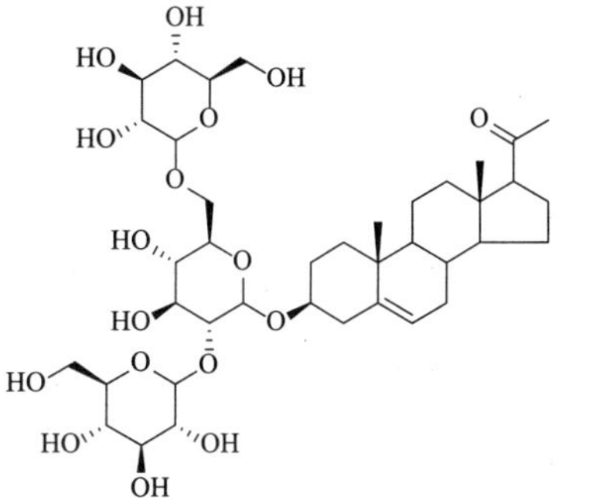

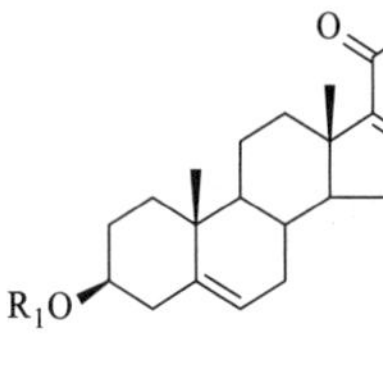

115-116 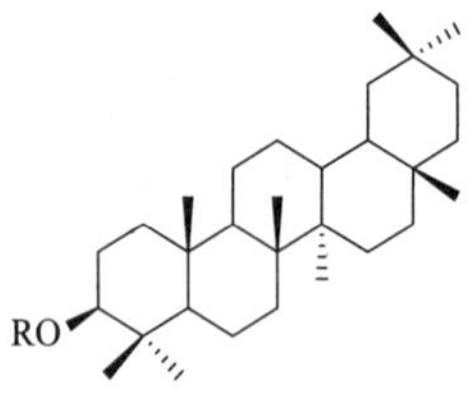 117-118 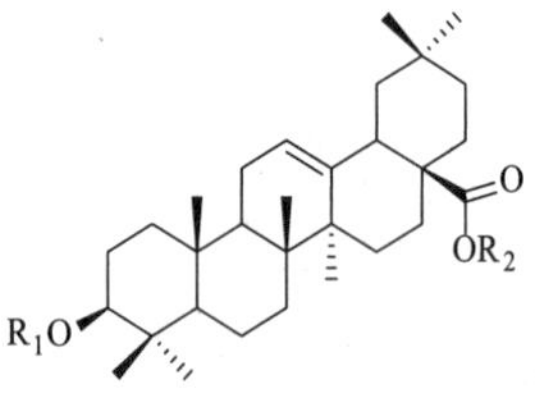 119-120

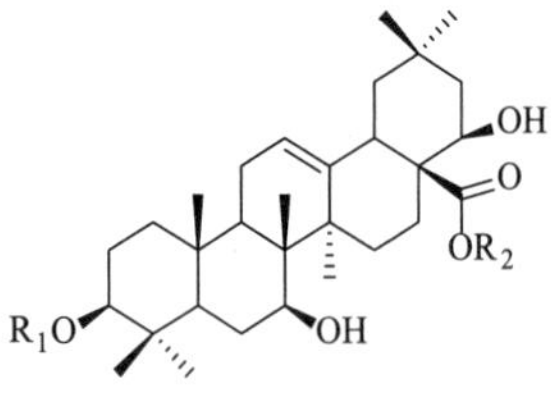

121-123 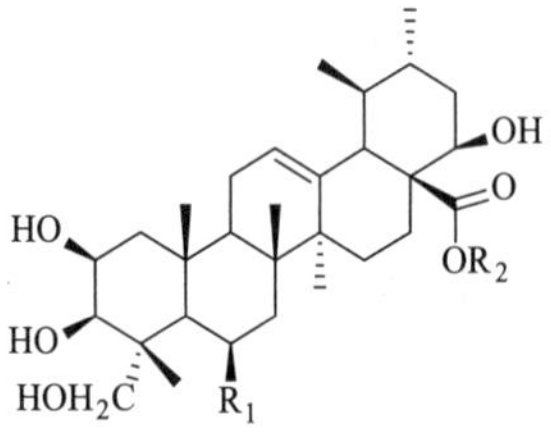 124-125 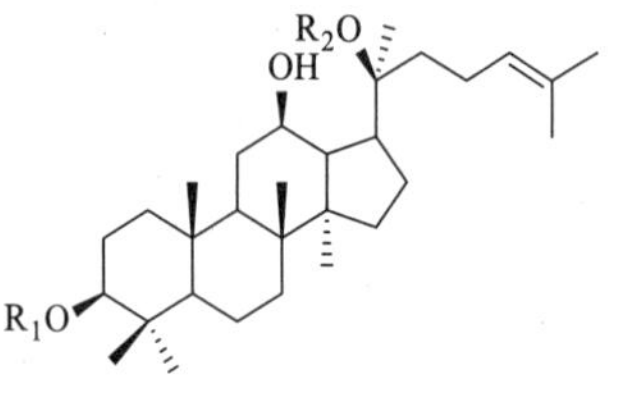 126-127

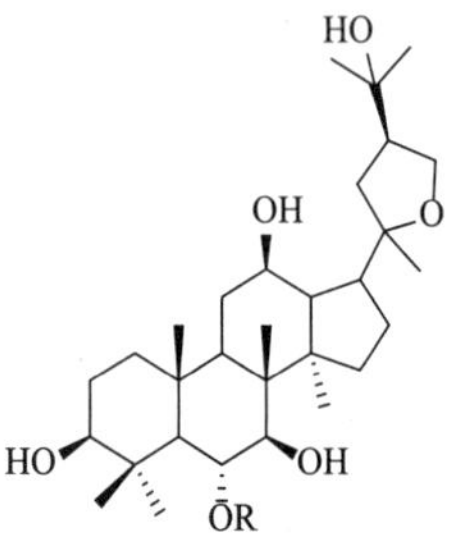

128 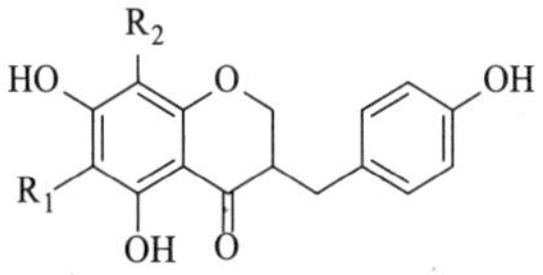 129-133 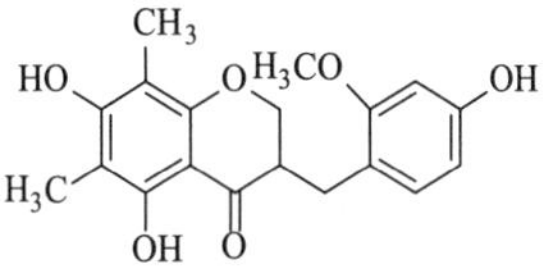 134

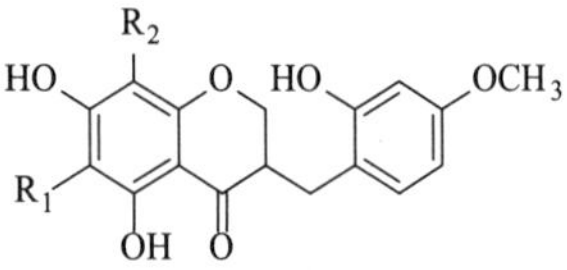

135-137 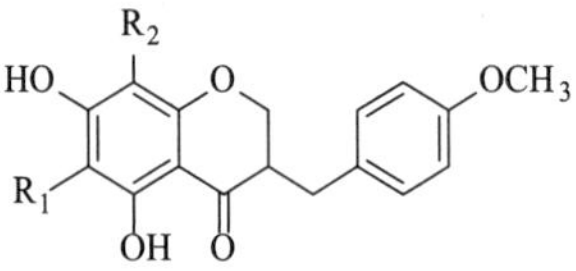 138-140 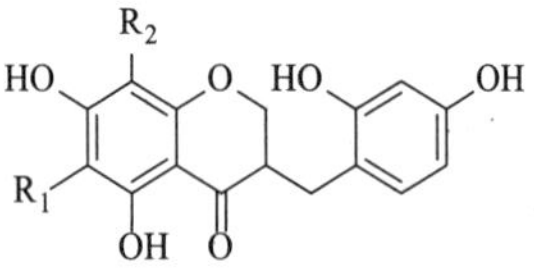 141-143

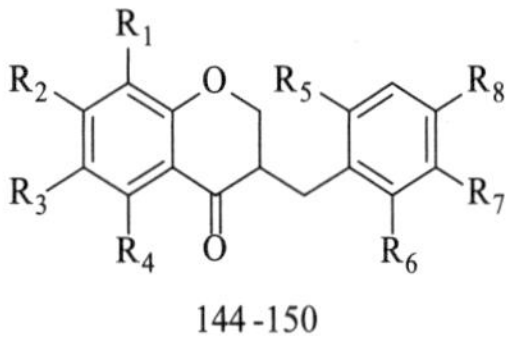

144-150 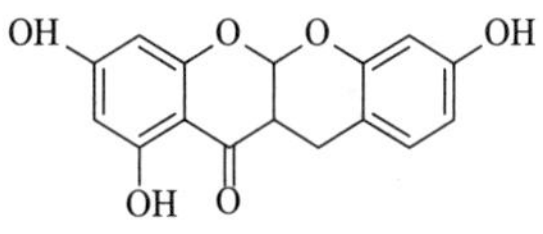 151 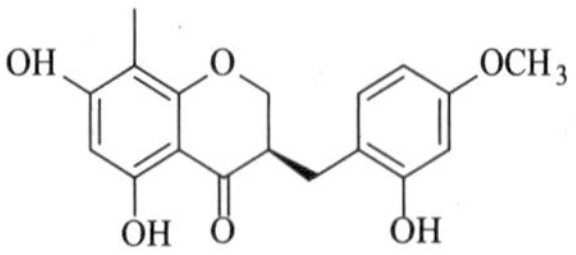 152

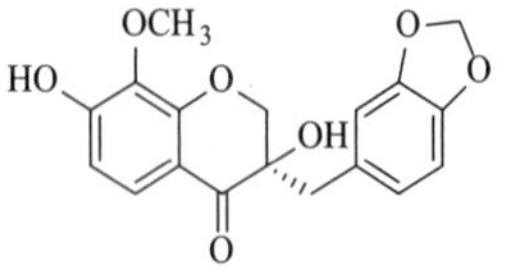

153 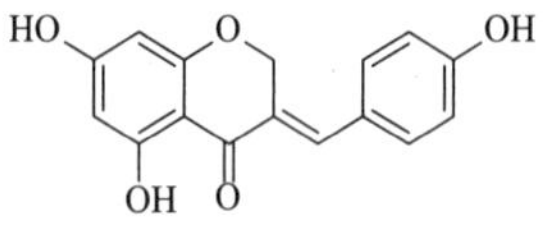 154 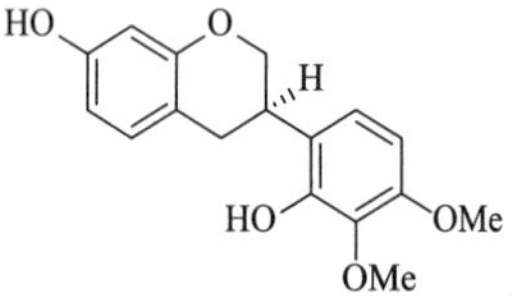 155

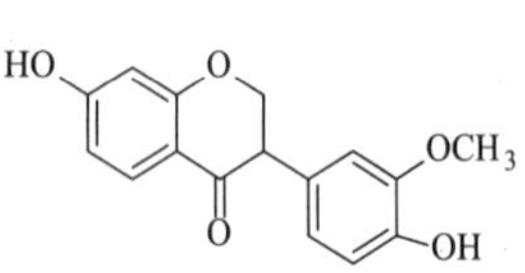

156 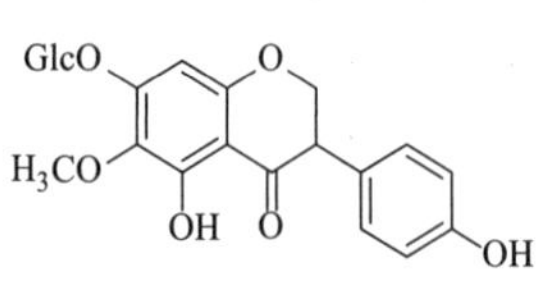 157 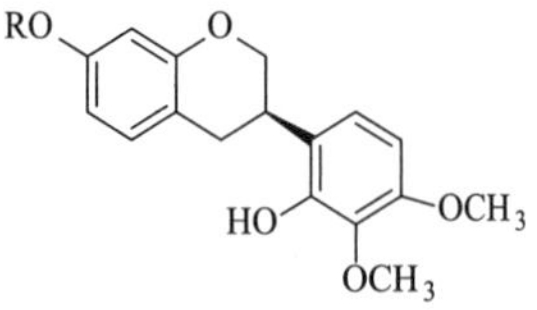 158-159

图6-1 黄精、多花黄精和滇黄精中分离得到的主要化学成分结构（续）

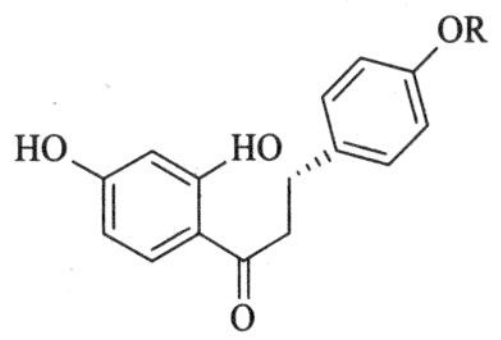

图 6-1　黄精、多花黄精和滇黄精中分离得到的主要化学成分结构（续）

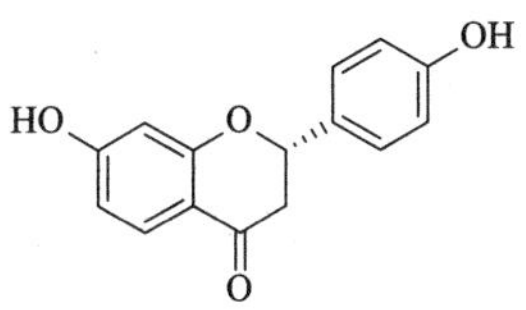

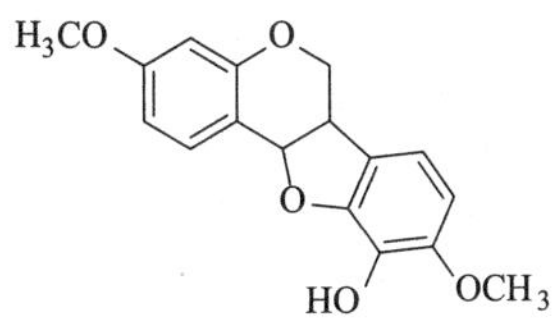

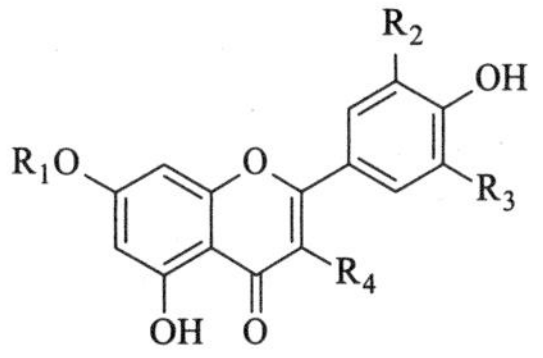

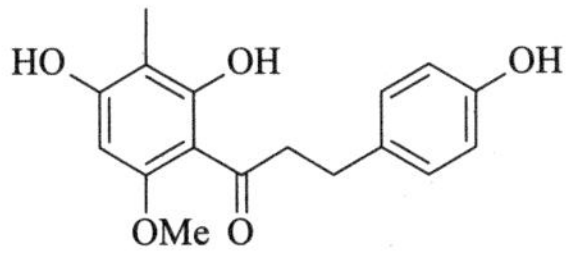

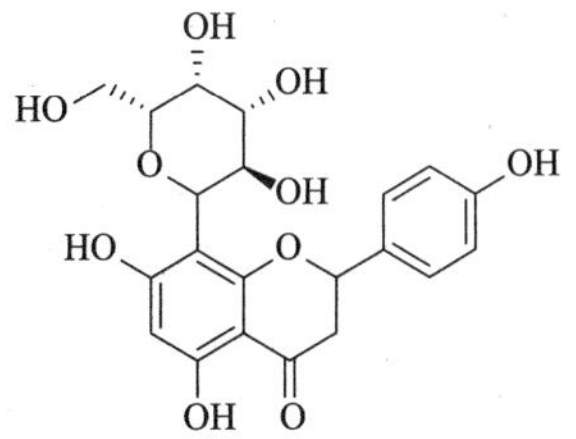

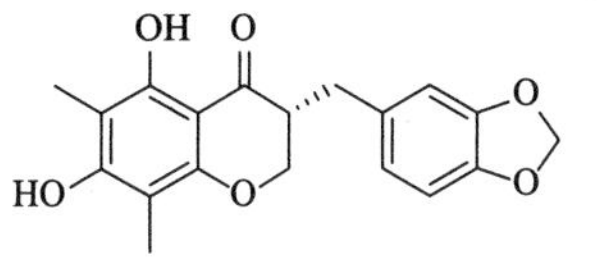

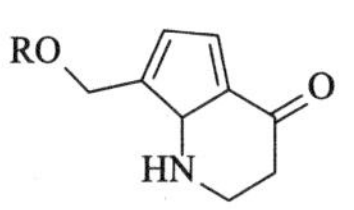

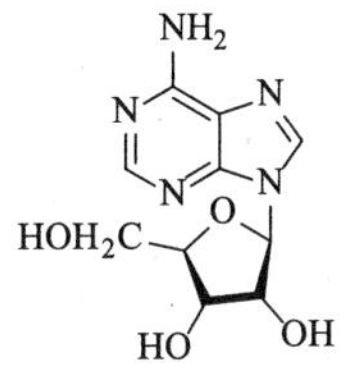

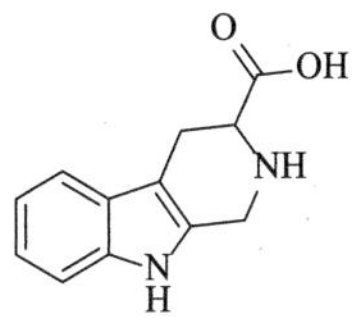

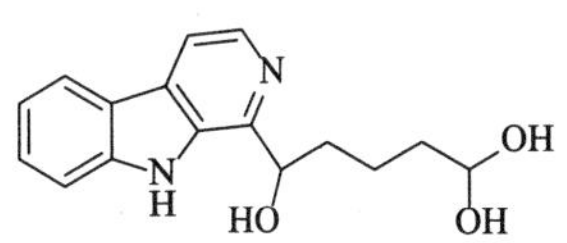

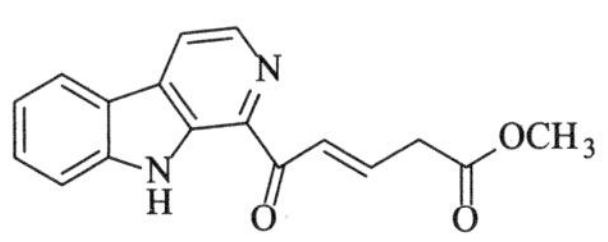

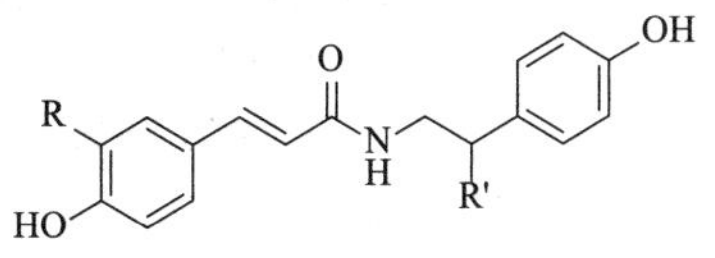

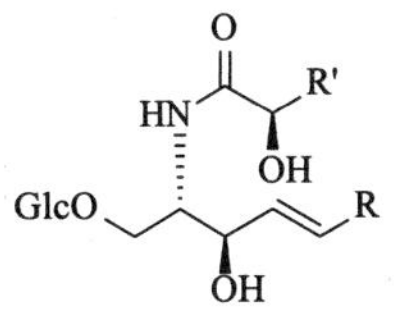

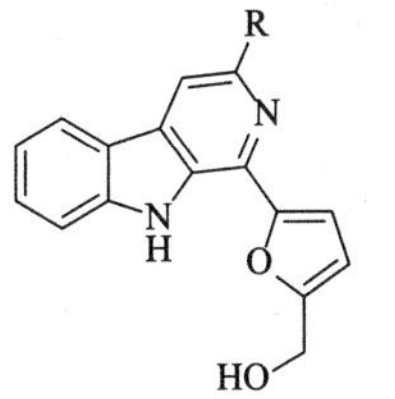

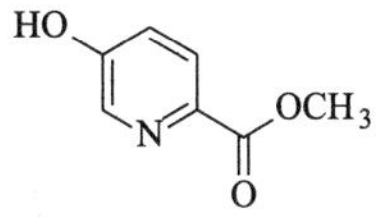

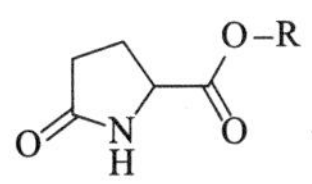

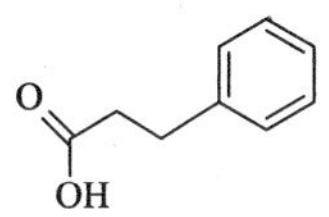

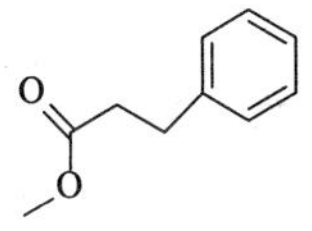

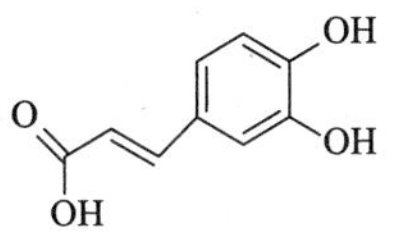

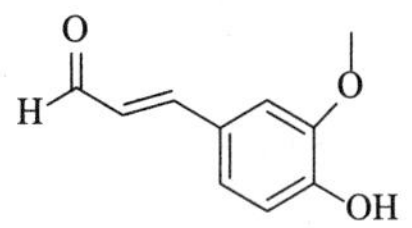

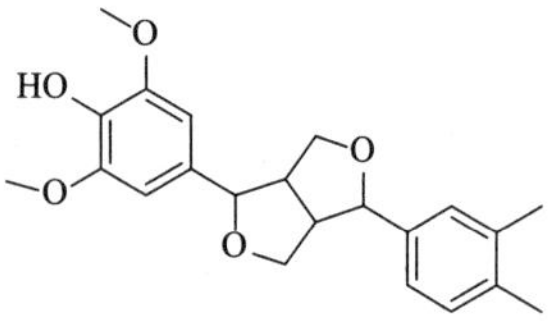

图 6-1 黄精、多花黄精和滇黄精中分离得到的主要化学成分结构（续）

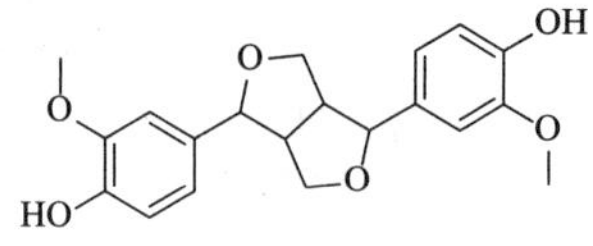

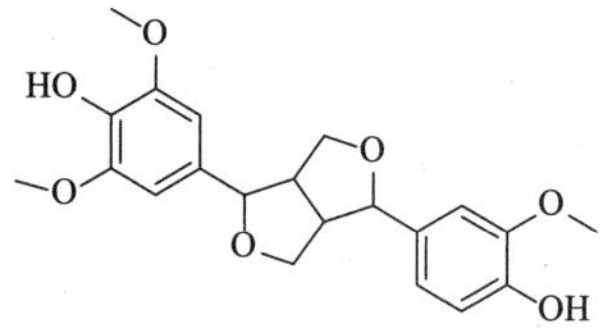

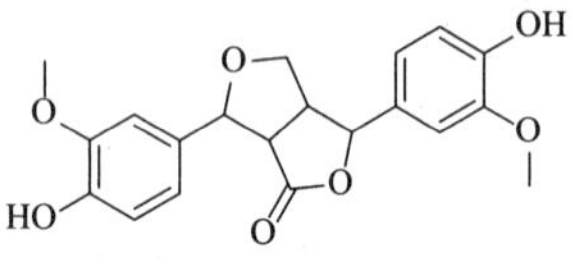

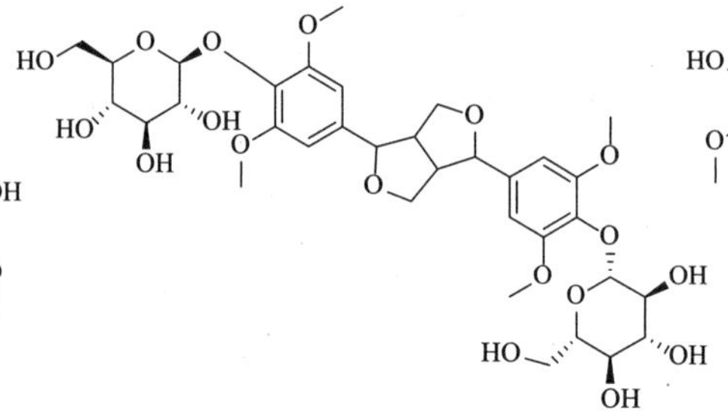

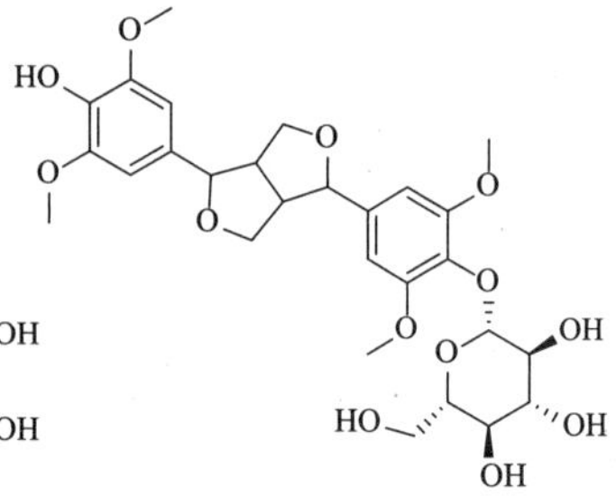

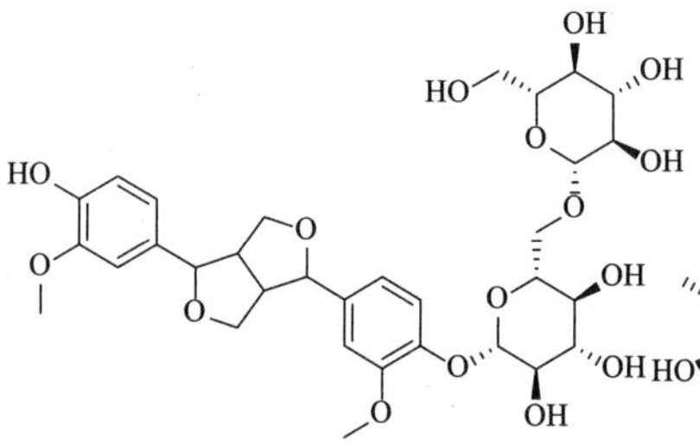

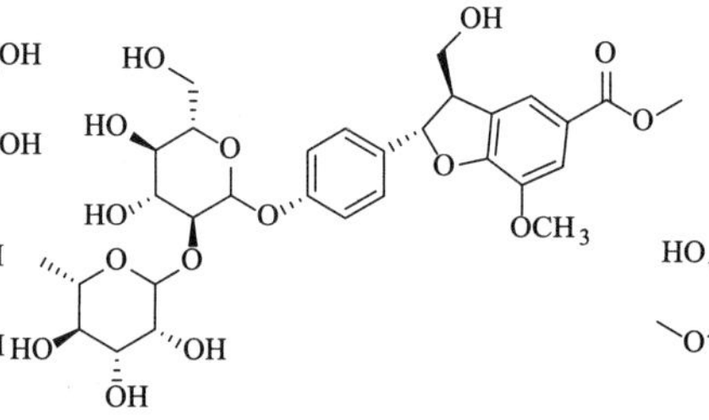

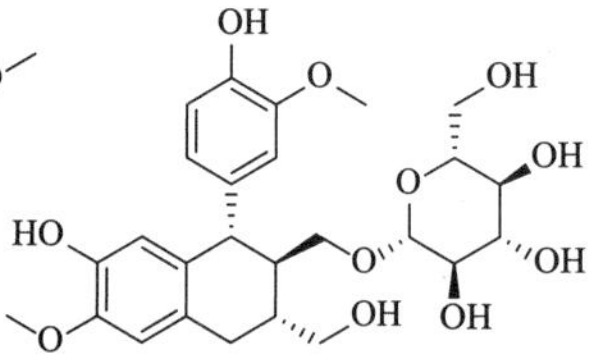

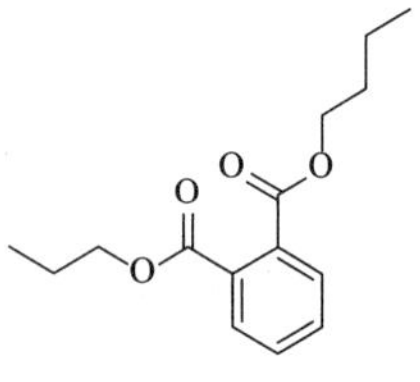

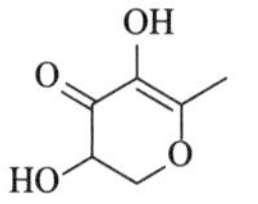

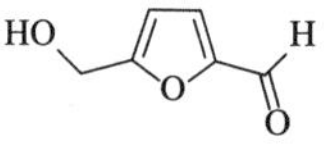

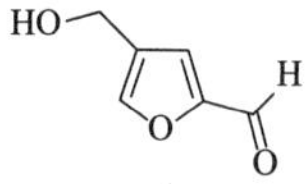

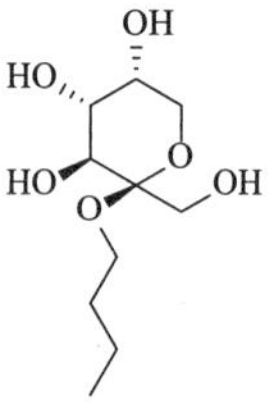

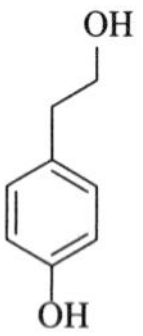

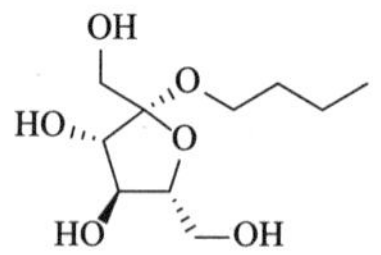

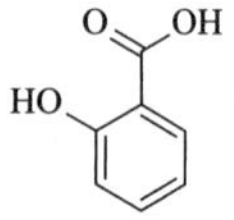

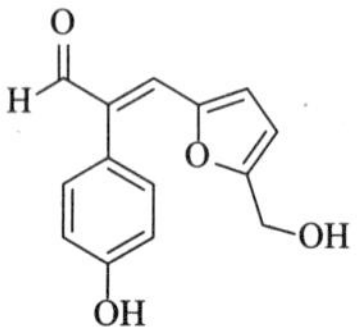

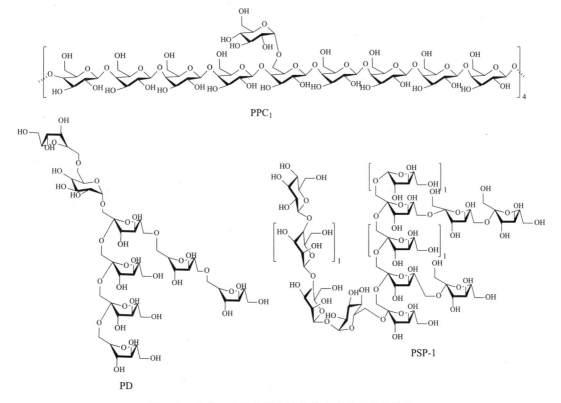

<table>
<tr><td>S_1 R=H</td></tr>
</table>

S_1 R=H
S_2 R=Glc

S3

S_4 $R_1=R_2=R_3=H$
S_5 $R_1=R_3=H$, $R_2=Glc$
S_6 $R_1=Xyl$, $R_2=Glc$, $R_3=H$
S_7 $R_1=Xyl$, $R_2=H$, $R_3=Ac$
S_8 $R_1=Xyl$, $R_2=Gal$, $R_3=H$
S_9 $R_1=R_2=Glc$, $R_3=H$
S_{10} $R_1=Xyl$, $R_2=Glc$, $R_3=Ac$

S_{11} $R_1=R_2=H$
S_{12} $R_1=Glc$, $R_2=H$
S_{13} $R_1=Glc(3\rightarrow1)Glc$, $R_2=H$
S_{14} $R_1=Glc(3\rightarrow1)Rha$, $R_2=H$
S_{15} $R_1=Rha$, $R_2=H$
S_{16} $R_1=Rha(3\rightarrow1)Rha$, $R_2=H$
S_{17} $R_1=H$, $R_2=Ara$
S_{18} $R_1=H$, $R_2=Glc$
S_{19} $R_1=H$, $R_2=Rha$

S20

图 6-2 黄精、多花黄精和滇黄精中甾体皂苷的糖基类型

PPC_1

PD

PSP-1

图 6-3 黄精、多花黄精和滇黄精中多糖的化学结构

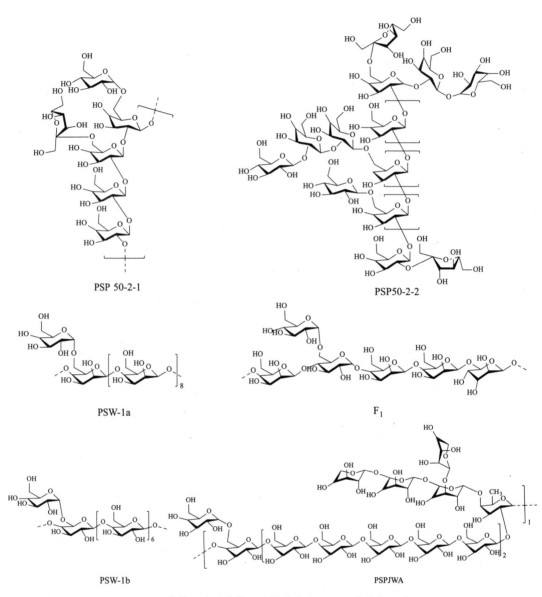

PSP 50-2-1

PSP50-2-2

PSW-1a

F₁

PSW-1b

PSPJWA

图6-3 黄精、多花黄精和滇黄精中多糖的化学结构（续）

二、生物合成

（一）转录组学研究

转录组学是研究细胞中基因转录情况及其调控规律的学科。利用转录组测序和生物信息学分析，可揭示相关功能基因，深入探究生物过程的分子机制。王晨凯等使用

Illumina（因美纳，品牌名）HiSeq 4000（型号）对多花黄精的根茎、叶组织进行转录组测序，获得 31.66gb 的数据。经过组装和去冗余处理，得到 164573 个转录本，其总长度为 117006734bp，平均长度为 710bp，N50 为 1234bp，GC 含量为 44.23%。利用实时荧光定量 PCR（qRT-PCR）技术，发现黄精多糖合成途径中的关键酶为己糖激酶（HK）、果糖激酶（ScrK）和碳酸酐酶（SacA）基因[323]。对不同萌发状态的多花黄精种子进行转录组测序和生物信息学分析显示，共发现 17907 条显著差异的转录本，其中 9797 条上调，8110 条下调，光合系统中的关键酶几乎全部上调[324]。单春苗等对多花黄精的花、叶、根和根茎进行转录组测序，获得 129989 条转录本，其中 64877 条转录本涉及 136 条 KEGG 代谢通路[325]。陶鹏等对滇黄精和多花黄精根茎的转录组进行了比较分析，推测在美国国家生物技术信息中心（NCBI）的非冗余蛋白质序列数据库（NR）、基因功能描述分类系统（GO）和京都基因与基因组百科全书（KEGG）数据库的注释分析基础上，SacA 可能是黄精多糖含量差异的主要影响因素，也是黄精多糖主要为果聚糖的重要原因[326]。

王宇等利用 Illumina HiSeq 对黄精转录组的研究显示，共获得 14607 个有效转录本，超过 51.00% 的转录本在蛋白质真核同源数据库、NR、Swiss-Prot（经过注释的蛋白质序列数据库）、GO 和 KEGG 数据库中获得注释[327]。肖韵铮等对滇黄精根、茎和叶进行转录组测序，共获得 219769 条转录本，平均长度 502.31bp，N50 为 627bp，筛选到 10 个与滇黄精类黄酮生物合成相关的差异基因；qRT-PCR 差异基因表达水平检测结果显示，CHI 和 CHS 是其类黄酮生物合成途径中的关键基因[328]。综上，通过转录组学研究，揭示了黄精基因转录调控的分子机制，为深入理解黄精生物学过程提供了重要的信息。

（二）合成

1. 多糖类成分

多糖是黄精的主要活性成分，具有提高免疫力和降低血糖等作用。黄精多糖由多种单糖组成，包括葡萄糖、甘露糖、半乳糖、木糖、阿拉伯糖、鼠李糖、半乳糖醛酸、果糖等[329]。研究表明，多花黄精进行光合作用生成蔗糖，在蔗糖合成酶（SUS）的催化下形成 UDP（尿苷二磷酸）- 葡萄糖。UDP- 葡萄糖的另一条生源途径是蔗糖经 β- 呋喃果糖苷酶（INV）、磷酸葡萄糖苷酶（PGM）、UDP- 糖焦磷酸化酶（USP）和 UTP- 葡萄糖 -1-磷酸尿苷转移酶（UGP2）连续催化反应得到[330]。蔗糖在 SUS、HK、ScrK 及甘露糖 -6-磷酸异构酶（MPI）作用下产生 6- 磷酸甘露糖。UDP- 葡萄糖分别在 GDP- 葡萄糖差向异构酶（GALE）、UDP- 葡萄糖 -6- 脱氢酶（UGDH）、UDP- 葡萄糖醛酸脱羧酶（UXS1）

和 UDP- 阿拉伯糖差向异构酶（UXE）的催化下分别形成 UDP-D- 木糖、UDP- 半乳糖、UDP-L- 阿拉伯糖。同时，UDP- 葡萄糖通过 UDP- 葡萄糖脱水酶（RHM）和 3,5- 异构酶 /4- 还原酶（UER1）生成 UDP- 鼠李糖。这些单糖在糖基转移酶的作用下，形成特征性的多糖[331]。其途径详见图 6-4。

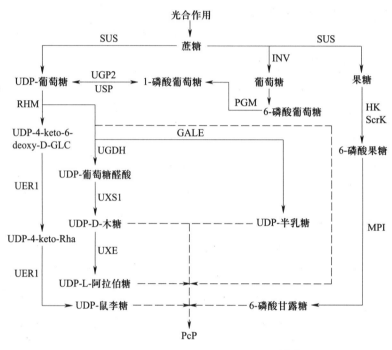

图 6-4　多花黄精多糖生物合成路径[327]

此外，刘爽等认为黄精中蔗糖在 INV 作用下，转化为葡萄糖 -6- 磷酸（Glc-6P）和果糖（Fru）。Glc-6P 通过磷酸葡萄糖变位酶（PGM）的催化作用，转化为葡萄糖 -1- 磷酸（Glc-1P），间接转化尿苷二磷酸葡萄糖（UDP-Glc）；而果糖则通过 HK 和 ScrK 的作用，合成果糖 -6- 磷酸（Fru-6P），再以间接方式转化成鸟苷二磷酸甘露糖（GDP-Man）。UDP-Glc 和 GDP-Man 经过核苷二磷酸糖相互转化酶（NSEs）的作用，进一步转化成 NDP- 糖。NDP- 糖在糖基转移酶（GTs）作用下，形成多糖链[305]，详见图 6-5。

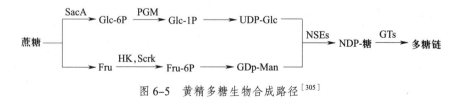

图 6-5　黄精多糖生物合成路径[305]

此外，王宇等发现 INV、HK 等也参与黄精多糖的生物合成，为进一步黄精的生理生化代谢的研究奠定了基础[327]。

2. 皂苷类成分

甾体皂苷是黄精的特征性成分。刘爽等发现黄精甾体皂苷的合成途径主要有甲羟戊酸（MVA）和 2-C- 甲基 -D- 赤藓醇 -4- 磷酸（MEP）两种途径[305]。

目前认为，黄精合成甾体皂苷的 MVA 途径包含四个步骤。

萜类化合物骨架合成：即从乙酰辅酶 A（Acetyl-CoA，C2）先合成异戊烯基焦磷酸（IPP）和二甲丙烯焦磷酸（DMAPP），之后在两个焦磷酸合成酶（GPPS，FDPS）催化下，缩合反应生成法尼基焦磷酸（FPP，C15）。

其次是倍半萜和三萜生物合成：FPP 在鲨烯合成酶（FDFT1）催化下，两个 FPP 分子缩合生成角鲨烯（squalene），之后在角鲨烯环氧化酶（SQLE）催化下，形成具有 chair-boat-chair-boat（椅 – 船 – 椅 – 船）结构的 2,3- 氧化角鲨烯（2,3-oxidosqualene，C30）。

甾体化合物合成：C30 在环阿屯醇合酶（CAS1）的催化下，环化为甾体皂苷合成的先导前体环阿屯醇（cycloartenol）。环阿屯醇经过系列结构修饰，生成甾体皂苷元，这一过程涉及氧化酶（SMO1，SMO2）、还原酶（FK，DWF1，DWF5）、甲基转移酶（SMT1，SMT2）、异构酶（CPI1，HDY1），以及细胞色素 P450 酶家族成员（CYP51，CYP710 A）等酶。

最后一步，甾体皂苷元与糖基在甾体皂苷糖基转移酶（SGTase1，SGTase2）和糖苷酶（F26g）催化下，形成糖苷键，生成呋甾皂苷和螺甾皂苷[332]。

详见图 6-6。

MEP 途径分三步，分别为：

萜类化合物骨架生物合成：即由 2-C- 甲基 -D- 赤藓醇 -4- 磷酸通过异戊烯基二磷酸异构酶（IPPI）介导生成二甲丙烯焦磷酸（DMAPP）和异戊烯基焦磷酸（IPP）。

倍半萜和三萜的生物合成：DMAPP 和 IPP 通过缩合反应合成法尼基焦磷酸（FPP），再通过角鲨烯合酶（SS）、角鲨烯环氧化酶（SM）催化形成 2,3- 氧化角鲨烯（OS）。

甾体生物合成：OS 在环阿屯醇合酶（CAS）催化下形成环阿屯醇（CA），然后在系列酶作用下合成甾体皂苷元，并在甾体皂苷糖基转移酶催化下合成甾体皂苷[305]。

途径详见图 6-7。

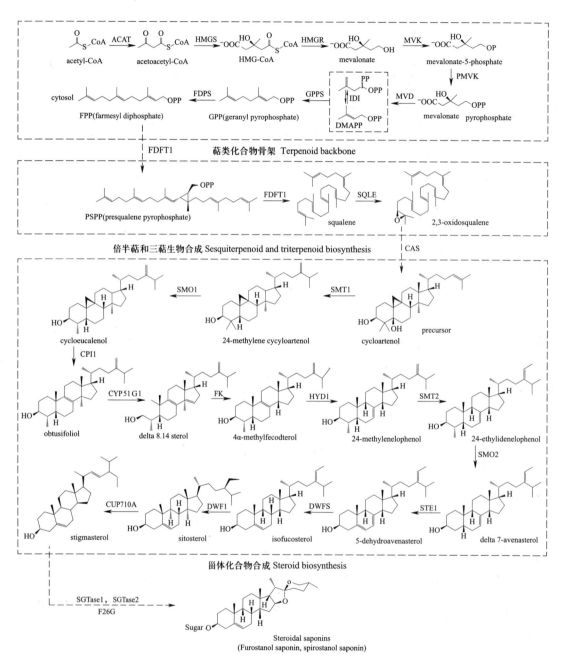

图 6-6　黄精甾体皂苷 MVA 生物合成途径[332]

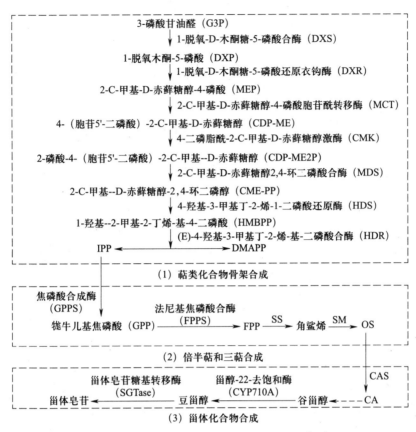

图 6-7　黄精甾体皂苷 MEP 生物合成途径[305]

3. 黄酮类成分

目前，关于黄精黄酮类成分合成途径的研究主要集中在基因和酶的发现方面。肖韵铮等研究参与类黄酮生物合成的差异基因，确认 CHI 和 CHS 是滇黄精类黄酮生物合成途径中的关键基因，这为类黄酮生物合成相关基因的挖掘提供了重要参考[328]。叶碧欢等研究发现，不同发育期的多花黄精组培苗，其黄酮类化合物合成途径中基因的差异表达不一致。FPKM（Fragments Per Kilobase of exon per Million fragments mapped）值显示，与黄酮类成分合成途径相关的 9 个基因（PAL、4CL、DFR、ANS、FLS、UGT、F3′H、COMT 和 F3′5′MT）显著上调，CHS、CHI 和 F3′5′H 基因显著下调，CYP73A、F3H、LAR、CCOMT、HCT 和 C3′H 基因的表达无明显差异[333]。

第七章 黄精的药理作用

黄精为药食同源植物，其药理活性的发掘、评价与开发利用一直以来受到医药领域的密切关注。现代药理学研究表明，黄精具有多种药理作用，包括增强免疫、抗疲劳、提高学习记忆能力、抗氧化、延缓衰老、延长寿命、保护心血管系统、保护肝脏、降血糖、降血脂、改善造血功能、抗肿瘤、治疗骨质疏松等。这些药理作用为黄精在医药、食品和保健品等领域的开发提供了广阔的应用前景。

一、增强免疫

免疫是机体的重要防御机制，能够有效识别并清除外来病原体，防止疾病的侵袭[334]。研究表明，黄精在增强免疫功能方面具有显著作用，可通过增加免疫器官重量、促进免疫细胞增殖、增强免疫因子的表达等方式来提高机体的免疫力[335]。

黄精多糖具有显著的免疫调节活性，能有效增强腹腔巨噬细胞吞噬能力以及脾脏 T 淋巴细胞和 B 淋巴细胞增殖能力[336]，还可增加 CD^{3+}、CD^{4+}、CD^{8+}、CD^{4+}/CD^{8+}，以及免疫球蛋白（Ig）G、IgA 和 IgM 等指标[337]，并升高白细胞介素（IL）-2、IL-6、IL-12、一氧化氮（NO）、肿瘤坏死因子（TNF-α）和干扰素（IFN）-γ 免疫因子含量及一氧化氮合成酶（iNOS）mRNA 水平[338]，机制涉及调控 TNF-α、IL-6、iNOS[339]、P38 MAPK、核因子 κB（NF-κB）[336]、TLR4-MAPK/NF-κB 信号通路[340] 和凋亡相关 B 淋巴细胞瘤 -2 基因（Bcl-2）、Bax、Fas 的表达[341]。黄精多糖能够改善脾脏功能低下小鼠的免疫抑制状态，提高 RAW264.7 细胞活力、吞噬能力、酸性磷酸酶活性以及 NO 生成。值得一提的是，酒制黄精提取的多糖免疫活性更强[342]。此外，黄精总皂苷可明显升高应激抑郁大鼠模型的体质量、脾脏指数，以及血清 IgA、IgG、IgM 和 IL-2 含量，表明具有增强免疫功能的作用[343]。

此外，黄精多糖还能增加血清中红细胞、白细胞和血小板计数[335, 344]。黄精多糖对环磷酰胺诱导的免疫抑制有保护作用，可促进免疫器官相对重量的恢复，维持免疫器官的结构和功能，刺激血清免疫球蛋白，提高抗氧化指数，促进外周血 T 淋巴细胞增殖，并上调 IL-2、IL-6 和 IFN-γ 基因的表达。此外，黄精多糖还能促进免疫器官细胞进入 S 期和 G2/M 期，抑制脾脏、胸腺和法氏囊的凋亡[345]。

此外，修饰后的黄精多糖也展现出良好的免疫活性。经硫酸酯化修饰后的黄精多糖能增强 IFN-γ、颗粒酶 B、穿孔素、NKG2D 和 FasL 的表达，并增强 NK 细胞的杀伤力。而部分酸水解处理后的黄精多糖则表现出更强的 RAW264.7 细胞刺激活性，能提高 NO 水平和细胞因子 IL-1β、IL-6、IL-10 和 IL-12 的表达，表明黄精多糖能通过结构修饰有选择性地刺激免疫细胞[346]。另外，经卵清蛋白吸附十六烷基三甲基溴化铵修饰的黄精多糖纳米立方体也具有良好的免疫活性[347]，在一定浓度下，其对脾淋巴细胞增殖的促进效果优于空白纳米立方体或游离的黄精多糖[348]。

二、降血糖

血糖浓度维持在相对稳定的水平有重要的生理意义。胰岛素是体内唯一降血糖的激素，它通过肌肉和脂肪组织摄取葡萄糖，增强肝细胞和肌肉组织的糖原合成。最新研究表明，黄精提取物所含的多糖和皂苷类化合物，具有显著的降血糖作用。这些成分通过多个途径和靶点发挥降血糖的功能，进而控制血糖水平，减少高血糖对身体的损害。

黄精多糖能增强胰岛素受体底物 1（IRS1）表达，促进胰岛素信号传导，发挥降低血糖作用[349]，其还能上调蛋白激酶 B（Akt）、葡萄糖转运蛋白 2（GLUT2）、磷酸肌醇依赖性蛋白激酶 -1、磷脂酰肌醇 1,2,3,4,5,- 五磷酸、糖原合酶（GSY）mRNA 和蛋白表达，激活 IRS1-PI3K-PDK1-Akt、PI3K-Akt-GSK-3β-GSY 和 PI3K-Akt-PIP5K-GLUT2 信号通路，提高细胞对葡萄糖的摄取和利用能力，从而改善机体血糖水平[350-356]。黄精多糖还能促进链脲佐菌素诱导的糖尿病小鼠胰岛素及连接肽分泌，降低血糖水平，减缓糖尿病视网膜病变和白内障进展，缓解脏器损伤。其作用机制可能与抑制胰岛细胞凋亡、氧化应激、糖基化损伤，以及下调 Caspase-3 表达有关[357-360]。黄精多糖还可降低肾上腺素诱导的高血糖小鼠血糖值和肝脏中环磷酸腺苷含量，进而调控肝糖原的合成与分解，维持机体血糖稳态[361]。

黄精多糖对糖尿病鼠的肠道菌群有显著调节作用，包括厚壁菌门、变形菌门和拟杆菌门，可有效逆转糖尿病引起的肠道微生态失衡情况，并在一定程度上改善病情[362]。滇黄精中的多糖和皂苷可通过调节肠道菌群来预防 2 型糖尿病[363]。多花黄精中的多糖能刺激

L-细胞分泌胰高血糖素样肽-1，发挥降血糖作用[364]；还可显著改善1型糖尿病小鼠体重、保护肝脏、降低血糖和死亡率，机制可能与提高IRS-1的mRNA表达水平有关[365]。

此外，黄精皂苷成分具有显著降血糖活性。滇黄精总皂苷能促进细胞对葡萄糖利用和外周组织糖原形成，可作为辅助治疗手段控制2型糖尿病患者血糖水平和胰岛素抵抗[366]。同时，黄精和滇黄精中的皂苷成分可抑制α-葡萄糖苷酶活性[367,368]。

三、降血脂

饮食习惯的变化导致肥胖及相关代谢类疾病的发病率持续上升，对人类健康构成威胁[369]。研究表明，黄精可调节血脂和改善肥胖。乙醇提取物能调节3T3-L1细胞与脂肪生成和脂肪酸氧化相关基因表达，改善肥胖症状，其作用机制可能与激活 γcoactivator-1α 途径有关[370]。此外，黄精水提取物能有效调节小鼠血糖和血脂水平，保护其糖脂代谢功能，作用机制可能与增强PI3K/Akt信号通路的分子蛋白及磷酸化蛋白的表达有关[371]。滇黄精水提取物联合间歇性禁食可改变高脂饮食小鼠肠道菌群结构，进而改善糖脂代谢水平和氧化应激状态，对肥胖和肝脏损伤产生积极影响[372]。

黄精多糖能有效降低高脂血症小鼠血清中的总胆固醇（TC）、甘油三酯（TG）和低密度脂蛋白胆固醇（LDL-C），同时增加高密度脂蛋白胆固醇（HDL-C）含量。其作用机制可能涉及上调过氧化物增殖激活受体（PPAR）-α、PPAR-β 和下调 PPAR-γ、胆固醇调节元件结合蛋白（SREBP）-1c、白介素-6和肿瘤坏死因子-α（TNF-α）的mRNA和蛋白表达[373]。黄精多糖还可有效降低糖尿病大鼠的TC、TG和LDL水平，减轻肝细胞的脂肪变性，改善脂质代谢紊乱，其作用机制可能与降低SREBP-1c和硬脂酰辅酶A去饱和酶1蛋白的TNF-α表达有关[374,375]。此外，滇黄精多糖可促进脂肪细胞分化，减轻肝细胞脂肪变性，增加脂肪因子表达，其机制与激活PPAR和抑制TLR4/NFκB信号通路有关[376]。滇黄精多糖还能调节脂质代谢紊乱大鼠的miRNA及其靶基因，改善脂质代谢紊乱[377]。多花黄精多糖可显著降低肥胖小鼠的体重和血脂水平，并减小脂肪细胞体积，缓解肝脏脂肪变性，作用机制可能与花生四烯酸、甘油磷脂、亚麻酸等代谢途径有关[378]。

四、抗氧化

黄精提取物可提高机体抗氧化酶活性、清除自由基及抑制体内脂质过氧化反应，是极具潜力的天然抗氧化剂。据体内研究显示，黄精能降低老年大鼠内皮祖细胞的活性氧水平，减轻衰老程度[379]；同时还能提高衰老小鼠脑组织中 Na^+-K^+-ATP酶和 Ca^{2+}-ATP酶的活性，并降低丙二醛（MDA）含量，这一机制与其清除自由基作用有关[380]。此外，黄精多糖能明显提高大鼠血清超氧化物歧化酶（SOD）和谷胱甘肽过氧化物酶（GSH-Px）活性，降低血清和骨骼中的 MDA 含量，提高机体抗氧化能力，有助于机体抗氧化损伤及衰老[381]。另外，黄精总黄酮可显著提高耐力运动大鼠肝组织中的 GSH-Px 活性，降低肝组织和骨骼肌的 MDA 含量，抑制机体因过度运动而引起的脂质过氧化，从而减轻氧化损伤[382]。

在细胞水平上，黄精多糖能抑制 HT22 细胞的氧化损伤，提高细胞的存活率，作用机制与上调 Nrf2 信号通路表达有关[383]。此外，滇黄精多糖和黄精水提取物对 2,2- 二苯基 -1- 苦肼基（DPPH）、羟基自由基[384]和超氧阴离子自由基均有不同程度的清除作用[385]。滇黄精粗多糖、纯化后的中性多糖和酸性多糖均具有清除 2,2'- 联氮 - 双 -（3- 乙基苯并噻唑啉 -6- 磺酸）自由基（ABTS·$^+$）活性，其 IC_{50} 分别为 2.442mg/mL、0.825mg/mL、0.444mg/mL，清除效应与浓度呈剂量依赖性[386]。滇黄精多酚提取物也显示出良好的抗氧化活性，在一定浓度范围内，对 DPPH、羟自由基、ABTS$^+$· 均具有清除作用[387]。多花黄精醇不溶性提取物，包括热缓冲液可溶固体、螯合剂可溶固体、稀碱可溶固体、浓碱可溶固体均具有一定的抗氧化活性[388]。此外，多花黄精总皂苷对 DPPH 和 ABTS$^+$· 也具有良好的清除作用[389]。

综上，黄精提取物及其各组分均显示出显著的抗氧化活性，其作用机制多样，包括清除自由基、激活抗氧化酶、调节相关信号通路等。这些发现为黄精在抗氧化、抗衰老等方面的应用提供了有力的科学依据。

五、神经系统作用

（一）抗阿尔茨海默病

阿尔茨海默病（AD）是一种常见的神经退行性疾病，其主要临床表现包括智力减退、记忆缺失、认知功能障碍，是导致老年痴呆症的主要原因之一[390]。大量研究表明，黄精具有改善认知和记忆障碍以及提高学习能力的作用。

黄精口服液可提高海马结构中突触膜糖蛋白的免疫活性，增加突触后致密物的厚度，从而提高突触传递效能，有效改善血管性痴呆大鼠的学习和记忆能力[391]。黄精可改善 AD 大鼠模型的海马 CA1 区神经元的退行性变化和空间学习记忆能力，作用机制可能与调节 Caspase-3 和 α7 烟碱型乙酰胆碱受体的表达有关[392, 393]。此外，黄精还可以增加小

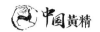

鼠大脑皮层和海马内乙酰胆碱的含量，提高乙酰胆碱转移酶活性，对小鼠学习记忆有明显的改善作用[394]。黄精能改善自然衰老大鼠海马和皮层神经元的损伤，改善其认知功能障碍，其作用机制可能与调节突触可塑性相关蛋白的表达和脑源性神经营养因子（BDNF）-酪氨酸受体激酶B（TrkB）信号通路有关[395]。黄精水提取物对高脂高糖饮食所致大鼠认知功能损伤具有改善作用，其作用机制可能与调节肠道菌群、重塑肠壁黏膜屏障、降低内毒素表达和抑制脑内 TLR4/NF-κB 炎症信号通路有关[396]。

黄精多糖可减少阿尔茨海默病大鼠海马区神经细胞凋亡，降低海马组织中 β- 淀粉样蛋白（Aβ）的沉积，从而改善阿尔茨海默病大鼠的学习和记忆能力[397]。腹腔注射黄精多糖 15 天和 30 天可提高老龄大鼠学习和记忆能力，显著降低其在 Y 型测试迷宫中的错误次数[398]。黄精多糖可促进血管性痴呆模型大鼠学习、记忆能力的恢复[399]；并且可以改善东莨菪碱致小鼠记忆获得障碍[400]。黄精多糖还能减轻慢性脑缺血大鼠大脑超微结构损伤，改善神经元结构、学习记忆能力、一般行为学评价和组织学变化，其机制可能与降低前额皮质和海马区 Aβ1-42 的蛋白表达有关[401]。此外，黄精多糖还能改善氧化应激并调节边缘系统 - 下丘脑 - 垂体 - 肾上腺轴功能[402]，降低血清和海马区中 IL-6、IL-1β 和 γ- 氨基丁酸含量，增加乙酰胆碱的含量，从而改善小鼠的认知障碍[403]。黄精多糖可改善阿尔茨海默病斑马鱼模型的学习记忆能力，其机制与上调 N-cadherin 蛋白水平、阻碍 P38 磷酸化有关[404]。

（二）抗抑郁

抑郁是一种常见的心理障碍，其症状包括持续的情绪低落、言语动作减少以及思维迟缓等，这些症状对患者的日常生活和工作能力有影响。研究显示，黄精皂苷对慢性应激所致抑郁大鼠行为学表现有改善作用，能提高自主活动和学习记忆能力，这种改善可能与血清中锌、锰和镁水平升高有关[405]，同时还能增加海马细胞 BDNF 和 TrkB 的表达[406]，提高去甲肾上腺素（NE）、多巴胺（DA）、5- 羟色胺（5-HT）含量[407]，机制可能与调节 5-HT1AR/β-arrestin2/akt[408] 和 5-HT1AR/cAMP/PKA/CREB 信号通路[409]有关。此外，黄精多糖能显著缩短行为绝望抑郁模型小鼠在悬尾和强迫游泳实验中的不动时间，提示其具有改善抑郁的作用，机制可能与提高脑组织中 5-HT、DA 和 NE 的水平，降低血清中 TNF-α 和 IL-10 活性，以及下调海马中色氨酸和 3- 羟基犬尿氨酸水平有关[410]。此外，黄精多糖还能改善脂多糖、慢性轻度应激诱导的抑郁样行为，机制可能与抑制氧化应激、钙蛋白酶介导的炎症通路，以及改善神经元和突触损伤有关[411]。

（三）抑制神经细胞凋亡

在缺血、缺氧等条件下，机体中枢神经系统会产生大量自由基，导致神经细胞凋亡或坏死，引发神经功能损害[412]。研究表明，黄精具有强大的自由基清除能力，其可调节花生四烯酸引起的氧化应激，并促进具有神经保护作用的神经递质 N- 乙酰天冬氨酰谷氨酸（NAAG）的产生，从而对铀损伤起到防护作用[413]。此外，黄精多糖能增强细胞抗氧化活性，从而保护细胞氧化损伤，提高海马神经元细胞 HT22 的存活率，发挥抗神经细胞凋亡作用；其作用机制可能与激活 SIRT1/AMPK/PGC-1α 信号通路有关[414]。

（四）抑制多巴胺神经元的凋亡

多巴胺神经元凋亡被认为是引起帕金森病（PD）发生的主要原因之一。黄精多糖可抑制炎症反应和神经细胞凋亡，促进多巴胺神经元再生，改善 PD 大鼠行为，机制可能与黄精多糖上调 PPAR-γ 表达有关[415]。苁蓉精（黄精、肉苁蓉、淫羊藿）可显著提高基质金属蛋白酶 2 暴露后黑质多巴胺能神经元细胞 MES23.5 的存活率，并抑制 1- 甲基 -4- 苯基 -吡啶离子（MPP$^+$）诱导的细胞内活性氧的产生，防止 MPP$^+$ 处理的 MES23.5 细胞发生凋亡，其机制通过减少磷脂酰丝氨酸的外化和提高 Bcl-2/Bax 蛋白的表达率来实现[416]。在临床应用中，苁蓉精联合卡左双多巴控释片治疗早期 PD 患者可显著改善中医证候评分[417]。

六、抗心脑血管疾病

心脑血管疾病是由多种因素引起的心脏和大脑缺血或出血性疾病[418]。研究显示，黄精具有显著的保护心脑血管作用，能够降低氧自由基和血浆丙二醛水平，减轻大鼠脑部缺血再灌注损伤程度[419]。此外，黄精多糖还能显著改善成年金黄仓鼠的血脂、载脂蛋白、内皮功能紊乱和家兔主动脉形态，减少泡沫细胞数量和内皮细胞损伤，对动脉粥样硬化起到保护作用[420, 421]。

黄精具有保护心肌作用。研究发现，黄精多糖对异丙肾上腺素诱导的大鼠心肌肥厚有一定保护作用。其机制涉及抗炎、抗氧化以及抑制心肌组织 p-JAK2、p-STAT3 蛋白表达[422]。此外，黄精多糖还能降低心肌组织中细胞间黏附分子 -1、血管细胞黏附因子 -1 的表达，从而促进异丙肾上腺素导致的小鼠心脏重塑[423]。黄精多糖还能维持心肌细胞膜内外 Ca^{2+} 的分布平衡[424]，减轻实验性心肌缺血大鼠体内各种酶的释放，防止心肌钙超载，发挥心肌保护作用[425]。黄精多糖还能改善急性心肌梗死大鼠的心肌损伤，提高其左心室射血分数

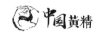

和左室收缩分数，并减轻心肌组织结构紊乱和炎性细胞浸润，作用机制可能与提高左心室前壁组织中 Bcl-2 蛋白的表达，降低 Bax、caspase-3、caspase-8、caspase-9、Wnt1 和 β-catenin 蛋白表达有关[426]。黄精多糖还能降低缺氧/复氧诱导的 H9c2 心肌细胞中的 Bax/Bcl-2 比率，作用机制主要是抑制 Caspase-3 的表达和 IκBα 蛋白降解，减轻炎性因子渗出，抑制 TLR4-MyD88-NF-κB 信号通路[427, 428]；黄精多糖还能平衡心肌细胞膜内外 Ca^{2+} 分布[424]，减轻实验性心肌缺血大鼠体内各种酶释放，防止心肌钙超载，并实现心肌保护作用[425]。

此外，黄精多糖对糖尿病大鼠心肌纤维化的改善作用可能与促进心肌组织中 BMP-7 表达以及调节 TGF-β1/Smads 信号通路有关[429]。黄精多糖还可抑制急性缺血引起的 S-T 段升高，降低血清中肌酸激酶同工酶、乳酸脱氢酶、核因子 κB、白介素 -6、肿瘤坏死因子和丙二醛含量。同时黄精多糖还能增加谷胱甘肽过氧化物酶含量，表明其具有保护心肌作用，其机制与降低心肌组织中 Notch1、Dll4 和 Hey2 蛋白表达，抑制炎症和氧化损伤，促进缺血区血管新生及修复缺血心肌梗死有关[430]。

七、改善骨质疏松

骨质疏松症是一种涉及全身骨骼系统的疾病，其关键特点是骨密度和骨质量下降，骨骼脆性增加，这些因素共同增加了骨折风险[431]。

近年来，黄精多糖在治疗骨质疏松症方面疗效逐渐受到关注。据研究报道，黄精多糖能在成骨分化过程中促进骨髓间充质干细胞的增殖和分化[432, 433]，其机制可能与提高碱性磷酸酶、骨钙素（BGP）、人骨形态发生蛋白 -2（BMP-2）和Ⅰ型前胶原氨基端前肽表达有关[434-436]。此外，黄精多糖通过调控 Wnt/β-catenin 及 Hippo 信号通路，可抑制破骨细胞生成和骨质疏松症的发生[437-439]；黄精多糖还能促进成骨细胞的分化和矿化，其机制可能是激活 ERK/GSK-3β/β-catenin 信号通路[440]。在骨质疏松症骨折大鼠模型中，黄精多糖（500mg/kg，1000mg/kg）能显著增加骨组织中 G 蛋白偶联受体 48、BMP-2 含量和骨代谢因子的含量，提高生物力学性能和骨密度，延缓骨质疏松症进展[441]。同时，黄精多糖通过降低 BGP 和抗酒石酸酸性磷酸酶表达促进骨折愈合[442]；并能逆转去卵巢大鼠骨质流失，改善骨微结构破坏，预防骨质疏松症发生[432, 433]，与严芳娜等的研究结果相似[443]。此外，黄精中薯蓣皂苷元和薯蓣皂苷也显示出改善骨质疏松的作用[444, 445]。

八、抗肿瘤

肿瘤是危害人类健康的重要问题之一，中药的抗肿瘤活性逐渐被认识和开发[446]。研究表明，黄精对胃癌、宫颈癌、肝癌、乳腺癌、肺癌等具有抑制作用，其主要机制包括激活免疫系统，诱导癌细胞凋亡和自噬，进而抑制癌细胞增殖或肿瘤生长。研究显示，黄精多糖的高、低剂量组可以降低 MFC 胃癌荷瘤小鼠脾脏中 Toll 样受体（TLR）4、MyD88 基因、核因子 κB（NF-κB）的 mRNA 表达，并增强其免疫功能，机制可能是抑制 TLR4/NF-κB 信号通路激活[447]。此外，黄精多糖可降低裸鼠血清中基质金属蛋白酶（MMP）2 和 MMP9 的含量，同时抑制 C-33A 细胞增殖并促进其凋亡，其机制可能是下调 CASP3、CASP9、Bax 和 Bcl-2 表达[448]。

黄精薯蓣皂苷能有效阻止宫颈癌 Hela 细胞和人肝癌 HepG2 细胞在 G2/M 期的细胞周期进程，并通过线粒体和死亡受体途径诱导细胞凋亡。其作用机制可能涉及提高细胞内活性氧、凋亡抑制因子、Smac、NF-κB 和 c-Jun 氨基末端激酶（JNK）等分子水平，并调节 CHK2、p53、p21、CDK1 和 Cyclin B1 等细胞周期相关蛋白的表达[449]。多花黄精中的多糖能有效激活体外巨噬细胞 RAW264.7 的活性，并增强环磷酰胺对肝癌 H22 实体瘤的抑制作用[450]。此外，黄精薯蓣皂苷具有抑制人乳腺癌 MCF-7 细胞增殖及迁移能力，可将细胞周期阻滞在 G2/M 期并促进细胞凋亡。其作用机制可能涉及上调 P53、Caspase-3、Caspase-9、Bax 和下调 Bcl-2 的表达水平[451]。多花黄精挥发油在质量浓度为 100μg/mL 时，对 NCI-H460 人肺癌细胞显示出高达 98.08% 的显著抑制作用[315]。此外，黄精提取物具有抑制 M2 巨噬细胞极化作用，并能促使其向 M1 型转化，从而抑制肺癌细胞迁移。其作用机制可能与抑制 AMPK/PDH 信号通路和下调 M2 巨噬细胞线粒体氧化磷酸化水平有关[452]。

九、器官保护

（一）肾脏保护

黄精在治疗或改善镉肾损伤、肾小管间质纤维化、肾小球滤过功能、糖尿病肾病等方面具有显著作用。黄精提取物可调节染镉小鼠肾脏的金属元素代谢平衡，上调抗凋亡基因 B 淋巴细胞瘤 -2 基因（Bcl-2）和 Bcl-xl mRNA，并下调促凋亡基因 P53、Bax 和 Caspase-3 mRNA 的表达，发挥抗镉肾损伤作用[453]。此外，黄精皂苷可抑制转化生长因子 β1（TGF-β1）引起的肾小管上皮细胞间质转化，发挥抗肾纤维化作用，其机制与阻断 PI3K/AKT/NF-κB 通路，降低补体相关蛋白 C3aR 和 C5aR 表达有关[454]。黄精皂苷还可阻断 Wnt/β-catenin 通路，从而抑制肾小管间质纤维化进程[455]。黄精多糖可减少 NO 代谢产物对肾组织的毒副作用，抑制自由基生成，改善肾小球滤过功能，其机制在于调节肾组织抗氧化酶、诱导型一氧化氮合酶和内皮型一氧化氮合酶活性[456]。滇黄精多糖可有效降低链脲佐菌素诱导的糖尿病肾病小鼠血糖水平，调节肾脏中炎症因子和纤维因子的含量，改善肾功能，对肾脏有一定的保护作用[457]。滇黄精及其炮制品可上调肾阴虚小鼠体内 Gsk-3β 基因的表达，下调 Wnt4m 和 β-catenin 基因的 mRNA 和蛋白表达，发挥保护肾脏的作用[201]。

（二）保肝活性

黄精对不同类型的肝损伤具有保护作用，其机制涉及抗氧化、抗炎、抗凋亡和调节能量代谢等多个方面。研究显示，黄精多糖可显著降低 CCl$_4$ 诱导肝损伤大鼠血清中谷丙转氨酶、天门冬氨酸氨基转移酶[458]、碱性磷酸酶活性及直接胆红素和总胆红素含量，减轻大鼠肝脏病理学和组织学病变，呈剂量依赖性[459]。在相同的大鼠模型中，黄精多糖还可上调 NQO1、Bcl-2 和 Bcl-xl 的表达，下调白细胞介素 -6 和肿瘤坏死因子 -α 表达，提高肝脏抗氧化和抗凋亡水平，抑制炎症反应，其机制可能是激活 Keap1-Nrf2-ARE 通路[460]。此外，黄精多糖对小鼠运动性肝损伤也有一定保护作用，可能与抑制肝组织自由基增加，提高抗氧化酶的活性，以及维持细胞内外 Na$^+$、K$^+$、Ca^{2+}、Mg^{2+} 的正常分布和运转有关[461]。

黄精水提取物可缓解 CCl$_4$ 诱导的小鼠肝损伤，其机制可能是抑制 JAK2/STAT3/NF-κB 通路[462]。在酒精性肝病小鼠模型中，黄精速溶粉可提高抗氧化能力，降低小鼠氧化应激水平，其机制可能是激活 Nrf2/ARE 通路，促进 Nrf2 核转运[463]。滇黄精水提取物可显著减轻非酒精性脂肪肝大鼠的肝细胞肿胀、变性、坏死和炎性损伤，其机制可能与清除丙二醛，增加超氧化物歧化酶和谷胱甘肽过氧化物酶活性及改善能量代谢障碍有关[464]。在肝纤维化大鼠模型中，黄精提取物可减轻肝细胞坏死、改善脂肪变性和纤维化程度，机制可能与调节 TGF-β1 和 I 型细胞间黏附分子水平有关[465, 466]。

十、抗炎作用

炎症是机体对各种损伤因子刺激所发生的防御反应。研究表明，黄精在体内外均有显著的抗炎作用。黄精皂苷能抑制脂多糖诱导 RAW264.7 细胞释放 NO、肿瘤坏死因子（TNF）-α、白细胞介素（IL）-6 和活性氧，发挥体外抗炎作用，其机制可能与减少一氧化氮合成酶（iNOS）、环氧化酶（COX）-2、p-IKKα/β、p-p65、p-IκBα、p-p38、p-ERK 和 p-JNK 蛋白表达，以及抑制 NF-κB/MAPKs 信号通路有关[467]。体内实验证实，黄精多糖能影响神经肽类物质和炎症因子表达，调节肠道及肺组织的运动和炎症反应，呈剂量依赖性[468, 469]。此外，黄精多糖能有效减轻二甲苯引起的小鼠耳肿胀和细菌引起的炎症损伤[470]。黄精多糖还可抑制脂多糖诱导的急性肺损伤引起的炎症反应，其机制与调节 TLR4/Myd88/NF-κB 通路有关[471]。黄精水提取物对 12-O- 十四烷酰佛波醋酸酯诱导的小鼠炎症反应具有潜在的抗炎作用，其机制可能通过抑制 iNOS、COX-2、TNF-α、IL-1β、IL-6 等炎症介质的 mRNA 表达实现[472]。多花黄精中的低聚果糖可显著降低腹膜炎小鼠炎症细胞因子 IL-1β 和 TNF-α 水平，提高小鼠的存活率[473]。在胶原抗体诱导的关节炎小鼠模型中，滇黄精乙醇提取物（主要成分为皂苷）能够调节炎症因子和前列腺素 E2 的表达，发挥抗炎活性[474]。

十一、抗病原微生物

黄精具有明显的抗病原微生物作用，尤其是对多种细菌及真菌的抑制作用[475]。研究显示，黄精能有效抑制哈氏弧菌的生长并破坏其生物膜，产生显著抗菌效果[476]。郑春艳发现黄精多糖的抗菌作用较黄精水提液更为显著，尤其对白葡萄球菌、副伤寒杆菌和大肠杆菌；大剂量黄精多糖对金黄色葡萄球菌也具有明显抑制作用[477]。黄精汤及其制剂在治疗肺结核和耐药性肺结核方面疗效显著，与化疗相当，患者肝肾功能无异常，表明黄精具有抗结核分枝杆菌作用，且安全性良好[478]。此外，黄精多酚提取液对大肠杆菌和枯草芽孢杆菌也有一定抑制和杀灭作用，其最低抑菌和杀菌浓度分别为 50mg/mL 和 100mg/mL[479]。多花黄精中的多糖对革兰阳性菌抑制效果优于革兰阴性菌，对各类菌株的抑制作用依次为枯草芽孢杆菌 > 金黄色葡萄球菌 > 大肠杆菌 > 沙门菌[480]。

十二、改善造血功能

黄精在改善造血功能方面表现出重要作用，其可改善造血器官和造血诱导微环境，增加成熟血细胞数量并改善其功能，平衡造血调节因子水平和促进造血细胞增殖，从而改善机体造血功能[481]。造血系统疾病的毒副作用，通常表现为抵抗力下降、面色无华、身体羸瘦、体倦乏力等虚损症状，而作为滋补药物中上品药的黄精具有"补诸虚，填精髓"的功效，可让患者"肌肉充盈，骨髓坚强"[481]。黄精水煎剂可恢复受损的造血诱导微环境，分泌多种造血调节因子和黏附分子，促进造血功能恢复[482]。注射黄精多糖可提高 ^{60}Coγ 射线辐射小鼠外周血白细胞和血小板值，提示黄精多糖可对抗辐射所致的造血功能低下和血细胞损伤[483]。另外，黄精粗多糖能显著提高小鼠体内溶血素水平，且呈现剂量依赖关系[470]。黄精对造血系统的作用，对中医学滋补理论的发展和血液系统疾病治疗具有重要意义。

十三、改善男性性功能

黄精可显著提高雌性大鼠血清的促性腺激素释放激素、促卵泡生长激素、去甲肾上腺素以及免疫球蛋白 A 水平[220]。黄精水提液可有效改善睾丸组织结构和生理功能，其作用机制与调节 TXNIP-NLRP3-Casepase-1 和 Cyt-c-Caspase-9-Caspase-3 信号通路有关[484]；黄精多糖可增加胸腺、脾脏及未成年雄性小鼠睾丸和前列腺 - 贮精囊的重量[214]，并有效抑制环磷酰胺引起的睾丸损伤，其机制可能涉及调控 Nrf2 和 Caspase-3 信号通路基因表达，增强抗氧化酶的活性[485]。

十四、抗病毒

黄精对多种病毒具有抑制作用[486]。研究发现，预先感染单纯疱疹病毒Ⅰ型 Stoker 株、2 型 sav 株和 333 株的非洲绿猴肾细胞在注射黄精多糖后，细胞活力显著提高[487]。杨绍春等在探究纯中药对人类免疫缺陷病毒作用时发现，黄精作为主要成分的扶正抗毒丸，可提高、减缓或逆转艾滋病患者体内重要免疫细胞 CD^{4+} 的下降趋势，在一定程度上抗人类免疫缺陷病毒（HIV）[488]。此外，滇黄精甾体皂苷也具有抗 HIV 活性[489]。

十五、其他

除上述药理作用之外，黄精还能改善原发性痛经、对抗痛风、保湿和减轻疲劳等。黄精可以提高血清中 6-keto-PGF1α 和 β-EP 含量，减少子宫组织中前列腺素 F2α 的含量，增加前列腺素 2 的含量，降低子宫肌肉收缩，改善充血状况，在治疗原发性痛经的大鼠中表现出良好效果[490]。黄精薯蓣皂苷元能减少 p38MAPK 以及其上游 ERK1/2 的磷酸化蛋白表达，发挥抗痛风作用，机制可能是调控核心靶点 MAPK14[491]。黄精多糖具有即时保湿功能，能在短时间使皮肤达到最大水分含量，减少水分散失，2h 内保湿效果非常显著，并且具有时间依赖性[492]。多花黄精多糖能促进糖和脂质摄取和代谢，增加肝糖原、肌肉糖原和 ATP 储存，提高骨钙蛋白表达，减少乳酸和尿素氮积累，抑制机体氧化损伤，具有抗疲劳作用[493]。

近年来，研究人员对黄精药理作用进行了系统研究。目前，研究主要集中在抗氧化、改善骨质疏松、降血糖、抗炎、增强免疫、抗肿瘤等方面。涉及药理研究的成分主要包括多糖和甾体皂苷类化合物。在构效关系、作用机制以及与其他中药配伍关系和药效方面，仍有待进一步加强。

第八章　黄精的临床应用及不良反应

一、治疗糖尿病及并发症

（一）糖尿病

糖尿病是由于胰岛素分泌和（或）胰岛素作用绝对或相对不足引起的以高血糖为主要特征的综合征。

1. 黄精单用[494]

选取 94 例 2 型糖尿病患者，随机分为治疗组（48 例）和对照组（46 例）。两组在性别、年龄、糖尿病病程及并发症等方面比较，差异无统计学意义。

治疗组给予黄精煎剂，每日 1 剂。对照组给予二甲双胍，每次 50～100mg，每日 2 次。疗程 1 个月。

临床观察结果显示：治疗组总有效率为 81.25%，对照组总有效率为 56.52%，两组比较，差异具统计学意义（$P<0.05$）。

典型病例：患者，女，65 岁，农民。2006 年 4 月 15 日初诊，患者口渴多饮多尿，形体丰满。1 年前因情绪不畅始感口渴欲饮，未予重视，继而多饮、多尿，每日饮水量约 2500mL，伴有多食、口苦咽干、周身乏力、下肢酸痛的症状。在当地医院诊断为糖尿病，常规口服优降糖，疗效欠佳。就诊时，形体消瘦、步履艰难，除上述症状外，舌边尖红、苔薄黄、脉滑数。空腹血糖 15.1mmol/L，尿糖强阳性（+++）。分入治疗组用药 2 周后，空腹血糖 9.4mmol/L。1 个疗程后，空腹血糖 8.2mmol/L，尿糖转阴。随访半年，血糖和尿糖基本正常。

2. 地麦消渴胶囊[495]

选取 90 例 2 型糖尿病患者，随机分为治疗组（46 例）和对照组（44 例）。两组在性别、年龄、空腹血糖、血脂等方面比较，差异无统计学意义。

治疗组给予地麦消渴胶囊（由黄芪、知母、生地黄、麦门冬、天花粉、山药、黄精等组成），每次4粒，每日2次；对照组给予格列齐特缓释片，每次80mg，每日2次。疗程4～6周。

临床观察结果显示：治疗组总有效率为93.4%，对照组总有效率为81.8%，两组比较，差异具统计学意义（$P<0.01$）。治疗组在降低空腹血糖和餐后2h血糖，改善口渴多饮、倦怠乏力、心烦和便秘等症状方面优于对照组，差异具统计学意义（$P<0.01$）。

3. 消渴灵胶囊[496]

选取250例2型糖尿病患者，随机分为治疗组（150例）和对照组（100例）。两组在性别、年龄、病程等方面比较，差异无统计学意义。

治疗组给予消渴灵胶囊，每次4～6粒，每日3次。对照组给予格列齐特缓释片，每次1片，每日2次。疗程8周。

临床观察结果显示：治疗组总有效率为89.3%，对照组总有效率为87%，两组比较，差异无统计学意义。治疗组在降低血清总胆固醇、甘油三酯，改善倦怠乏力、自汗、头晕、五心烦热、心悸和肢麻等症状方面优于对照组，差异具统计学意义（$P<0.01$）。但在改善口渴多饮、多食易饥和尿频量多等方面，两组比较，差异无统计学意义。

4. 珍芪降糖丸[497]

选取130例2型糖尿病患者，随机分为治疗组（70例）和对照组（60例）。

治疗组给予珍芪降糖丸（由人参、珍珠、黄芪、黄精组成），每次2粒，每日3次。对照组给予格列苯脲，每次2.5mg，每日1～2次，如治疗效果不佳，加用苯乙双胍。近期疗程2个月，远期疗程18个月。

临床观察结果显示：近期疗效方面，治疗组有效率为91.43%，对照组为85.00%，两组比较，差异无统计学意义。远期疗效方面，治疗组有效率为91.43%，对照组为76.67%，两组比较，差异具统计学意义（$P<0.05$）。

5. 自拟补肾降糖方与西医常规降糖方法联用[498]

选取75例肥胖2型糖尿病患者，随机分为治疗组（45例）和对照组（30例）。

治疗组在对照组基础上给予自拟补肾降糖方（由黄芪24g、山药18g、沙苑子15g、黄精15g、制大黄9g、鹿角胶15g、金银花15g、川芎18g、丹参18g组成）；对照组给予常规西医降糖治疗。疗程3个月。

临床观察结果显示：治疗组在改善中医证候总积分，降低胰岛素、胰岛素抵抗指数和游离脂肪酸等方面优于对照组，差异具统计学意义（$P<0.05$）。两组低血糖发生率比较，差异无统计学意义。

6. 自拟养阴降糖方与门冬胰岛素 30 联用[499]

选取 200 例 2 型糖尿病患者，随机分为治疗组（100 例）和对照组（100 例）。

治疗组在对照组基础上给予养阴降糖方（由麦冬、黄精、生地黄、知母、天花粉、葛根、甘草、太子参、山药及五味子等组成）。对照组给予门冬胰岛素 30 注射液。疗程 2 周。

临床观察结果显示：治疗组在降低空腹血糖、餐后血糖及血糖波动值，缩短血糖达标时间和临床症状缓解时间，降低低血糖和黎明现象发生率等方面优于对照组，差异具统计学意义（$P<0.05$）。两组糖化血红蛋白值比较，差异无统计学意义。

7. 芪黄胶囊与小檗碱联用[500]

选取 120 例 2 型糖尿病患者，随机分为 A、B、C、D 四组，每组 30 例。四组在病程、体重指数和并发症等方面比较，差异无统计学意义。

A 组给予单纯生活方式干预，不服用药物；B 组给予二甲双胍，每次 0.5g，每日 3 次；C 组给予小檗碱，每次 0.5g，每日 3 次；D 组给予芪黄胶囊，每次 5 粒，每日 3 次，同时口服小檗碱，每次 0.5g，每日 3 次。疗程 3 个月。

临床观察结果显示：A 组治疗前后血糖、糖化血红蛋白值比较，差异无统计学意义；B、C、D 组治疗后的血糖、糖化血红蛋白值较治疗前明显下降，差异具统计学意义（$P<0.05$）。B 组和 D 组治疗后空腹胰岛素、胰岛素抵抗指数较治疗前降低，胰岛素敏感指数升高，差异具统计学意义（$P<0.01$）。组间比较显示，B 组改善胰岛素抵抗指数及胰岛素敏感指数等方面与 D 组相当，优于 C 组；A 组治疗前后效果相比较，差异无统计学意义。C 组和 D 组治疗后血脂较治疗前明显降低，差异具统计学意义（$P<0.05$），而 A 组和 B 组治疗前后相比较，差异无统计学意义。四组均具降低体重指数的作用，治疗前后比较，差异具统计学意义（$P<0.05$），尤其是 B 组和 D 组作用显著（$P<0.01$）。比较四组治疗后中医症状、体征方面的总有效率，差异具统计学意义（$P<0.05$）。在改善 2 型糖尿病胰岛素抵抗的综合疗效评价中，B 组和 D 组疗效相当，优于 A、C 组。

（二）糖尿病肾病

糖尿病肾病是糖尿病的主要并发症之一，该病涉及肾脏小血管和肾小球病变，导致蛋白尿排泄和过滤异常。

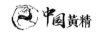

1. 自拟补肾活血方与二甲双胍联用[501]

选取 80 例早期糖尿病肾病患者，随机分为治疗组（40 例）和对照组（40 例）。两组在性别、年龄和病程等方面比较，差异无统计学意义。

治疗组在对照组基础上给予自拟补肾活血方（由黄芪 30g，黄精 12g，淫羊藿 12g，鹿角胶 15g，沙苑子 15g，制首乌 15g，葛根 30g，丹参 30g，山药 30g，制大黄 10g 等组成），每日 1 剂。对照组给予二甲双胍，每次 0.5g，每日 3 次。疗程 12 周。

临床观察结果显示：治疗组中医证候总积分明显优于对照组，差异具统计学意义（$P<0.05$）。治疗组总有效率为 87.5%，对照组总有效率为 70.0%，两组比较，差异具统计学意义（$P<0.05$）。治疗组在改善尿微量白蛋白作用方面明显优于对照组（$P<0.01$），在改善空腹血糖、餐后 2h 血糖、糖化血红蛋白、血脂和血液流变学指标等方面也优于对照组，差异具统计学意义（$P<0.05$）。

2. 健脾益肾合剂与常规西药治疗联用[502]

选取 50 例早期糖尿病肾病患者，随机分为治疗组（30 例）和对照组（20 例）。

治疗组在对照组基础上给予健脾益肾合剂（由黄芪 15g，太子参、茯苓、苍术、白术、山药、黄精、山茱萸、丹参、川芎、芡实各 10g 组成），每日 1 剂。对照组给予常规西药治疗。疗程 2 个月。

临床观察结果显示：对照组总有效率为 30%，治疗组总有效率为 87%，两组比较，差异具统计学意义（$P<0.01$）。在降低微量蛋白尿、血尿和尿 β_2 微球蛋白等方面，治疗组治疗前后相比较，差异具统计学意义（$P<0.01$），而对照组治疗前后相比较，差异无统计学意义。

3. 益气养阴活血方[503]

选取 50 例早期糖尿病肾病患者，随机分为治疗组（26 例）和对照组（24 例）。两组在一般资料、病程、体重指数、血压及合并症等方面比较，差异无统计学意义。

治疗组给予益气养阴活血方（由党参、麦冬、山药、葛根、丹参、黄精各 15g，黄芪 30g，生地黄、川芎各 12g，五味子 6g 等组成），每日 2 剂。对照组给予六味地黄丸，每次 6g，每日 3 次。疗程 8 周。

临床观察结果显示：治疗组总有效率为 84.62%，对照组总有效率为 50%，两组比较，差异具统计学意义（$P<0.05$）。治疗组在改善尿白蛋白排泄率、尿 β_2 微球蛋白和血液流变学等方面优于对照组，差异具统计学意义（$P<0.05$）。治疗组在改善倦怠乏力、气短懒言、头晕头痛、腰膝酸软、心烦失眠和肢体麻木等症状方面优于对照组，差异具统计学意义

（ $P<0.01$ ），但两组在改善口渴喜饮和大便干燥等方面比较，差异无统计学意义。

4. 早肾康与降糖药或胰岛素联用[504]

选取 64 例 1、2 型糖尿病患者，随机分为治疗组（38 例）和对照组（26 例）。

治疗组在对照组基础上给予早肾康煎剂（由红参、黄芪、葛根、黄精、丹参和赤芍等组成）。对照组给予口服降糖药或肌注胰岛素。疗程 1 个月。

临床观察结果显示：治疗组总有效率为 84.2%，对照组总有效率为 42.3%，两组比较，差异具统计学意义（ $P<0.01$ ）。治疗组与治疗前以及对照组比较，均明显降低尿白蛋白排泄率，差异具统计学意义（ $P<0.01$ ）。

5. 益气养阴消癥通络方[505]

选取 72 例糖尿病肾病患者，随机分为治疗组（36 例）和对照组（36 例）。

治疗组给予益气养阴消癥通络方，每日 1 剂。对照组给予厄贝沙坦片，每次 1 片，每日 1 次。

临床观察结果显示：治疗组总有效率为 86.1%，对照组总有效率为 58.3%，两组比较，差异具统计学意义（ $P<0.05$ ）。两组治疗前后改善中医证候积分比较，差异具统计学意义（ $P<0.05$ ），治疗组优于对照组。两组治疗后尿白蛋白排泄率较治疗前显著降低，差异具统计学意义（ $P<0.05$ ）；组间比较，治疗组优于对照组，差异具统计学意义（ $P<0.05$ ）。两组治疗前后空腹血糖、餐后血糖和糖化血红蛋白值相比较，差异无统计学意义。

6. 消渴汤与二甲双胍或格列苯脲和羟苯磺酸联用[506]

选取 50 例糖尿病肾病患者，随机分为治疗组（25 例）和对照组（25 例）。

治疗组在对照组基础上给予消渴汤（由党参 10g，生黄芪 20g，炒白术 10g，金樱子 20g，芡实、白术、茯苓、山药各 10g，黄精、菟丝子各 20g，百合、枇杷叶各 10g 组成），每日 1 剂。对照组给予二甲双胍或格列苯脲和羟苯磺酸。疗程 70 天。

临床观察结果显示：治疗组总有效率为 96.00%，对照组总有效率为 76.00%，两组比较，差异具统计学意义（ $P<0.05$ ）。治疗组在降低空腹血糖、餐后 2h 血糖、糖化血红蛋白、血清肌酐、尿白蛋白排泄量、血尿素氮等指标方面优于对照组，差异具统计学意义（ $P<0.05$ ）。

（三）糖尿病周围神经病变[507]

糖尿病周围神经病变是糖尿病患者常见的并发症，临床发病率可达 40%，导致患者出现肢体麻木、疼痛和感觉异常，甚至发生肌肉萎缩，严重影响患者生活和生命质量。

选取 92 例糖尿病周围神经病变患者，随机分为治疗组（62 例）和对照组（30 例）。

治疗组给予糖末汤（由绞股蓝 30g、黄芪 30g、太子参 15g、麦冬 15g、黄精 30g、路路通 30g、川芎 12g、郁金 12g、地龙 6g 和丹参 30g 组成），每日 1 剂；对照组给予丹参注射液 16mL，每日 1 次。疗程 15 ～ 30 天。

临床观察结果显示：治疗组显效率 62.9%、总有效率为 93.5%；对照组显效率为 36.7%、总有效率为 70%；两组显效率及总有效率比较，差异具统计学意义（$P<0.01$）。治疗组治疗后改善自身血液流变学及周围神经电生理方面显著优于治疗前，也明显优于对照组，差异具统计学意义（$P<0.01$ 或 $P<0.05$）。

（四）糖尿病血管病变

糖尿病血管病变是糖尿病长期得不到有效治疗而引起的全身血管病变，尤以下肢血管病变为突出，为糖尿病常见慢性并发症之一，发病率约为正常人群的 4 倍，对患者健康及生活产生了严重影响。

1. 通络洗剂与胰肾康丸、甲钴胺、阿司匹林联用[508]

选取 68 例糖尿病下肢血管病变患者，随机分为治疗组（34 例）和对照组（34 例）。

治疗组在对照组基础上给予胰肾康丸，每次 5g，每日 3 次；通络洗剂（由黄柏、苦参、荔枝核、乌梅、桂枝、黄精、鬼箭羽、知母、淫羊藿、桑枝、艾叶、透骨草、葱白等组成），每次 30min，每日 2 次。对照组给予甲钴胺，每次 0.5mg，每日 3 次；阿司匹林，每次 75mg，每日 1 次。疗程 4 周。

临床观察结果显示：治疗组总有效率为 88.24%，对照组总有效率为 64.71%，两组比较，差异具统计学意义（$P<0.05$）。治疗组在改善肢踝肱动脉指数方面优于对照组，差异具统计学意义（$P<0.05$）。

2. 芪黄疽愈方联用前列地尔[509]

选取 160 例糖尿病肢体动脉硬化闭塞症患者，随机分为治疗组（80 例）和对照组（80 例）。两组一般临床资料比较，差异无统计学意义。

治疗组予前列地尔注射液静脉滴注联合中药芪黄疽愈方治疗。前列地尔注射液，每日 1 次，共 2 周；芪黄疽愈方（由黄芪 20g、黄精 12g、鸡血藤 15g、延胡索 12g、红花 12g、牛膝 9g、鬼箭羽 12g、土鳖虫 9g、海藻 12g 组成），每日 1 剂，1 剂 2 次。对照组采用前列地尔注射液静脉滴注联合西洛他唑片口服治疗。前列地尔注射液用法同治疗组；西洛他唑片每次 100mg，每日 2 次。疗程 3 个月。

临床观察结果显示：治疗组有效率为 96.25%，对照组有效率为 93.75%，两组比较，差异无统计学意义。两组治疗后在皮肤温度、色泽及疼痛评分等方面较治疗前提高，差异具统计学意义（$P<0.05$）。治疗组治疗后疼痛症状评分高于对照组，差异具统计学意义（$P<0.05$）。

二、治疗心血管疾病

（一）心律失常

心律失常是一种常见的心脑血管疾病，常见症状包括胸闷、失眠、心悸等，若病情严重，还会导致发生晕厥甚至猝死。

1. 稳心颗粒[510]

选取 62 例患者，均有心悸、气促、胸闷、乏力、失眠等症状。随机分为治疗组（32 例）和对照组（30 例）。两组在性别、年龄、心律失常类型等方面比较，差异无统计学意义。

治疗组给予稳心颗粒（由党参、黄精、三七、琥珀、甘松组成），每次 5g，每日 3 次。对照组给予谷维素，每次 0.2g，每日 3 次；天王补心丹 10 粒；五味子冲剂 1 包，每日 3 次。疗程 8 周。

临床观察结果显示：治疗组总有效率为 93.8%。对照组总有效率为 80.0%，两组比较，差异具统计学意义（$P<0.01$）。

2. 稳心颗粒与美托洛尔联用[511]

选取 60 例心律失常患者，分为治疗组（30 例）和对照组（30 例），两组一般临床资料比较，差异无统计学意义。

治疗组在对照组基础上给予稳心颗粒，每次 9g，每日 3 次。对照组给予美托洛尔 95mg，每次 47.5mg，每日 2 次。疗程 4 周。

临床观察结果显示：治疗组总有效率为 90.00%，对照组总有效率为 66.67%，两组比较，差异具统计学意义（$P<0.05$）。两组 PR 间期均降低，差异具统计学意义（$P<0.05$）。两组心率均上升，差异具统计学意义（$P<0.05$）。治疗组不良反应发生率低于对照组，差异具统计学意义（$P<0.05$）。

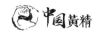

3. 稳心颗粒与阿替洛尔联用[512]

选取 72 例老年冠心病并室性早搏患者，随机分为治疗组（36 例）和对照组（36 例）。两组基线临床资料比较，差异无统计学意义。

治疗组在对照组基础上给予稳心颗粒，每次 1 袋，每日 3 次。对照组给予阿替洛尔片，每次 6.55 ～ 25mg，每日 2 次。疗程 4 周。

临床观察结果显示：两组治疗前后的 QT 间期离散度明显改善（$P<0.05$），治疗组优于对照组（$P<0.05$）。两组治疗前后室性早搏发生情况比较改善明显（$P<0.05$），治疗组优于对照组（$P<0.05$）。治疗组临床总有效率为 94.44%，明显高于对照组（$P<0.05$）。

4. 稳心颗粒与丙硫氧嘧啶、普萘洛尔联用[513]

选取 70 例甲亢合并房颤患者，随机分为治疗组（35 例）和对照组（35 例）。两组在年龄、性别等方面比较，差异无统计学意义。

治疗组在对照组基础上给予稳心颗粒，每次 1 袋，每日 3 次。对照组给予丙硫氧嘧啶片，每日 300mg；盐酸普萘洛尔片，每日 10 ～ 30mg。疗程 2 个月。

临床观察结果显示：治疗组总有效率优于对照组，差异具统计学意义（$P<0.05$）。治疗组血清游离三碘甲状腺原氨酸、游离甲状腺素水平低于对照组，促甲状腺激素水平高于对照组，差异具统计学意义（$P<0.05$）。治疗组发生皮疹 2 例，恶心 1 例，不良反应总发生率为 8.57%；对照组发生皮疹 1 例，恶心 1 例，不良反应总发生率为 5.71%；两组不良反应总发生率比较，差异无统计学意义。

5. 稳心颗粒与比索洛尔联用[514]

选取 76 例快速性心律失常患者，随机分为治疗组（38 例）和对照组（38 例）。两组临床资料比较，差异无统计学意义。

治疗组在对照组基础上给予步长稳心颗粒，每次 9g，每日 3 次。对照组给予富马酸比索洛尔，每次 2.5mg，每日 1 次。疗程 1 个月。

临床观察结果显示：治疗组药物不良反应率为 5.3%，对照组药物不良反应率为 21.0%，两组比较，差异具统计学意义（$P<0.05$）。治疗组总有效率高于对照组，差异具统计学意义（$P<0.05$）。两组治疗后的全血黏度、血浆黏度、血浆纤维蛋白原明显低于治疗前，且治疗组优于对照组，差异具统计学意义（$P<0.05$）。治疗组心律失常症状消失时间、心电图检查恢复正常时间和住院治疗总时间均短于对照组，差异具统计学意义（$P<0.05$）。

6. 稳心颗粒与胺碘酮联用[515]

选取 80 例冠心病心律失常患者，随机分为治疗组（40 例）和对照组（40 例）。两组基线临床资料比较，差异无统计学意义。

治疗组在对照组基础上给予稳心颗粒，每次 9g，每日 3 次。对照组给予胺碘酮，每次 100 ～ 200mg，每日 3 次。疗程 1 个月。

临床观察结果显示：治疗组有效率明显高于对照组，差异具统计学意义（$P<0.05$）。治疗组发生恶心、呕吐、咳嗽等有 3 例，不良反应发生率为 7.50%；对照组发生恶心、呕吐、咳嗽等有 5 例，不良反应发生率为 12.50%；两组比较，差异无统计学意义。

7. 稳心颗粒与美西律联用[516]

选取 64 例老年冠心病伴室性心律失常患者，随机分为治疗组（32 例）和对照组（32 例）。

治疗组在对照组基础上给予稳心颗粒，每次 9g，每日 3 次。对照组给予盐酸美西律片，每次 150mg，每日 3 次。疗程 4 周。

临床观察结果显示：治疗组总有效率为 93.75%，对照组总有效率为 75.00%，两组比较，差异具统计学意义（$P<0.05$）。两组治疗前后比较，短阵室速次数和室性期前收缩次数明显减少（$P<0.05$），且治疗组减少次数明显少于对照组，差异具统计学意义（$P<0.05$）。治疗组出现轻度恶心 1 例，胃部不适 1 例，不良反应发生率为 6.25%；对照组出现恶心 2 例，头晕 2 例，不良反应发生率为 12.50%；两组比较，差异无统计学意义。

8. 稳心颗粒与普罗帕酮联用[517]

选取 60 例心律失常患者，随机分为治疗组（30 例）和对照组（30 例）。两组在年龄、合并疾病等方面比较，差异无统计学意义。

治疗组在对照组基础上给予稳心颗粒，每次 9g，每日 3 次。对照组给予普罗帕酮，每次 200mg，每日 3 次。疗程 4 周。

临床观察结果显示：治疗组短阵室速、室性早搏、ST 段压低及 ST 段压低持续时间均低于对照组。治疗组总有效率为 96.67%，对照组总有效率为 73.33%，两组比较，差异具统计学意义（$P<0.05$）；治疗组不良反应总发生率 16.67%，对照组不良反应总发生率 13.33%，两组比较，差异无统计学意义。

9. 稳心颗粒与伊布利特联用[518]

选取 120 例快速心律失常患者，随机分为治疗组（60 例）和对照组（60 例）。两组一般资料比较，差异无统计学意义。

治疗组在对照组基础上给予稳心颗粒，每次 1 袋，每日 3 次。对照组给予富马酸伊布利特注射液。疗程 1 个月。

临床观察结果显示：两组治疗后窦性心搏 R-R 间期标准差、相邻窦性心律 R-R 间期平均值的标准差高于治疗前，且治疗组高于对照组，差异具统计学意义（$P<0.05$）。两组治疗后全血黏度、血浆黏度、血浆纤维蛋白原低于治疗前，且治疗组低于对照组，差异具统计学意义（$P<0.05$）。

10. 稳心颗粒与左西孟旦联用[519]

选取 86 例心肌梗死合并室性心律失常患者，分为治疗组（43 例）和对照组（43 例）。两组一般资料相比，差异无统计学意义。

治疗组在对照组基础上给予稳心颗粒，每次 5mg，每日 3 次。对照组使用左西孟旦，每次 9g，每日 3 次。疗程 4 周。

临床观察结果显示：治疗组总有效率为 95.35%，对照组总有效率为 81.40%，两组比较，差异具统计学意义（$P<0.05$）。稳心颗粒联合左西孟旦可有效改善心肌梗死合并室性心律失常患者的心率变异性，强化心功能，优化凝血状态，降低血清炎症因子表达，治疗效果较好。

11. 稳心颗粒与胺碘酮、阿托伐他汀联用[520]

选取 52 例阵发性房颤患者，随机分为治疗组（26 例）和对照组（26 例）。

治疗组在对照组基础上给予稳心颗粒，每次 5g，每日 3 次。对照组给予胺碘酮，每次 1 片，每日 3 次；阿托伐他汀，每次 10mg，每日 1 次。疗程 6 个月。

临床观察结果显示：治疗组有效率为 92.31%，对照组有效率为 69.23%，两组比较，差异具统计学意义（$P<0.05$）。治疗组左室收缩末期内径、左室舒张末期内径等心功能指标明显低于对照组，左室射血分数、心脏指数、每搏输出量等指标明显高于对照组，差异具统计学意义（$P<0.05$）；两组血清 N 末端 B 型脑钠肽水平均明显下降，治疗组降低幅度高于对照组，差异具统计学意义（$P<0.05$）。

12. 稳心颗粒与麝香保心丸、美托洛尔联用[521]

选取 68 例急性心肌梗死导致心律失常患者，随机分为治疗组（34 例）和对照组（34 例）。两组一般资料相比，差异无统计学意义。

治疗组在对照组基础上给予稳心颗粒，每次 9g，每日 3 次；麝香保心丸，每次 45mg，每日 3 次。对照组给予美托洛尔，每次 12.5mg，每日 2 次。疗程 4 周。

临床观察结果显示：治疗组总有效率为 97.06%，对照组总有效率为 76.47%，两组比较，差异具统计学意义（$P<0.05$）。治疗组异位搏动情况、心律失常发生情况、心律变异性指标较对照组明显改善（$P<0.05$）。

13. 速心汤[522]

选取 130 例病态窦房结综合征患者，分为治疗组（70 例）和对照组（60 例）。

治疗组给予速心汤（由制黑附子 10 ～ 60g，干姜 10g，黄芪 20g，细辛 10 ～ 15g，桂枝 10g，川芎 15g，黄精 30g，五味子 20g，白芍 20g，炙甘草 6g 组成），每日 1 剂，每日 3 次。对照组给予阿托品，每次 0.3mg，每日 3 次。疗程 1 ～ 3 个月。

临床观察结果显示：治疗 1 个月、3 个月后，治疗组总有效率均高于对照组，差异具统计学意义（$P<0.05$，$P<0.01$）。

（二）冠心病

冠心病又称缺血性心脏病，是由于冠状动脉功能改变或器质性病变引起的冠状血流和心肌需求之间不平衡而导致的心肌损害，包括急性、暂时性和慢性等情况，常由动脉粥样硬化引起。可表现为心绞痛、心肌梗死、心律失常、心力衰竭等多种形式，为临床常见病、多发病。

1. 通脉汤与西药常规治疗联用[523]

选取 180 例冠心病心绞痛患者，随机分为治疗组（91 例）和对照组（89 例）。两组在性别、年龄、病程、合并症、心电图表现等方面比较，差异无统计学意义。

治疗组在对照组基础上给予通脉汤（由黄芪 30g、党参 15g、黄精 10g、丹参 30g、川芎 10g、赤芍 10g、郁金 10g、姜黄 10g、延胡索 10g 组成），每日 1 剂。对照组给予西药常规治疗。疗程 6 周。

临床观察结果显示：治疗组有效率为 96.71%，对照组为 78.66%，两组比较，差异具统计学意义（$P<0.05$）。治疗组心电图有效率为 89.01%，对照组为 69.66%，两组比较，差异具统计学意义（$P<0.05$）。

2. 固心丸与西药常规治疗联用[524]

选取 72 例冠心病稳定型心绞痛患者，分为治疗组（36 例）和对照组（36 例）。两组从性别、年龄、病程、病情程度、心电图、硝酸甘油消耗量、平板运动试验结果等方面比较，差异无统计学意义。

治疗组在对照组基础上给予固心丸（由生晒参、黄芪、白术、甘草、黄精、红景天、五爪龙、麦冬、五味子、淫羊藿、桂枝、枸杞子、菟丝子、川芎、牛膝、泽泻组成），每日 2 次。对照组给予常规治疗。疗程 3 个月。

临床观察结果显示：治疗组心绞痛发作次数及硝酸甘油消耗量明显低于对照组，差异

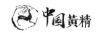

具统计学意义（$P<0.05$）。

3. 养心汤与西药常规治疗联用 [525]

选取 97 例冠心病心绞痛患者，随机分为治疗组（51 例）和对照组（46 例）。

治疗组在对照组基础上给予养心汤（由黄芪 30g、人参 10g、黄精 30g、葛根 24g、丹参 30g、焦山楂 30g、菟丝子 30g、夜交藤 30g、酸枣仁 30g、远志 10g 组成），每日 1 剂。对照组给予常规治疗。疗程 4 周。

临床观察结果显示：治疗组临床疗效总有效率为 86.3%，对照组总有效率为 69.6%，两组比较，差异具统计学意义（$P<0.05$）。治疗组心电图疗效总有效率为 70.6%，对照组总有效率为 56.5%，两组比较，差异具统计学意义（$P<0.05$）。两组治疗前后血脂、血液流变性指标变化比较，差异具统计学意义（$P<0.05$）；治疗组优于对照组，差异具统计学意义（$P<0.05$）。

4. 活血化瘀汤与硝苯地平、美托洛尔、比索洛尔联用 [526]

选取 170 例冠心病心绞痛患者，随机分为治疗组（85 例）和对照组（85 例）。

治疗组在对照组基础上给予活血化瘀汤（由黄芪 30g，人参、丹参各 20g，党参、地龙、黄精各 15g，当归、麦门冬、桃仁、五味子、半夏、赤芍药、柴胡、薤白、枳壳、郁金、川芎、怀牛膝、桔梗各 10g 组成），每日 1 剂。对照组给予硝苯地平，每次 10mg，每日 3 次；美托洛尔，每次 100mg，每日 2 次；比索洛尔，每次 5.0mg，每日 1 次。疗程 1 个月。

临床观察结果显示：治疗组临床疗效、心电图疗效优于对照组（$P<0.05$，$P<0.01$）。

5. 消梗汤与西药常规治疗联用 [527]

选取 45 例心肌梗死患者，随机分为治疗组（30 例）和对照组（15 例）。

治疗组在对照组基础上给予消梗汤（由丹参、赤芍、太子参、黄芪各 30g，黄精、当归、川芎、三七各 20g，郁金 10g，甘草 5g 组成），每日 1 剂。对照组给予常规西药。疗程 4 周。

临床观察结果显示：治疗组总有效率为 86.7%，对照组总有效率为 60%，两组比较，差异具统计学意义（$P<0.05$）。

6. 益气养心汤与西药常规治疗联用 [528]

选取 56 例冠心病心绞痛患者，随机分为治疗组（28 例）和对照组（28 例）。

治疗组在对照组基础上给予益气养心汤（党参 30g，当归、白芍各 20g，熟地黄 15g，远志、菖蒲、酸枣仁各 10g，炙甘草 5g，黄精 10g，桂圆肉 5g），每日 1 剂。对照组给予常规治疗。疗程 56 天。

临床观察结果显示：治疗组临床疗效总有效率为96.43%，对照组总有效率为82.14%，两组临床疗效比较，差异具统计学意义（$P<0.05$）。治疗组心电图疗效总有效率为92.86%，对照组总有效率为71.43%，两组心电图疗效比较，差异具统计学意义（$P<0.05$）。

7. 益气养阴方与西药常规治疗联用[529]

选取76例冠心病心绞痛患者，随机分为治疗组（38例）和对照组（38例）。

治疗组在对照组基础上给予益气养阴方（由党参、山药各20g，五味子、泽泻、牡丹皮、苍术各10g，黄芪30g，黄精、山茱萸、熟地黄、枸杞子各15g，茯苓12g组成），每日1剂。对照组给予常规治疗。疗程28天。

临床观察结果显示：治疗组总有效率为97.37%，对照组总有效率为81.58%，两组比较，差异具统计学意义（$P<0.05$）。

8. 补肾养心通痹方与氯吡格雷联用[530]

选取90例冠心病心绞痛患者，随机分为治疗组（45例）和对照组（45例）。两组一般临床资料比较，差异无统计学意义。

治疗组在对照组基础上给予补肾养心通痹方（由人参12g、黄精30g、山茱萸25g、赤芍20g、丹参30g、三七6g、甘松10g、半夏10g、全瓜蒌30g、酸枣仁30g、五味子15g、桑寄生20g、炙甘草20g组成），每日1剂。对照组给予氯吡格雷片，每日75mg。疗程4周。

临床观察结果显示：治疗组有效率95.6%，对照组有效率86.6%。两组对比，差异具统计学意义（$P<0.01$）。

9. 稳心颗粒与单硝酸异山梨酯联用[531]

选取94例急性心肌梗死患者，随机分为治疗组（47例）和对照组（47例）。两组基线临床资料比较，差异无统计学意义。

对照组静脉滴注单硝酸异山梨酯注射液，疗程7天。治疗组在对照组基础上给予稳心颗粒，每次9g，每日3次。临床观察结果显示：治疗组在总有效率、全程NN间期的标准差、全程每5min NN间期均值的标准差、由迷走神经及交感神经共同介导的低频带、由迷走神经介导的高频带、左心室射血分数、左心室舒张末径均高于对照组，而左心室高峰充盈率低于对照组，差异具统计学意义（$P<0.05$）。

10. 稳心颗粒与曲美他嗪联用[532]

选取88例冠心病患者，随机分为治疗组（44例）和对照组（44例）。两组一般临床

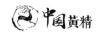

资料比较，差异无统计学意义。

治疗组在对照组基础上给予稳心颗粒，每次 9g，每日 3 次。对照组给予曲美他嗪，每次 20mg，每日 3 次。疗程 1 个月。

临床观察结果显示：治疗组左室后壁厚度显著低于对照组，左心室射血分数显著高于对照组，差异具统计学意义（$P<0.05$）。治疗组血管内皮生长因子、血栓素 B2、B 型钠尿肽水平变化幅度较对照组更大，差异具统计学意义（$P<0.05$）。两组治疗后乳酸脱氢酶、肌酸激酶均有下降，且治疗组下降幅度显著大于对照组，差异具统计学意义（$P<0.05$）。

11. 稳心颗粒与西药常规治疗联用[533]

选取 100 例老年冠心病患者，分为治疗组（53 例）和对照组（47 例）。两组在性别、平均年龄、平均病程及基础疾病等比较，差异无统计学意义（$P>0.05$）。

治疗组在对照组基础上给予稳心颗粒，每次 9g，每日 3 次。对照组给予常规药物治疗。疗程 40 天。

临床观察结果显示：治疗组总有效率为 90.57%，对照组总有效率为 76.60%，两组比较，差异具统计学意义（$P<0.05$）。治疗组血清总胆固醇及低密度脂蛋白胆固醇低于对照组（$P<0.05$）。两组丙氨酸氨基转移酶、谷草转氨酶及胱抑素 C 水平比较，差异无统计学意义。治疗组出现轻度头晕 1 例，轻度腹痛 1 例，总发生率为 3.77%；对照组出现轻度恶心 2 例，轻度头晕 1 例，总发生率为 6.38%，两组比较，差异无统计学意义。

12. 稳心颗粒与苦碟子注射液联用[534]

选取 160 例劳力性心绞痛患者，随机分为治疗组（80 例）和对照组（80 例）。两组一般临床资料比较，差异无统计学意义。

治疗组在对照组基础上给予稳心颗粒，每次 1 袋，每日 3 次。对照组给予苦碟子注射液，每日 1 次。疗程 14 天。

临床观察结果显示：治疗组总有效率为 78.75%，对照组总有效率为 60.00%，两组比较，差异具统计学意义（$P<0.05$）。治疗组证候疗效总有效率为 81.25%，对照组证候疗效总有效率为 63.75%，两组比较，差异具统计学意义（$P<0.05$）。治疗组心绞痛发作次数、持续时间均显著少于对照组，差异具统计学意义（$P<0.05$）。两组血清超氧化物歧化酶水平较治疗前明显上升，丙二醛水平明显下降，同组治疗前后比较，差异具统计学意义（$P<0.05$），且治疗组超氧化物歧化酶水平显著高于对照组，丙二醛水平明显低于对照组，差异具统计学意义（$P<0.05$）。

13. 稳心颗粒与胺碘酮联用[535]

选取 100 例冠心病合并缓慢性心律失常患者，随机分为治疗组（50 例）和对照组（50 例）。两组一般临床资料比较，差异无统计学意义。

对照组给予胺碘酮治疗，初始剂量为 150mg，之后根据患者实际情况进行调整；治疗组给予稳心颗粒联合胺碘酮治疗，稳心颗粒每次 18g，每日 3 次。疗程 4 周。

临床观察结果显示：治疗组临床疗效总有效率为 98.00%，对照组临床疗效总有效率为 80.00%，两组比较，差异具统计学意义（$P<0.05$）。稳心颗粒联合胺碘酮在冠心病心律失常治疗中具有显著疗效，能够促进患者血流动力学、心功能改善。

（三）慢性心力衰竭

慢性心力衰竭为临床常见疾病，是多种心脏疾病导致心功能不全的综合征，为心血管疾病严重并发症，也是导致患者死亡的危险因素。

1. 利心冲剂与重组人脑利钠肽及西药常规治疗联用[536]

选取 62 例慢性充血性难治性心力衰竭患者，随机分为治疗组（32 例）和对照组（30 例）。

治疗组在对照组基础上给予利心冲剂（由黄芪 30g、黄精 15g、补骨脂 12g、葶苈子 12g、益母草 30g 组成），每次 1 袋，每日 1 次；冻干重组人脑利钠肽，连续滴注 5 天。对照组采用常规西医治疗。疗程 6 周。

临床观察结果显示：治疗组显效率为 62.5%、总有效率为 87.5%，对照组显效率为 16.7%、总有效率为 50.0%；两组显效率及总有效率比较，差异具统计学意义（$P<0.05$）。两组治疗前后比较，N 末端 B 型利钠肽原、左室射血分数、左室短轴缩短率（FS）均有显著改善（$P<0.05$）。

2. 稳心颗粒与缬沙坦联用[537]

选取 128 例慢性心力衰竭患者，分为治疗组（30 例）和对照组（30 例）。两组一般临床资料比较，差异无统计学意义。

治疗组在对照组基础上给予稳心颗粒，每次 9g，每日 3 次。对照组给予缬沙坦，每次 80mg，每日 1 次。疗程 3 个月。

临床观察结果显示：治疗组心率、左室舒张末期内径低于对照组，左室射血分数、左室短轴缩短率高于对照组（$P<0.05$）。治疗组一氧化氮、降钙素基因相关肽、健康状况调查简表评分高于对照组，抵抗素低于对照组（$P<0.05$）。

3. 稳心颗粒与重组人脑利钠肽联用[538]

选取 86 例终末期心力衰竭患者，随机分为治疗组（43 例）和对照组（43 例）。两组基线临床资料比较，差异无统计学意义。

治疗组在对照组基础上给予稳心颗粒，每次 1 袋，每日 3 次。对照组给予冻干重组人脑利钠肽静脉滴注，连续 3 天。疗程 4 周。

临床观察结果显示：治疗组总有效率为 90.7%，对照组总有效率为 74.4%，两组比较，差异具统计学意义（$P<0.05$）。治疗组呼吸困难缓解时间显著短于对照组（$P<0.05$）。两组治疗后呼吸困难评分较治疗前均显著增高（$P<0.05$），且治疗组显著高于对照组（$P<0.05$）。与治疗前比较，两组治疗后左心室舒张末期容积、左心室收缩末期容积显著降低（$P<0.05$），左室射血分数值显著升高（$P<0.05$），治疗组改善效果显著优于对照组（$P<0.05$）。两组治疗后心指数、心排血量及心脏收缩力指数值显著上升（$P<0.05$），而舒张功能指数、肺动脉楔压和总外周阻力值显著下降（$P<0.05$）；但治疗后，治疗组血流动力学的改善效果更显著（$P<0.05$）。两组治疗后血浆 C- 反应蛋白、N 末端 B 型脑钠肽前体和内皮素 -1 水平均显著低于治疗前（$P<0.05$），且治疗组下降更显著（$P<0.05$）。

4. 稳心颗粒与厄贝沙坦联用[539]

选取 100 例老年慢性心衰伴阵发性房颤患者，随机分为治疗组（50 例）和对照组（50 例）。

治疗组在对照组基础上给予稳心颗粒，每次 9g，每日 3 次。对照组给予厄贝沙坦，每次 0.5g，每日 1 次。疗程 6 个月。

临床观察结果显示：治疗组的左心房射血分数、左心房收缩前容积低于对照组，差异具统计学意义（$P<0.05$）。治疗组的基质金属蛋白酶、N 末端 B 型脑钠肽、白细胞介素 -6、C- 反应蛋白水平均低于对照组，差异具统计学意义（$P<0.05$）。治疗期间，两组患者的不良反应发生率比较，差异无统计学意义。

（四）心肌炎[540]

选取 54 例急性病毒性心肌炎患者，随机分为治疗组（31 例）和对照组（23 例）。

治疗组给予强肝汤（由黄芪、丹参各 15 ～ 30g，当归、白芍、郁金、党参、黄精、泽泻、生地黄、山药、山楂、神曲各 12 ～ 15g，茵陈 12 ～ 15g，秦艽 6 ～ 9g，板蓝根 9 ～ 12g，炙甘草 6 ～ 12g 组成）及基础对症治疗，每日 1 剂。对照组给予基础对症治疗。

临床观察结果显示：治疗组总有效率为 93.5%，对照组总有效率为 87.0%，两组疗效比较，差异具统计学意义（$P<0.05$）。

（五）高血脂

1. 降糖活血调脂汤[541]

选取 72 例糖尿病患者，随机分为治疗组（52 例）和对照组（20 例）。两组在性别、年龄、病程、合并症等方面比较，差异无统计学意义。

治疗组给予降糖活血调脂汤（由西洋参 6g、白术 12g、黄精 15g、何首乌 30g、山楂 20g、泽泻 15g、银杏叶 15g、水蛭粉 3g 组成），每日 1 剂。对照组给予烟酸肌醇，每次 0.4g，每日 3 次。疗程 2 个月。

临床观察结果显示：治疗组总有效率为 92.31%，对照组总有效率为 70%，两组比较，差异具统计学意义（$P<0.05$）。

2. 利湿降脂汤[542]

选取 180 例高脂血症患者，随机分为治疗组（120 例）和对照组（60 例）。两组在性别、年龄、病程等方面比较，差异无统计学意义。

治疗组给予利湿降脂汤（由茯苓 20g、黄精 20g、泽泻 20g、茵陈 15g、首乌 20g 组成），每日 1 剂。对照组给予辛伐他汀，每次 20mg，每日 1 次。疗程 30 天。

临床观察结果显示：两组治疗前后比较，胆固醇、低密度脂蛋白和三酰甘油明显降低，高密度脂蛋白含量明显提高，差异具统计学意义（$P<0.01$），但两组比较，差异无统计学意义。两组未出现明显不良反应和毒副作用。

3. 活血通脉片[543]

选取 68 例类风湿关节炎伴发动脉粥样硬化患者，随机分为治疗组（36 例）和对照组（32 例）。两组在性别、年龄、病程、用药史、血脂指标、血清 C- 反应蛋白、颈动脉内膜 - 中层厚度、颈动脉内膜斑块面积等方面比较，差异无统计学意义。

治疗组给予活血通脉片，每次 5 片，每日 3 次。对照组给予辛伐他汀片，每次 20mg，每晚 1 次。疗程 12 周。

临床观察结果显示：治疗组治疗后的甘油三酯较治疗前降低（$P<0.05$），且与对照组比较，差异具统计学意义（$P<0.05$）。两组总胆固醇、低密度脂蛋白胆固醇、C- 反应蛋白均较治疗前降低（$P<0.05$），两组颈动脉内膜 - 中层厚度、颈动脉内膜斑块面积较治疗前减小（$P<0.05$），但两组比较，差异无统计学意义。两组安全性均较好，不良反应率比较，差异无统计学意义。

（六）高血压

1. 黄精益阴汤[544]

选取 80 例老年高血压患者，随机分为治疗组（40 例）和对照组（40 例）。两组一般临床资料比较，差异无统计学意义。

治疗组给予黄精益阴汤（由黄精 20g，天麻、葛根、茯苓、钩藤、怀牛膝、牡蛎以及龙骨各 15g，白芍、龟甲各 12g，川芎 10g，天冬 9g 组成），每日 1 剂。对照组给予硝苯地平控释片，每次 30mg，每日 1 次。疗程为 4 周。

临床观察结果显示：治疗组有效率与对照组相比，差异无统计学意义。治疗组舒张压、收缩压、谷丙转氨酶、总胆固醇、甘油三酯、不良反应均优于对照组，差异具统计学意义（$P<0.05$）。

2. 黄精四草汤与缬沙坦联用[545]

选取 96 例高血压患者，随机分为治疗组（48 例）和对照组（48 例）。两组一般临床资料比较，差异无统计学意义。

治疗组在对照组基础上给予黄精四草汤（由黄精 20g、车前草 15g、夏枯草 15g、豨莶草 20g、益母草 15g 组成），每日 1 剂。对照组给予缬沙坦，每次 80mg，每日 1 次。疗程 8 周。

临床观察结果显示：治疗组舒张压和收缩压均低于对照组，有效率高于对照组，差异具统计学意义（$P<0.05$）。

3. 黄精四草汤与氨氯地平联用[546]

选取 92 例阴虚阳亢型高血压患者，随机分为治疗组（46 例）和对照组（46 例）。

治疗组在对照组基础上给予黄精四草汤，每日 1 剂。对照组给予氨氯地平片，每次 1 片，每日 1 次。疗程 2 个月。

临床观察结果显示：治疗组降压效果显著优于对照组，差异具统计学意义（$P<0.05$）。治疗组中符合收缩压和舒张压正常值的患者人数多于对照组，血脂指标改善情况优于对照组，差异具统计学意义（$P<0.05$）。

（七）低血压[547]

选取 82 例原发性低血压患者，随机分为治疗组（41 例）和对照组（41 例）。两组一般临床资料比较，差异无统计学意义。

治疗组在对照组基础上给予七味平衡升压汤（由红参、玄参、黄芪、黄精、枸杞子、麦冬、炙甘草组成），每日 1 剂。对照组给予盐酸米多君片，每次 1 片，每日 2 次。疗程 1 个月。

临床观察结果显示：中医证候疗效方面，治疗组有效率为 97.56%，对照组有效率为 78.05%。两组比较，差异具统计学意义（$P<0.05$）。升压疗效方面，治疗组有效率为 97.56%，对照组有效率为 80.49%，两组比较，差异具统计学意义（$P<0.05$）。两组治疗后中医证候积分均显著低于治疗前（$P<0.05$），且治疗组改善程度优于对照组（$P<0.05$）。两组治疗后 24h 动态血压各指标均显著高于治疗前（$P<0.05$），且治疗组改善程度优于对照组（$P<0.05$）。治疗组出现心跳加速 2 例，颜面潮红 2 例，轻微腹泻 1 例，不良反应发生率为 12.20%；对照组出现心跳加速 2 例，颜面潮红 1 例，不良反应发生率为 7.32%。两组不良反应比较，差异无统计学意义。

三、治疗卵巢功能减退及弱精症

（一）卵巢功能减退[548]

选取 120 例卵巢功能早衰患者，随机分为治疗组（60 例）和对照组（60 例）。两组在年龄、病程等方面比较，差异无统计学意义。

治疗组在对照组基础上给予大补阴丸加减治疗（由熟地黄 30g、知母 15g、黄柏 10g、龟甲 30g、女贞子 20g、北沙参 20g、淫羊藿 15g、丹参 20g、桑椹 20g、夜交藤 30g、山茱萸 10g、黄精 30g 组成），每日 1 剂。对照组给予戊酸雌二醇环丙孕酮片，每日 1 片。疗程 2 个月经周期。

临床观察结果显示：两组 KuPPerman 评分和肾阴虚证评分均显著下降，差异具统计学意义（$P<0.01$）；治疗组均低于对照组，差异具统计学意义（$P<0.01$）。治疗组促卵泡激素和促黄体生成素水平低于对照组，雌二醇水平高于对照组，差异具统计学意义（$P<0.01$）。两组患者卵巢最大平面的平均卵巢直径、子宫内膜厚度、卵巢动脉收缩期峰值流速较治疗前增加，治疗组均优于对照组，差异具统计学意义（$P<0.01$）。治疗组 $CD3^+$ 和 $CD4^+$ 水平高于对照组，$CD8^+$ 水平低于对照组，差异具统计学意义（$P<0.01$）。未发现与中药相关不良反应，两组均无严重不良事件发生。

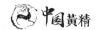

（二）弱精症

1. 黄精赞育胶囊[549]

选取 90 例肾虚精亏型男性少精、弱精不育症患者，分为治疗组（45 例）和对照组（45 例）。两组在年龄、身体质量指数、不育年限等方面比较，差异无统计学意义。

治疗组采用口服黄精赞育胶囊，每次 4 粒，每日 3 次。对照组给予五子衍宗丸，每次 1 粒，每日 2 次。疗程 3 个月。

临床观察结果显示：治疗组有效率为 82%，对照组有效率为 47%，两组比较，差异具统计学意义（$P<0.01$）。治疗组的精子参数明显优于对照组，差异具统计学意义（$P<0.01$）。

2. 黄精赞育胶囊与左卡尼汀联用[550]

选取 90 例肾虚精亏夹湿热型男性不育患者，随机分为黄精赞育胶囊治疗组（30 例）、左卡尼汀治疗组（30 例）和联合治疗组（30 例）。

黄精赞育胶囊治疗组给予黄精赞育胶囊治疗，每次 4 粒，每日 3 次。左卡尼汀治疗组给予左卡尼汀口服液治疗，每次 1 支，每日 2 次。联合治疗组给予黄精赞育胶囊联合左卡尼汀口服液治疗，用法同上。疗程 12 周。

临床观察结果显示：联合治疗组精液量提高 35.61%，精子浓度提高 78.25%，精子活动率增加 31.25%，前向运动精子百分率增加 26.44%，精子畸形率下降 6.27%，差异具统计学意义（$P<0.05$）。联合治疗组在提高精子活率、前向运动精子百分率上优于黄精赞育胶囊治疗组和左卡尼汀治疗组（$P<0.05$），在提高精液量、精子浓度上优于左卡尼汀治疗组（$P<0.05$）。黄精赞育胶囊治疗组在提高精液量和精子浓度上显著优于左卡尼汀治疗组（$P<0.05$）。

3. 黄精赞育胶囊与葡萄糖酸锌、他莫昔芬联用[551]

选取 130 例男性不育症患者。给予黄精赞育胶囊，每次 1.24g，每日 3 次；葡萄糖酸锌颗粒，每次 70mg，每日 3 次；连续服用 90 日。他莫昔芬，每次 10mg，每日 2 次，连续服用 30 日。

临床观察结果显示：通过治疗，配偶受孕 32 例，精液质量检查恢复正常 65 例，精液质量改善 16 例，无效 17 例，总有效率为 86.92%。

4. 黄精赞育方与前列通瘀胶囊联用[552]

选取 263 例不育症精浆抗精子抗体异常患者，随机分为治疗组（148 例）和对照组

（115 例）。

治疗组给予黄精赞育方加味联合前列通瘀胶囊治疗。对照组给予泼尼松小剂量持续疗法。疗程均为 3 个月。

临床观察结果显示：在精浆抗精子抗体转阴疗效方面，治疗组有效率为 91.21%，对照组有效率为 69.57%，两组比较，差异有统计学意义（$P<0.01$）。治疗组精子密度、活动力较治疗前显著改善（$P<0.05$），优于对照组，差异有统计学意义（$P<0.05$）。对照组精子密度、活动力治疗前后变化不大。治疗组不良反应率为 2.70%，对照组不良反应率为 15.65%，两组比较，差异有统计学意义（$P<0.05$）。

5. 黄精赞育胶囊与金水宝胶囊联用[553]

选取 100 例男性不育症患者，随机分为治疗组（50 例）和对照组（50 例）。两组在年龄、病程、精液质量等方面比较，差异无统计学意义。

治疗组给予黄精赞育胶囊，每次 4 粒，每日 3 次；金水宝胶囊，每次 3 粒，每日 3 次。对照组给予口服维生素 C 和维生素 E 各 100mg，每日 3 次。疗程 3 个月。

临床观察结果显示：治疗组总有效率为 92%；对照组总有效率为 46%，两组比较，差异具统计学意义（$P<0.01$）。治疗 3 个月后治疗组妊娠率为 22%，对照组为 4%，差异具统计学意义（$P<0.05$）。

6. 七子补肾生精汤与维生素 E 胶丸联用[554]

选取 166 例弱精子症患者，随机分为治疗组（83 例）和对照组（83 例）。两组一般临床资料比较，差异无统计学意义。

治疗组给予七子补肾生精汤（由菟丝子、枸杞子、覆盆子、五味子、车前子、女贞子、韭菜子、当归、黄芪、山药、山茱萸、茯苓、党参、黄精、淫羊藿、仙茅、肉苁蓉、巴戟天、鹿角霜、红花、丹参、莪术组成），每日 1 剂；维生素 E 胶丸，每次 100mg，每日 2 次。对照组给予硫酸锌口服液，每次 10mL，每日 2 次；维生素 E 胶丸，每次 100mg，每日 2 次。疗程 2.5 个月。

临床观察结果显示：治疗组精子浓度和前向运动精子百分率较治疗前明显改善，差异具统计学意义（$P<0.05$），且优于对照组，差异具统计学意义（$P<0.05$）。治疗组有效率为 92.77%，对照组有效率为 30.12%，两组比较，差异具统计学意义（$P<0.05$）。两组患者在治疗期间均未发生明显不良反应。

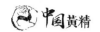

四、治疗消化系统疾病

（一）慢性萎缩性胃炎

1. 理中失笑煎[555]

选取 192 例萎缩性胃炎患者，分为治疗组（158 例）和对照组（34 例）。两组一般临床资料比较，差异无统计学意义。

治疗组给予自拟理中失笑煎（由党参、白术、干姜、五灵脂、蒲公英各 10g，甘松、砂仁各 6g，乌梅、黄精、蒲黄各 15g，枳壳、白花蛇舌草各 20g 组成），每日 1 剂。对照组给予小檗碱片、庆大霉素、维酶素片、胃酶合剂等常规用量，每日 3 次。1 个疗程为 30 天。

临床观察结果显示：治疗组显效 88 例，有效 59 例，无效 11 例；对照组显效 8 例，有效 12 例，无效 14 例；治疗组疗效优于对照组（P<0.05）。

2. 王氏益胃汤[556]

选取 160 例慢性胃炎患者，随机分为治疗组（120 例）和对照组（40 例）。

治疗组服用王氏益胃汤（由生黄芪、黄精、女贞子、五味子、枸杞子各 10 ～ 15g，生甘草 5g 组成），每日 1 剂。对照组给予雷尼替丁，每次 0.15g，每日 2 次；多潘立酮，每次 10mg，每日 3 次。疗程 60 天。

临床观察结果显示：治疗组总有效率为 95.83%，对照组总有效率为 75.00%，两组比较，差异具统计学意义（P<0.05）。

3. 自拟黄精健胃汤[557]

选取 128 例萎缩性胃炎患者，随机分为治疗组（64 例）和对照组（64 例）。

治疗组接受自拟方黄精健胃汤（由黄精 30g、石斛 15g、白芍 25g、白术 15g、白豆蔻 15g、白薇 10g、草果 15g、甘松 10g、甘草 10g 组成）治疗，每日分 2 剂，疗程为 20 天。对照组给予胶体果胶铋胶囊，每次 150mg，每日 4 次；乳酶生片，每次 0.9g，每日 3 次，疗程 4 周。

临床观察结果显示：治疗组的总有效率为 92.2%，对照组总有效率为 78.1%，两组比较，差异具统计学意义（P<0.05）。

典型病例：患某，男性，58 岁。因胃痛、胃胀反复 10 余年，于 2005 年 9 月 10 日就诊，伴有食欲差、消化不良，进食后症状加重，两胁胀满、口干、口苦、身体消瘦、四肢沉重、神疲乏力、手足心热。舌质红体略瘦，舌苔黄薄而腻，脉滑数无力。胃镜检查提示患者患有萎缩性胃炎，伴贲门炎、浅表性胃炎和部分胃黏膜糜烂。根据中医诊断，患者被判断为胃脘痛，证属胃阴虚，兼脾胃湿热。治疗方案为自拟方黄精健胃汤加苍术 15g，佩兰 15g，黄柏 20g，苦参 15g，龙葵 15g，石见穿 15g。在滋养胃阴兼祛湿热解毒的治疗下，经过 3 剂药物，患者的病情明显改善。随症加减治疗 1 个疗程后，临床症状消失。1 个月后复查胃镜，黏膜糜烂消失，萎缩的黏膜基本恢复。

（二）功能性消化不良

1. 生精欣胃汤[558]

选取 63 例围绝经期功能性消化不良患者，并随机将其分为治疗组（32 例）和对照组（31 例）。两组从年龄、病程、临床症状比较，差异无统计学意义。

治疗组给予生精欣胃汤（由生地黄 10g、黄精 10g、柴胡 5g、太子参 10g、炒白术 20g、白芍 10g、郁金 10g、百合 10g、石斛 10g、麦冬 10g、合欢花 10g、玫瑰花 10g、浙贝母 10g、枳壳 10g 组成），每日 1 剂。对照组给予枸橼酸莫沙必利片，每次 1 片，每日 3 次，疗程为 8 周。

临床观察结果显示：治疗组临床总有效率为 93.5%，对照组临床总有效率为 80.6%，两组比较，差异具统计学意义（$P<0.05$）。两组在躯体疼痛、精力、情感智能、精神健康方面积分均有提高，差异具统计学意义（$P<0.05$）。且治疗组在躯体疼痛、精力、情感智能、精神健康、社会功能、一般健康状况、餐后饱胀不适、早饱、上腹痛、精神疲乏、咽部梗阻感、烦躁易激症状改善上优于对照组，差异具统计学意义（$P<0.05$）。对比两组的不良反应率和复发率，治疗组明显低于对照组，差异具统计学意义（$P<0.05$）。

2. 补肾健脾法方药[559]

选取 90 例功能性消化不良且伴有脾胃气虚证的患者，随机分为三组：补肾健脾治疗组（30 例），理气健脾对照组（30 例）和西药对照组（30 例）。

补肾健脾治疗组给予党参 15g，茯苓 15g，白术 15g，怀山药 15g，枸杞子 12g，黄精 15g，甘草 6g。理气健脾对照组给予木香 6g，砂仁 6g，陈皮 10g，半夏 6g，党参 15g，茯苓 15g，白术 15g，甘草 6g。西对照组给予枸橼酸莫沙必利分散片，每次 5mg，每日 3 次；氟哌噻吨美利曲辛片，每次 1 片，每日 2 次，疗程为 8 周。

临床观察结果显示，补肾健脾治疗组的总有效率与理气健脾对照组以及西药对照组相比，差异无统计学意义。在改善睡眠不良或焦虑症状方面，补肾健脾治疗组明显优于理气健脾对照组，两组比较差异具有统计学意义（$P<0.05$）。

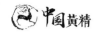

（三）肝炎

1. 加味黄精汤[560]

选取 40 例慢性肝炎患者，将其分为治疗组（25 名）和对照组（15 名）。

治疗组接受加味黄精汤（由黄精 30g、夜交藤 30g、当归 10g、生地黄 30g、苍术 10g、白术 10g、青皮 10g、陈皮 10g、柴胡 10g、姜黄 10g、郁金 10g、薄荷 5g、炙甘草 10g 等组成）每天 1 剂。对照组给予甘草酸二铵注射液 150mg，每天 1 次；齐墩果酸片，每次 40mg，每天 3 次；肌苷片，每次 0.4g，每天 3 次。疗程为 3 个月。

临床观察结果显示：治疗组的症状体征、肝功、肝脾彩超、乙型肝炎病毒等指标的改善情况，明显优于对照组（$P<0.01$）。治疗组有效率为 92.0%，对照组有效率为 66.7%，两组比较，差异具统计学意义（$P<0.01$）。

2. 柔肝化纤颗粒[561]

选取 46 例肝纤维化患者，随机分为治疗组（23 例）和对照组（23 例）。

治疗组给予柔肝化纤颗粒（由生黄芪 15g，薏苡仁 45g，泽兰 30g，虎杖、黄精、枸杞子各 20g，巴戟天 12g，鸡内金 20g，鳖甲、生牡蛎各 30g，黑枣 15g，杏仁、陈皮各 10g 组成），每次 12g，每日 3 次。对照组给予阿德福韦酯，每次 10mg，每日 1 次。疗程 3 个月。

临床观察结果显示：两组治疗前后肝功能和肝纤维化指标均有改善，且治疗组改善优于对照组，差异具统计学意义（$P<0.05$）。

3. 养肝活血清利方[562]

选取 70 例肝硬化患者，随机分为治疗组（35 例）和对照组（35 例）。

治疗组给予养肝活血清利方（由甘草、干蟾蜍各 5g，白术、柴胡、桃仁、赤芍、白芍各 10g，蟅虫 12g，黄精、党参、黄芪、枸杞子、女贞子各 15g，丹参、山药各 20g 组成），每日 1 剂。对照组给予拉米夫定，每次 100mg，每日 1 次；阿德福韦酯，每次 10mg，每日 1 次。疗程为 60 天。

临床观察结果显示：治疗组总有效率为 97.14%，对照组总有效率为 80.00%，两组比较，差异具统计学意义（$P<0.05$）。两组的血液生化指标和 Child-Pugh 评分均有改善（$P<0.01$），且治疗组的改善优于对照组（$P<0.01$）。

4. 生血汤与干扰素联用[563]

选取 86 例慢性乙型肝炎患者，随机分为治疗组（43 例）和对照组（43 例）。

治疗组在对照组基础上给予生血汤（由淫羊藿、党参、生白术各 15g，薏苡仁 30g，茯苓 25g，白花蛇舌草、全当归、枸杞子各 12g，紫河车、女贞子各 10g，炙甘草 9g，炙黄芪、黄精、半枝莲各 20g 组成），每日 1 剂。对照组给予干扰素注射液，注射 500IU/mL，睡前皮下注射，隔日 1 次，并同时使用保肝药物。疗程为 90 天。

临床观察结果显示：治疗组总有效率为 74.42%，对照组为 44.19%，两组比较，差异具统计学意义（$P<0.05$）。

（四）便秘 [564]

选取 200 例老年性便秘患者，随机分为治疗组（100 例）和对照组（100 例）。

治疗组给予补元润通汤（由何首乌、黄芪、太子参各 30g，生白术、炙黄精、元参各 20g，当归、肉苁蓉各 15g，杏仁 10g，甘草 6g 组成；如有气虚则加黄芪 20g，升麻 15g），每日 1 剂。同时对治疗组进行背俞穴针刺，每日 1 次，每施针 5 日后休息 2 日。对照组接受西沙必利治疗，每次剂量为 5mg，每日 3 次。疗程为 30 天。

临床观察结果显示：治疗组总有效率为 92.00%，对照组为 68.00%，两组比较，差异具统计学意义（$P<0.01$）。两组治疗前后症状积分均有改善（$P<0.01$），且治疗组的改善程度优于对照组（$P<0.01$）。

五、治疗神经系统疾病

（一）脑动脉供血不足 [565]

选取 90 例慢性脑供血不足患者，随机分为治疗组（45 例）和对照组（45 例）。

治疗组给予荣脑通络益智汤合益肾添精汤；荣脑通络益智汤（由熟地黄 25g，黄精 24g，党参 26g，当归 12g，白术 13g，蒲黄 10g，远志 11g，菟丝子 23g，淫羊藿 28g，泽泻、甘草、僵蚕各 10g，枸杞子 15g，石菖蒲 10g 组成），每日服用 1 剂；益肾添精汤（由麦冬 15g，茯苓 12g，山茱萸 18g，熟地黄 32g，党参 18g，磁石 14g，珍珠 22g，五味子、肉苁蓉各 13g，巴戟肉 14g，鹿角胶 12g，天门冬 15g，芡实 10g，覆盆子 8g 组成），每日 1 剂。对照组给予氟桂利嗪，每次 5mg，每日 1 次。疗程 30 天。

临床观察结果显示：治疗组总有效率为 95.56%，对照组总有效率为 82.22%，两组比较，差异具统计学意义（$P<0.05$）。两组治疗前后均有认知功能评分的改善（$P<0.01$），且治疗组的改善优于对照组（$P<0.01$）。

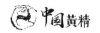

（二）缺血性脑血管病 [566]

选取 68 例缺血性脑血管病患者，随机分为治疗组（34 例）与对照组（34 例）。两组一般临床资料比较，差异无统计学意义。

治疗组给予黄精四草汤（由黄精 20g、夏枯草 20g、益母草 15g、车前子 12g、水蛭 10g、豨莶草 10g、丹参 10g、川牛膝 6g、地龙 6g、人工牛黄 0.5g、全蝎 0.5g 组成），每日 2 次。对照组接受复方丹参注射液和低分子葡萄糖酐，每日 1 次。疗程 30 天。

临床观察结果显示：治疗组患者的神经功能缺损评分显著低于对照组（$P<0.05$），治疗组的总有效率显著高于对照组（$P<0.05$），治疗组全血高切黏度、全血低切黏度、血浆比黏度、红细胞聚集指数、红细胞压积均显著低于对照组（$P<0.05$）。

（三）血管性痴呆 [567]

选取 82 例老年血管性痴呆患者，随机分为治疗组（41 例）和对照组（41 例）。两组一般临床资料比较，差异无统计学意义。

治疗组给予补肾益智汤（由黄芪、银杏叶各 30g，川芎 18g，丹参、益智仁、茯苓各 15g，女贞子、石菖蒲、广郁金、陈皮、姜半夏、桃仁各 12g，明天麻 10g，三七粉、黄精各 9g，水蛭 6g 组成），每日 1 剂。对照组服用甲磺酸双氢麦角毒碱片，每次 2mg，每日 3 次。疗程为 2 个月。

临床观察结果显示：两组简易智力状态检查量表、肿瘤坏死因子α水平均显著提高（$P<0.01$），且治疗组改善程度优于对照组（$P<0.01$）。两组治疗期间均未发生严重不良反应。

（四）阿尔茨海默病 [568]

选取 60 例轻度阿尔茨海默病患者，随机分为治疗组（32 例）和对照组（28 例）。两组从年龄、性别、病程、病情程度和合并症等方面比较，差异无统计学意义。

治疗组给予加味当归芍药散（由当归 20g、白芍 15g、川芎 15g、白术 15g、茯苓 15g、泽泻 10g、黄芪 30g、桂枝 15g、黄精 15g、淫羊藿 15g、石菖蒲 15g、砂仁 10g、炙甘草 6g 组成）。对照组给予多奈哌齐，每次 5mg，每日 1 次。疗程 4 周。

临床观察结果显示：治疗组临床总疗效为 78.12%，对照组为 60.71%，两组比较差异具统计学意义（$P<0.01$），且治疗组能明显改善患者的中医证候。治疗组简易智力状

况检查量表和阿尔茨海默病评定量表 – 认知部分量表积分较治疗前及对照组显著提高（P<0.01）。

（五）眩晕症[569]

选取 160 例眩晕症患者，随机分为治疗组（100 例）和对照组（60 例）。

治疗组给予脑血通（由茵陈 30g、桑寄生 50g、泽泻 40g、葛根 50g、何首乌 50g、黄精 30g、鸡血藤 30g、丹参 30g、山楂 50g 组成），每日 1 剂。对照组给予维生素 E 烟酸肌醇，每次 0.1g，每日 3 次。疗程 2 个月。

临床观察结果显示：治疗组总有效率为 94%，对照组总有效率为 66.7%，两组比较，差异具统计学意义（P<0.05）。

（六）脑动脉硬化头晕[570]

选取 92 例脑动脉硬化患者，分为治疗组（46 例）和对照组（46 例）。两组临床资料比较，差异无统计学意义。

治疗组给予首乌黄精汤（由何首乌 15g、黄精 15g、天麻 10g、钩藤 15g、丹参 15g、川芎 10g、制南星 10g、石菖蒲 10g、远志 10g 组成），每日 1 剂。对照组给予尼莫地平，每次 30mg，每日 3 次。疗程 1 个月。

临床观察结果显示：治疗组总有效率为 95.7%，对照组总有效率为 76.1%，两组比较，差异具统计学意义（P<0.05）。

六、治疗精神疾病

（一）焦虑症[571]

选取 120 例 2 型糖尿病合并焦虑患者，分为治疗组（60 例）和对照组（60 例）。

治疗组在对照组基础上给予桂枝加龙骨牡蛎汤（由桂枝 10g，白芍 15g，生姜 15g，甘草 10g，大枣 12 枚，生龙骨、生牡蛎各 30g，柴胡 10g，黄精 15g，白术 15g 组成），每日 1 剂。对照组给予艾司唑仑，每次 1 ～ 2mg，每日 3 次。

临床观察结果显示：治疗组总有效率为 96.67%，对照组总有效率为 86.67%，两组比较，差异具统计学意义（P<0.05）。两组治疗后空腹血糖、餐后 2h 血糖、果糖胺、焦虑评分均有改善（P<0.01），治疗组改善优于对照组（P<0.01）。

（二）抑郁症

1. 黄精与氟西汀联用[572]

选取 60 例抑郁症患者。随机分为治疗组（30 例）和对照组（30 例）。

治疗组在对照组基础上给予中药黄精颗粒，对照组给予氟西汀。疗程 6 周。

临床观察结果显示：治疗结束后，两组汉密顿抑郁量表（HAMD）评分较治疗前均有明显下降（$P<0.01$）。治疗第 2 周和第 4 周，治疗组 HAMD 评分较对照组显著改善，差异具统计学意义（$P<0.05$）。治疗 6 周后，两组间 HAMD 评分比较，差异无统计学意义。治疗组比对照组的不良反应少。

2. 黄精与米氮平联用[573]

选取 60 例老年脑梗死后抑郁症患者，随机分为治疗组（30 例）和对照组（30 例）。

治疗组在对照组基础上给予中药黄精颗粒，对照组给予米氮平片。疗程为 6 周。

临床观察结果显示：治疗组的 HAMD 评分下降值较对照组更为明显，差异具统计学意义（$P<0.05$）。治疗组总有效率为 93.33%，对照组总有效率为 86.67%，两组相比，差异具统计学意义（$P<0.05$）。治疗组不良反应发生率 26.67% 与对照组 73.33% 相比明显降低，差异具统计学意义（$P<0.05$）。

七、治疗呼吸系统疾病

（一）支气管哮喘[574]

选取 60 例哮喘患者，随机分为治疗组（30 例）和对照组（30 例）。两组在年龄、性别、病程、病情轻重等方面比较，差异无统计学意义。

治疗组在对照组基础上给予黄精多糖注射液，每月连续用 7 日。对照组采用常规治疗。疗程 3 个月。

临床观察结果显示：治疗组患者血清 IgE、IL-4 含量较治疗前明显降低（$P<0.01$），血清 IFN-γ 水平显著升高（$P<0.01$），肺功能明显改善（$P<0.01$）。与对照组比较，治疗组患者血清总 IgE 和 IL-4 含量明显降低（$P<0.05$），血清 IFN-γ 水平显著升高（$P<0.01$），肺功能明显改善（$P<0.05$）。

（二）肺结核

1. 黄精汤[478]

选取 153 例肺结核和耐药性肺结核患者，新诊 108 例患者随机分为治疗组（57 例）和对照组（51 例），45 例为耐药治疗组。

治疗组和耐药治疗组服用自拟黄精汤及制剂（由黄精 50g、百部 30g、黄芩 20g 等组成），每日 1 剂。对照组按 2ERHZ/4RH 化疗方案治疗。

临床观察结果显示：三组患者治疗后证候积分较治疗前明显减少（P<0.01）。治疗组、耐药治疗组的症状疗效、临床疗效等效性与对照组比较，差异具统计学意义（P<0.05）。对照组疗程 6 ～ 12 个月，平均（8.5±2.3）个月，肝肾异常率为 25.49%；治疗组、耐药治疗组疗程 3 ～ 5 个月，平均（3.5±1.2）个月，肝肾异常率为 0；治疗组、耐药治疗组与对照组比较，差异具统计学意义（P<0.05）。

2. 益肺合剂与西药治疗联用[575]

选取 60 例气阴耗伤耐多药肺结核患者，随机分为治疗组（32 例）和对照组（28 例）。

治疗组在对照组基础上给予益肺合剂（由黄芪、北沙参、麦冬、桑叶、百部、黄精、百合、生晒参、黄芩、丹参、野荞麦、阿胶等组成），每日 1 剂。对照组给予阿米卡星，每次 0.5g（或卡那霉素，每次 0.75g，或卷曲霉素，每次 0.75g），每日 1 次；给予左氧氟沙星每次 0.75g，每日 1 次；给予对氨基水杨酸钠，每次 4.0g，每日 2 次（或环丝氨酸，每次 0.25g，每日 2 次）；给予吡嗪酰胺，每次 0.8g，每日 2 次；给予丙硫异烟胺每次 0.25g，每日 2 次。疗程 4 周。

临床观察结果显示：治疗组总有效率为 84.38%，对照组总有效率为 53.57%，两组比较，差异具统计学意义（P<0.01）。两组治疗前后症状积分均有改善（P<0.01），治疗组改善优于对照组（P<0.01）。

（三）呼吸道继发性霉菌感染[576]

选取 79 例呼吸道继发霉菌感染患者，随机分为治疗组（40 例）、对照 I 组（20 例）、对照 II 组（19 例）。两组在性别、年龄等方面比较，差异无统计学意义。

治疗组给予黄精，每日 50 ～ 60mL（1mL 药液含黄精 1.0g）。对照 I 组单纯支持治疗。对照 II 组用抗霉菌抗生素治疗。

临床观察结果显示：治疗组中 32 例痰霉菌培养较快阴转，其间未发现明显毒副反应，

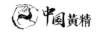

延迟控制 5 例，死亡 3 例。对照Ⅰ组较快控制率明显低，而两对照组死亡率明显增高。治疗组较对照Ⅰ组效果好，差异具统计学意义（*P*<0.01），与对照Ⅱ组比较，差异无统计学意义。

八、治疗骨科疾病

（一）膝骨性关节炎 [577]

选取 100 例膝关节骨性关节炎患者，随机分为治疗组（50 例）和对照组（50 例）。两组在性别构成比、年龄等方面比较，差异无统计学意义。

治疗组在对照组基础上给予黄精制剂，每次 6g，每日 3 次。对照组给予塞来昔布胶囊，每日 0.2g。治疗 3 个月，间隔 1 个月服药。

临床观察结果显示：治疗组治疗前、治疗 3 个月后、治疗 6 个月后比较，在视觉模拟量表平躺时疼痛评分、坐立时疼痛评分、站立时疼痛评分，膝关节屈曲、伸直活动度，炎症指标 IL-1、IL-33、MMP-13 含量等方面比较，差异具统计学意义（*P*<0.05）。

（二）骨质疏松 [578]

选取 60 例原发性骨质疏松症患者，随机分成治疗组（30 例）和对照组（30 例）。两组在性别、年龄等方面比较，差异无统计学意义。

治疗组给予自拟补肾活血方（由黄芪 30g、黄精 12g、淫羊藿 12g、鹿角胶 15g、沙苑子 15g、制首乌 15g、山药 30g、葛根 30g、丹参 30g、制大黄 10g、血竭 10g 等组成），每次 6g，每日 3 次。对照组给予强骨胶囊，每次 1 粒，每日 3 次。疗程 12 周。

临床观察结果显示：治疗组在中医证候疗效、总有效率、骨密度等方面优于对照组，差异具统计学意义（*P*<0.05）。

九、治疗恶性肿瘤

（一）肺腺癌 [579]

选取 60 例晚期肺腺癌患者，随机分为治疗组（30 例）和对照组（30 例）。

治疗组在对照组基础上给予抗瘤增效方（由黄芪、太子参各 30g，白术 10g，茯苓 18g，黄精、补骨脂各 12g，半枝莲 60g，甘草 9g 组成），每日 1 剂。对照组给予吉西他滨，每次 1.2 ～ 1.4g，第 1、8 天各 1 次；顺铂，每次 30mg，第 1 ～ 4 天各 1 次（或长春瑞滨，每次 40mg，第 1、8 天各 1 次；顺铂，每次 30mg，第 1 ～ 4 天各 1 次）。疗程56 天。

临床观察结果显示：治疗组总有效率为 83.33%。对照组总有效率为 46.67%，两组对比，差异有统计学意义（$P<0.05$）。治疗组的生存期优于对照组（$P<0.05$）。

（二）恶性肿瘤骨转移疼痛[580]

选取 50 例恶性肿瘤骨转移疼痛患者，随机分为治疗组（25 例）和对照组（25 例）。两组一般临床资料比较，差异无统计学意义。

治疗组在对照组治疗基础上给予扶正固本方（由黄芩 15g、淫羊藿 15g、女贞子 15g、何首乌 20g、熟地黄 15g、茜草 10g、黄精 20g、人参 10g 组成），每日 1 剂。对照组给予 6MV-X 射线放射疗法。疗程 14 天。

临床观察结果显示：治疗组中，完全缓解 2 例，部分缓解 19 例，稳定 3 例，进展 1 例，有效率为 84.0%；对照组完全缓解 0 例，部分缓解 14 例，稳定 7 例，进展 4 例，有效率为 56.0%；两组比较，差异有统计学意义（$P<0.05$）。

（三）其他

1. 补肾益髓方与 DP 化疗方案联用[581]

选取 70 例脾肾亏虚型晚期非小细胞肺癌骨髓抑制并发症患者，随机分为治疗组（35 例）和对照组（35 例）。

治疗组在对照组基础上给予补肾益髓方（由熟地黄 15g，黄芪、黄精、女贞子、补骨脂各 30g，墨旱莲 15g，炙甘草 12g，佛手 15g 组成），每日 1 剂。对照组给予 DP 化疗方案。疗程 21 天。

临床观察结果显示：治疗组总有效率为 94.28%，对照组总有效率为 71.43%，两组对比，差异有统计学意义（$P<0.05$）。两组治疗前后血液指标均有改善（$P<0.01$），且治疗组优于对照组（$P<0.05$）。

2. 软坚散[582]

选取 240 例肺癌术后初次接受化疗者，随机分为治疗组（120 例）和对照组（120 例）。两组一般临床资料比较，差异无统计学意义。

治疗组在对照组治疗基础上给予中药软坚散（由黄芪 30g、黄精 30g、人参 12g、女贞子 12g、白花蛇舌草 30g、莪术 12g、三棱 12g、蒲公英 30g、半枝莲 30g、焦神曲 30g、焦麦芽 30g、焦山楂 30g、薏苡仁 12g、陈皮 15g、薤白 15g、瓜蒌 20g、桔梗 9g 组成）。每日 1 剂。对照组给予 CP 方案化疗。疗程 16 周。

临床观察结果显示：治疗组的生活质量卡氏评分提高率为 35.8%，对照组为 10.0%，两组比较，差异有统计学意义（$P<0.05$）。治疗组的食欲提高率为 32.5%，对照组为 6.7%，两组比较，差异有统计学意义（$P<0.05$）。

3. 稳心颗粒与右雷佐生联用[583]

选取 100 例乳腺癌化疗患者，随机分为治疗组（50 例）和对照组（50 例）。两组一般临床资料比较，差异无统计学意义。

治疗组在对照组基础上给予稳心颗粒治疗。对照组给予右雷佐生治疗。疗程 84 天。

临床观察结果显示：治疗组的心电图异常率为 16.0%，对照组为 20.0%，两组比较，差异具统计学意义（$P<0.01$）。治疗组的左室射血分数高于对照组（$P<0.05$），治疗组心肌肌钙蛋白 T、B 型钠尿肽、乳酸脱氢酶水平低于对照组，差异有统计学意义（$P<0.05$）。

十、治疗五官科疾病

（一）慢性咽炎[584]

选取 90 例慢性咽炎患者，随机分为治疗组（45 例）和对照组（45 例）。两组一般临床资料比较，差异无统计学意义。

治疗组在对照组基础上给予复方黄精汤（由黄精 15g、沙参 15g、麦冬 15g、蝉蜕 15g、刺蒺藜 15g、僵蚕 15g、丹皮 15g、赤芍 15g、昆布 15g、海藻 15g、法半夏 15g、海蛤粉 15g、黄芪 15g 组成），每日 1 剂。对照组给予华素片，每次 3.0mg，每日 4 次。疗程 2 个月。

临床观察结果显示：治疗组咳嗽有效时间，咽痛、黏稠痰液和异物感消失时间及慢性咽炎治疗预后优于对照组（$P<0.05$）。治疗组血气炎症因子优于对照组（$P<0.05$）。

（二）病毒性角膜炎[585]

选取 51 例树枝状角膜炎患者，随机分为治疗组（25 例）和对照组（26 例）。两组在性别、年龄、病程、主要症状等方面比较，差异无统计学意义。

治疗组给予 0.8% 黄精多糖滴眼液，每次 1 滴，每 2 小时 1 次，每日 6 次。对照组给予 0.1% 阿昔洛韦滴眼液，每次 1 滴，每 2 小时 1 次，每日 6 次。疗程 18 天。

临床观察结果显示：两组证候积分均较治疗前明显下降，差异具统计学意义（P<0.05）。治疗组总有效率为 96%，对照组总有效率为 88.5%，两组比较，差异具统计学意义（P<0.05）。

十一、治疗皮肤科疾病

（一）疱疹性皮肤病[586]

选取 400 例生殖器疱疹患者，随机分为开放喷剂组（80 例）、开放霜剂组（80 例）、平行喷剂组（80 例）、平行霜剂组（80 例）、对照组（80 例）。五组间年龄、性别、病程、病变部位皮损及症状等方面比较，差异无统计学意义。

喷剂组（开放组＋平行组）给予 2% 黄精多糖制剂奥得福尔喷雾剂，局部外喷，每日 3 次。霜剂组（开放组＋平行组）给予 2% 奥得福尔霜剂，局部外涂，每日 3 次。对照组给予 3% 阿昔洛韦软膏，局部外涂，每日 3 次。疗程为 7 天。

临床观察结果显示：开放喷剂组的总有效率为 92.50%，平行喷剂组为 91.25%；开放霜剂组的总有效率为 93.75%，平行霜剂组为 91.25%。喷剂组（开放组＋平行组）在 3 天内起效的达 64.38%，7 天内起效的达 91.88%；霜剂组（开放组＋平行组）在 3 天内起效的达 68.13%，7 天内起效的达 91.88%；两者起效时间平均比对照组提前 2 天。

（二）真菌性皮肤病[587]

选取 90 例艾滋病合并真菌性皮肤病患者，随机分为治疗组、第一对照组、第二对照组各 30 例。三组从性别、年龄、病程、主症积分等方面比较，差异无统计学意义。

治疗组给予自拟中药方（由甘草 30g、大黄 30g、黄精 30g、银花藤 30g、苦参 30g、蛇床子 30g、地肤子 30g、白鲜皮 30g、藿香 30g 组成），先熏蒸、后湿敷或泡洗患处。第一对照组在治疗组基础上给予萘替芬酮康唑乳膏外涂患处，每日 2 次。第二对照组给予单纯使用萘替芬酮康唑乳膏治疗，每日 2 次。

临床观察结果显示：停药 2 周后，治疗组、第一对照组、第二对照组治愈率分别为 63.33%、66.67%、50.00%，总有效率分别为 93.33%、96.67%、83.33%，治疗组及第一对照组治愈率及总有效率高于第二对照组，但治疗组、第一对照组比较，差异无统计学意义。治疗组、第一对照组、第二对照组治愈患者皮损愈合时间分别为（17.62±7.93）日、

（16.75±8.17）日、（24.57±10.02）日，症状消失时间分别为（15.79±8.16）日、（14.12±7.84）日、（21.46±8.97）日，复发率分别为 10.53%、10.00%、26.67%，治疗组及第一对照组治愈患者皮损愈合时间、症状消失时间及复发率均低于第二对照组。但治疗组、第一对照组比较以上指标，差异无统计学意义。

十二、治疗儿科疾病

（一）小儿缺锌厌食症[588]

选取 316 例小儿缺锌厌食症患者，分为治疗组（203 例）和对照组（113 例）。

治疗组给予醒脾颗粒冲剂，1 岁以下每次 5g，1～3 岁每次 7g，4～10 岁每次 8g，每日 3 次。对照组给予葡萄糖酸锌口服液，每次 1 支，每日 1 次。疗程 6 个月。

临床观察结果显示：治疗组总有效率为 98.5%，对照组总有效率为 91.2%，两组比较，差异具统计学意义（$P<0.05$）。治疗组与对照组发锌值比较，差异具统计学意义（$P<0.05$）。

（二）小儿过敏性鼻炎[589]

选取 100 名过敏性鼻炎患儿，随机分为治疗组（50 例）和对照组（50 例）。两组一般临床资料比较，差异无统计学意义。

治疗组给予三黄玉屏风膏穴位贴敷治疗。Ⅰ号方（由黄芪、白术、防风、黄精、延胡索、酒大黄组成）贴敷于肺俞、膈俞、膻中；Ⅱ号方（由苍术、党参、茯苓、白术、山楂组成）贴敷于神阙穴；贴敷 12h，连贴 3 日，每 2 周贴敷 1 次。对照组给予西替利嗪糖浆，每日 1 次。疗程 6 周。

临床观察结果显示：治疗组有效率为 94.0%，对照组有效率为 78.0%，两组比较，差异有统计学意义（$P<0.05$）。

（三）小儿疳积症[590]

选取 150 例小儿疳积患者，随机分为治疗组和对照组各 75 例。

治疗组采用健脾益肺口服液（由党参、山药、茯苓、白术、扁豆、陈皮、黄芪、防风、黄精、丹参等组成）、疳积合剂（由石燕、谷精草、石决明、威灵仙、使君子、鸡内金等组成），配合捏脊疗法。对照组给予健胃消食口服液治疗。

临床观察结果显示：治疗组临床总有效率为97.33%，对照组临床总有效率为70.67%，两组比较，差异具统计学意义（$P<0.01$）。

（四）小儿肺结核[591]

选取36例肺结核患儿，随机分为治疗组（18例）和对照组（18例）。两组从性别、年龄、分型上比较，差异无统计学意义。

治疗组在对照组基础上，用抗结核药粥（由粳米120g、黄精20g、山药20g、鲜生地黄30g、枸杞子10g、百合10g、蜜炙百部10g组成）代替正常饮食。对照组给予单纯西药化疗。疗程3个月。

临床观察结果显示：按照中医证候改善评价标准在患者入组后1个月、2个月以及3个月后进行评价，治疗组疗效均优于对照组，差异具统计学意义（$P<0.05$）。

（五）小儿阵发性室上性心动过速[592]

选取70例小儿阵发性室上性心动过速患儿，随机分为治疗组（35例）和对照组（35例）。两组一般临床资料比较，差异无统计学意义。

治疗组给予清心复脉合剂（由黄连3g、黄精6g、党参6g、琥珀2g、甘松3g组成），每日1剂。对照组给予胺碘酮注射液。疗程3天。

临床观察结果显示：治疗组有效率为88.57%，对照组有效率为82.85%。两组比较，差异无统计学意义。两组复律时间比较，差异具统计学意义（$P<0.01$）。

（六）小儿哮喘[593]

选取96例小儿哮喘患者，随机分成治疗组（50例）和对照组（46例）。两组在年龄、性别、症状等方面比较，差异无统计学意义。

治疗组采用哮平方（由黄芪、黄精、白术、当归各10g，白果、莪术、僵蚕、陈皮各5g，甘草3g组成），每日1剂。对照组给予玉屏风颗粒，每次1袋，每日3次。疗程3个月。

临床观察结果显示：治疗组总有效率为86.0%，对照组总有效率为67.4%，两组比较，差异具统计学意义（$P<0.05$）。

十三、其他

（一）肾间质纤维化[594]

选取 96 例痛风性肾病患者，随机分为治疗组（50 例）及对照组（46 例）。

两组在年龄、性别、血肌酐、尿素氮、血尿酸、尿Ⅲ型前胶原、尿视黄醇结合蛋白等方面比较，差异无统计学意义。

治疗组除基础治疗外，给予益肾泄浊方（由黄芪 30g、山茱萸 15g、黄精 20g、当归 15g、莪术 10g、虎杖 15g、土茯苓 30g 组成），每日 2 次。对照组给予别嘌醇片，每次 0.1g，每日 1 次。疗程 12 周。

临床观察结果显示：治疗组治疗后血肌酐、血尿酸、尿单核细胞趋化因子 –1、尿Ⅲ型前胶原较治疗前下降，差异具统计学意义（$P<0.05$）。两组血肌酐、血尿酸、尿单核细胞趋化因子 –1、尿Ⅲ型前胶原比较，差异具统计学意义（$P<0.05$）。治疗组中医证候改善总有效率为 92.00%，对照组总有效率为 63.04%，两组比较，差异具统计学意义（$P<0.05$）。

（二）白细胞减少症[595]

选取 40 例甲亢使用甲巯咪唑后白细胞减少患者，随机分为治疗组（20 例）和对照组（20 例）。

治疗组在对照组基础上给予八珍汤（由黄芪 30g，党参、熟地黄、当归各 20g，川芎、白芍、白术、茯苓、黄精、女贞子各 15g，炙甘草 6g 组成），每日 1 剂。对照组给予鲨肝醇，每次 40mg，每日 3 次；维生素 B_4，每次 10mg，每日 3 次。疗程 4 周。

临床观察结果显示：治疗组总有效率为 95.00%，对照组总有效率为 75.00%，两组比较，差异具统计学意义（$P<0.05$）。治疗组在改善白细胞及中性粒细胞方面优于对照组，差异具统计学意义（$P<0.01$）。

（三）椎动脉型颈椎病[596]

选取 60 例椎动脉型颈椎病患者，随机分成治疗组（30 例）和对照组（30 例）。两组从性别、年龄、病程方面比较，差异无统计学意义（$P>0.05$）。

治疗组给予天麻黄精汤（由丹参 12g、天麻 12g、黄精 12g、葛根 12g 组成），每日 1

剂，同时配合颈部牵引法。对照组单纯给予牵引法。疗程 1 个月。

临床观察结果显示：治疗组总有效率为 93.3%，对照组总有效率为 80.00%，两组比较，差异具统计学意义（$P<0.05$）。

（四）戒毒[597]

选取 200 例美沙酮维持治疗者，随机分成治疗组（100 例）和对照组（100 例）。

治疗组在对照组基础上给予黄精减毒颗粒（由黄精、黄芪、玄参、杏仁、厚朴、熟大黄、何首乌等组成），每次 10g，每日 2 次。对照组给予美沙酮。疗程 45 ～ 60 天。

临床观察结果显示：治疗组在改善便秘、性功能障碍（阳痿）、闭经、自汗、排尿困难和乏力等方面，优于对照组，差异具统计学意义（$P<0.05$）。

十四、不良反应

（一）急性毒性和最大耐受量试验

1. 六黄糖浆[598]

六黄糖浆由党参、黄芪、生地黄、车前子、黄连、蒲黄、黄柏、黄精等中药加工制成。

口服给药的急性毒性试验：按 0.4mL/10g（相当于生药 89.6g/kg），以最大浓度的最大容积于上午 8 时一次性灌胃，连续观察 7 日，结果无一小鼠死亡。

腹腔注射给药的急性毒性试验：按 0.4mL/10g（相当于生药 56g/kg），以最大浓度的最大容积于上午 8 时一次性给药，结果 10 只小鼠均死亡。

本药为口服制剂，不注射给药。若采用腹腔注射给药，按孙氏改良寇氏综合计算法算得半数致死量（LD_{50}）为 19.89g/kg（生药），相当于成人每日常用量（50mL，相当于生药 1.6g/kg）12 倍以上。

高剂量组死亡小鼠经病理切片检查发现肺组织有轻度瘀血，心、肝、脾、肾等脏器的大小、色泽均无异常，也无肿胀、出血或坏死等病变。

2. 复方滇黄精[599]

复方滇黄精浸膏（滇黄精、云南山楂等），经水提浓缩而成。

LD_{50} 测定：分别将浓度为 200g/100mL、160g/100mL、128g/100mL、102.4g/100mL、81.9g/100mL 的复方滇黄精提取液给不同组别的动物灌胃 1 次，等容积，不同浓度，灌

胃体积为 0.2mL/10g，给药后禁食 2h，观察 7 日，动物状态良好，活动、进食、大小便正常，皮毛均好，无任何毒性反应症状，未见有动物死亡，提示半数致死量（LD_{50}）测不出。

最大耐受量测定结果：动物在 102.4g/kg 剂量给药后，7 日内一般状态良好，活动、进食、大小便正常，皮毛均好，无毒性反应症状，未见有动物死亡，故小白鼠口服（灌胃）复方滇黄精的最大耐受量为 2.04g/20g（102.4g/kg），相当于临床推荐剂量（每日 15g生药）的 409.6 倍。

3. 黄精舒眠颗粒[600]

黄精舒眠颗粒由黄精、天麻、灵芝、远志、茯苓、太子参组方而成。

半数致死量（LD_{50}）测定：受试样品剂量设置为 0.8088g/mL，即取受试样品 202～212g加蒸馏水至 250mL 溶解，于实验前禁食 16h，不限饮水，第二日灌胃 0.3mL/10g，每日给药 1 次。给药后观察 7 天，结果表明，无小鼠死亡及病变情况发生。无法测出 LD_{50}。

最大耐受量测定：受试样品剂量设置为 0.8088g/mL，即取受试样品 202～212g 加蒸馏水至 250mL 溶解，1 日内分 3 次灌胃，每次时间间隔为 5h，灌胃体积均为 0.4mL/10g，累积剂量为 970.56g/kg。给药后观察 7 天，结果表明，无小鼠死亡及病变情况发生。计算小鼠的最大耐受倍数为 2911 倍（黄精舒眠颗粒成人日用量为 20g）。

（二）长期毒性试验

黄精多糖克疱霜[601]

连续 60 天给家犬完整皮肤和破损皮肤涂抹黄精多糖克疱霜，分为 1000、500、250mg/kg（大、中、小）三剂量组，对照组 100mg/kg 赋形剂（基质）。三个剂量组动物的外观体征、行为活动无明显异常，对完整皮肤无影响，未见有红斑、水肿等刺激反应，对破损皮肤的正常干痂脱落以及修复被毛生长无影响。

连续 60 天给家犬阴道黄精多糖克疱霜，分为 300、150、75mg/kg（大、中、小）三剂量组，对照组给赋形剂（基质）300mg/kg，雌性犬外生殖器未见炎性分泌物、红肿等异常反应。

停药观察 15 天，各剂量组各动物以上各项检测指标和病理学检查等均未见异常。

黄精多糖克疱霜长期（60 天）给药，动物不会通过皮肤和黏膜吸收产生全身性毒性反应，也未见刺激反应。按临床拟定剂量，皮肤和阴道黏膜用药用量安全。

第九章　黄精产业发展现状与对策

黄精，以其独特的药用价值和观赏能力，被誉为"百草之精华"。在漫长的历史长河中，被中医广泛应用于各种疾病的治疗和调理。黄精肉质根茎富含营养成分，既可以入药，也可以作为食材食用。随着国内外对黄精的认识不断提高，市场需求不断增长，黄精产业发展势头强劲。然而，在快速发展的背后，也存在一些问题。如黄精优良品种缺乏，生长周期较长。同时，黄精的品质也参差不齐，部分产品存在农药残留超标等问题，严重影响了产业的声誉和可持续发展。本书分析了黄精产业发展的制约因素，并提出了相应对策和建议，以期为黄精产业的可持续发展提供保障。

一、产业现状

（一）黄精中成药产业

黄精是中医药学中滋阴润燥、补脾益气的代表性中药，被广泛应用于中成药的生产制造。它是中药制剂如黄精丸、黄精赞育胶囊等的主要成分。根据药智网的数据显示，目前全国共有 183 种中成药制剂以黄精为原料，包括胶囊剂、片剂、丸剂、合剂、颗粒剂、酒剂、糖浆剂、膏剂、散剂和冲剂等十多种剂型。这些制剂主要用于止咳、止痛、消肿、消食和降脂等领域。在全国范围内，有 422 家药品生产企业以黄精药材为原料进行药品生产，这些企业遍布 30 个省级行政区。其中，吉林省拥有最多的企业数量，达到 119 家；其次是广东省和四川省，分别为 56 家和 40 家。

（二）黄精健康食品产业

黄精是一种口感甘甜、适口性良好的保健食品，具有独特的风味，被广泛应用于烹饪各种食品和药膳，如黄精酒、黄精煨猪肘、黄精炖鸭等。近年来，人们对健康的关注度不断提高，黄精的市场需求量也不断上升。根据相关数据，目前黄精的市场需求量约为6000吨，其中70%用于食用，仅有30%作为药品和提取物。

黄精为药食同源植物，被列入《可用于保健食品的物品名单》和《已使用化妆品原料目录（2021年版）》。以黄精为原料，目前已经开发出了437种保健食品，其中包括4种进口保健食品。这些保健食品可用于多种功能，如抗辐射危害、抗化学性肝损伤、改善记忆、降血糖、降血压、降血脂、抑制肿瘤、改善缺铁性贫血、免疫调节、改善睡眠、缓解视疲劳、减肥、抗氧化、美容（祛黄褐斑）、抗缺氧、清咽润喉、通便、延缓衰老、抗骨质疏松、提高免疫力等。

目前，全国有300余家企业生产黄精保健食品，主要分布于全国30个省级行政区。其中，北京市的企业数量最多，达到40余家，其次是广东省。黄精作为一种具有多种保健功能的食材，已经得到了广泛应用和认可。

（三）黄精农业产业

黄精农业产业目前仍以农业种植为主要模式，科技附加值较低，利润空间有限，处于产业链的低端位置。在各产区内部，尽管有一定规模的种植户，但种源管理混乱，专业化程度不足，规模效益不明显。在育苗环节，主要采用根状茎繁殖方式，少数采用种子繁殖。然而，根茎繁殖容易感染病菌，导致品种退化；而种子繁殖存在生长周期长、发芽和成苗率低的问题。在种植管理上，部分药农认为黄精容易种植而忽视精细管理，滥用农药和化肥，导致重金属和农药残留超标。这不仅影响了黄精药材的产量和质量，还增加了病虫害的风险。在采收加工方面，缺乏统一的标准规范，主要依赖药农的经验判断，导致药材质量参差不齐。

二、市场分析 [602，603]

近年来，黄精的需求量不断增加，为农业产业资源整合带来了巨大推动力。农业生产组织正在逐步摆脱粗放的管理模式，向标准化种植方向发展。以"公司＋科技＋基地＋农户"的产业化模式为主流，有效推动了黄精种植的基地化、规模化、标准化、商品化和组织化发展。

据中药材天地网的调查数据显示，1990～2000年期间，全国对黄精的需求量不超过1000吨。然而，目前全国需求量已经增长到6000吨左右，显示出市场需求量的快速增长。其中，近70%的需求用于食用，仅有30%用于药材和提取物。

在2009年以前，黄精的价格一直处于较低水平。从2010～2011年，其价格开始快速上涨，从每千克13元上涨到38元。这种价格上涨刺激了药农的采挖积极性，导致野生资源逐渐减少。2018 年，黄精的价格飙升至 75 元 /kg 左右。

在 2019 ~ 2022 年期间，黄精的价格在 68 ~ 75 元 /kg 波动。到了 2023 年，价格有所下降，波动在 50 ~ 60 元 /kg。总体来看，与低迷时期相比，药材市场的价格增长了 5 至 6 倍。市场价格相对稳定，显示出良好的种植前景。

三、我国黄精产业专利基本情况分析[604]

专利数量统计作为一项重要的数据分析工具，能够从宏观和微观两个层面揭示专利技术的活跃度和发展趋势。在宏观层面，专利数量统计可以全面地展示在一定时间范围内专利技术的活跃状况；在微观层面，通过深入分析专利数据，可了解技术发展的最新趋势、企业的专利布局策略以及区域专利发展的趋势。

本书数据来源于中华人民共和国国家知识产权局专利检索及分析系统（https：//pss-system.cponline.cnipa.gov.cn/conventional Search）。在常规检索中，输入关键词"黄精"，并对检索结果进行了筛选。为确保数据的准确性和可靠性，根据需求的文献类型对检索结果进行了进一步筛选，如"授权起止日期""公开日期"以及是否为"有效专利"等。检索的时间范围设定为 1987 ~ 2023 年，以获取这一时期内的专利数据。专利检索截止时间为 2023 年 12 月 19 日。

（一）我国黄精产业专利申请趋势

根据提供的数据，黄精的相关专利申请趋势见图 9-1。自 1987 年出现首件相关专利以来，黄精的专利申请呈现出一定的阶段性特征。在 1988 ~ 1992 年间，尽管专利数量较少，但其年申请量增长较快，显示该领域的技术创新正在迅速发展。到 1992 年，年申请量已达 33 件。

在 1993 ~ 2000 年期间，黄精的专利年申请量保持稳定，没有出现大幅波动。然而，从 2001 年开始，申请量显著增加，复合增速达到 31.39%，并在 2017 年达到高峰，表明该领域的技术创新活动较为活跃。尽管近年来专利申请量有所下降，但仍维持在较高水平。截至 2023 年 12 月中旬，黄精相关专利申请总数已达 20443 件。然而，需要指出的是，尽管申请量较高，但每年的授权数量相对较少，表明在技术创新的质量和实用性方面还有待提高。在专利类型方面，发明专利申请占据主导地位，占总申请量的 93.9%。在已授权的专利中，发明专利同样占据多数，占总授权量的 74.2%。此外，实用新型专利在两者中均占有一定比例。

总体而言，各研发主体对黄精产业的技术创新给予了高度关注。然而，应注意到申

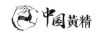

请量与授权量之间的较大差距（图9-2），表明在技术创新的质量和实用性方面仍需加强。未来，黄精的相关产品研发仍有较大的提升空间。

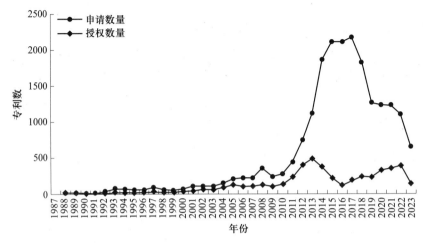

图 9-1 黄精的专利申请趋势

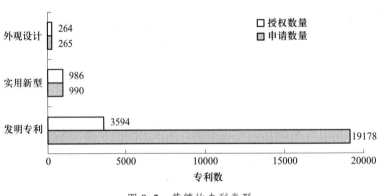

图 9-2 黄精的专利类型

（二）我国黄精的专利生命周期分析

专利技术生命周期是指专利技术在发展过程中所经历的各个阶段，展现出的专利申请量和申请人数量的一般周期性规律。通过分析专利信息，可以揭示技术生命周期的内在规律，从而了解产业的整体发展状况。本书以五年为一个时间段进行统计，结果显示从2022～2023年，专利申请量和申请人数量有一定程度的下降，这主要是由于专利申请存在一定的滞后性。其余时段的专利申请量和申请人数量整体呈上升趋势。在1987～2011年的前五个时段，增长趋势相对较缓慢，表明处于萌芽期。2011年之后，增长趋势加快，表明技术进入成长期。根据 2011 年之前黄精的专利申请人数量和申请量呈倍数增长趋势，以及 2012～2021 年间趋于平稳态势，预测黄精的专利在 2022～2026 年的申请人数量为 6000，专利申请量为 9000（见图 9-3）。同时，考虑到技术生命周期的因素，未来黄精的专利发展有可能进入成熟期或衰退期。

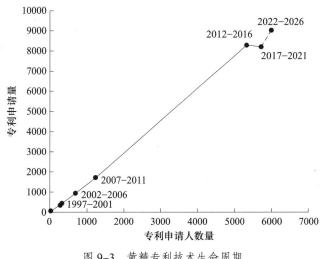

图 9-3　黄精专利技术生命周期

（三）我国黄精的专利技术领域分布

通过分析专利申请用途，可见黄精的专利技术领域主要集中在医药领域（A61）和食品领域（A23）。其中，医用配制品（A61K）的申请量最多，占全部专利申请总量的 60.4%，为核心技术领域。其次为化合物或药物制剂的特定治疗活性（A61P），占比 57.1%。食品、食料（A23L）占比 24.4%，排名第三。从已授权发明专利的分类来看，医用配制品占比最高，为 57.9%。化合物或药物制剂的特定治疗活性占比 53.5%，排名第二。食品、食料占比 15.5%，排名第三。这些数据表明，黄精在医用配制品研发方面取得了实质性突破，初加工工艺研究成熟。然而，食品、食料领域的开发力度不够，深加工领域尚未研发出具备强劲竞争力的品种。为了弥补产业链的短板，需在食品、食料和深加工领域加大技术创新力度。

（四）我国各省份专利布局情况

黄精的专利申请人地域分布见表 9-1。在所有与黄精相关的专利申请中，发明专利占主导地位，共计 19178 件，占黄精的专利总申请量的 93.9%。这些申请来自全国 34 个不同的省级行政区，显示出国内对黄精产业的广泛研究与关注。具体到各个地区，安徽在黄

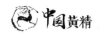

精的专利技术研究方面表现出色，申请量达 2802 件，占总数的 14.60%。紧随其后的是山东和江苏，申请量分别为 2705 件和 1321 件，占总数的 14.10% 和 6.89%。

表 9-1　黄精的专利申请人区域分析

No.	省份	专利申请数量 / 件	占比 /%	No.	省份	专利申请数量 / 件	占比 /%
1	安徽	2802	14.60	18	重庆	322	1.68
2	山东	2705	14.10	19	福建	319	1.66
3	江苏	1321	6.89	20	黑龙江	296	1.54
4	广东	1276	6.65	21	山西	284	1.48
5	河南	905	4.72	22	吉林	278	1.45
6	浙江	892	4.65	23	江西	264	1.38
7	广西	887	4.62	24	天津	215	1.12
8	湖南	884	4.61	25	甘肃	175	0.91
9	四川	864	4.50	26	内蒙古	143	0.75
10	北京	844	4.40	27	海南	76	0.40
11	贵州	565	2.94	28	青海	68	0.35
12	湖北	534	2.78	29	新疆	61	0.32
13	云南	460	2.40	30	宁夏	58	0.30
14	辽宁	427	2.23	31	西藏	41	0.21
15	陕西	381	1.99	32	香港	10	0.05
16	河北	371	1.93	33	台湾	8	0.04
17	上海	365	1.90	34	澳门	2	0.01

　　对全国范围内的黄精专利申请机构分析结果显示（图 9-4），排名前 10 位的机构共申请了 423 件专利，仅占总申请量的 2.2%。在排名方面，徐州绿之野生物食品有限公司以 74 件专利申请量位居首位，占总专利数的 0.39%。其次是浙江劲膳美生物科技股份有限公司，申请量为 55 件。青岛恒波仪器有限公司和青岛华仁技术孵化器有限公司分别以 50 件和 42 件的申请量排名第三和第四位。在研究领域和技术领域方面，国内对黄精的研究涵盖了多个方向，显示出我国在黄精领域的科研实力。同时，研究机构类型多样，既包括企业也包括高校，其中企业占据了主导地位。在专利申请量方面，企业的申请量明显高于高校，这表明企业在相关技术的研究和知识产权保护方面给予了更高的重视。综上所述，我国黄精的专利申请机构呈现出多元化和分散化的特点，但申请量总体较小。企业在相关技术研究和知识产权保护方面表现出了一定的意识，但仍有待进一步加强。

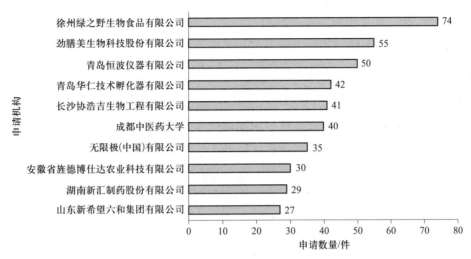

图 9-4 全国排名前 10 位的黄精专利申请机构

（五）专利质量分析

根据对专利申请人的构成分析，我国在黄精的专利申请方面存在"重数量、轻质量"的特点，可能与专利申请的主体有关。就申请有效率而言，高校和科研机构是申请专利质量相对较高的单位，其授权率分别为 35.8% 和 29.1%（表 9-2）。然而，企业的申请数量虽然最多，但授权率较低，仅为 23.5%。主要原因是与黄精产业无关的企业（主营业务无关或无相关产品）参与了专利申请，而这类企业的申请大多是外观设计等低质量专利。此外，还存在大量低质量的个人申请，其授权率仅为 21.3%。

表 9-2 黄精的专利申请人授权情况

所有权人属性	申请专利 / 件	授权专利 / 件	授权率 /%
个人	8462	1803	21.3
企业	9924	2332	23.5
高校	1314	470	35.8
科研单位	639	186	29.1

四、黄精产业可持续发展策略 [602, 603, 605-608]

（一）加强优良品种选育和高效栽培技术推广

针对黄精的驯化育种虽已开展较多研究，但仍面临诸多挑战。现有黄精种质退化、抗逆性差和病害严重等问题凸显。黄精的高产、高效、优质栽培技术的研究仍显不足。随着黄精药材的需求激增，其野生资源量却急剧下降，几近枯竭。滇黄精、黄精和多花黄精这三种基原植物的野生蕴藏量正在急剧减少[609]。鉴于黄精野生资源的珍贵价值，应加强原生地保护、迁地保护和设施保护等措施。广泛收集全国主产区的黄精种质资源，包括野生种质、栽培品种、地方品种和农家品种等，并利用多组学技术，筛选发掘不同生态型优质种质。重点关注黄精的遗传多样性、抗逆性、适应性等方面的指标，确保选育出的新品种能够适应不同的生态环境和生产条件。同时，进一步加强种质资源的评价和利用工作，挖掘具有优良性状和潜力的种质资源，为黄精产业的可持续发展提供强有力的支撑。

此外，在种植管理方面，目前黄精的繁殖仍以根状茎繁殖和种子繁殖为主。根状茎繁殖易感染病菌，经过多代后品种退化严重；种子繁殖周期长，且发芽和成苗率低。同时，部分地区种植管理粗放，农药和化肥的不合理使用导致重金属和农药残留超标，产量和质量均受影响，无法满足国际市场的需求。应加强技术培训和技术服务工作，提高黄精的产量和品质，降低生产成本，增加种植户的经济收益。

（二）完善黄精质量评价体系

根据历版《中国药典》的规定，黄精的质量控制主要依据总多糖含量，然而这种单一指标难以全面反映黄精的药效物质和临床效果。黄精中的多糖和皂苷类成分与其有效性紧密相关，应作为主要药效物质基础。然而，多糖类成分的结构复杂，分离纯化和结构鉴定的难度较大，导致不同基原黄精多糖的结构特异性研究报道较少。目前尚缺乏特异性、专属性的定量测定方法。此外，目前黄精的加工缺乏统一的炮制规范，导致市场上流通的黄精饮片质量参差不齐。为了确保饮片质量的稳定与可控，应在继承传统的基础上，对黄精炮制工艺环节的参数进行优化和明确。同时，应加强黄精的农残、重金属、二氧化硫等外源性有害物质的研究，为黄精进入国际贸易市场提供数据依据。

（三）深化黄精作用机制和综合开发利用研究

黄精具有补气养阴、健脾、润肺、益肾等作用，常用于治疗脾胃气虚、体倦乏力、胃阴不足、口干食少、肺虚燥咳、劳嗽咯血、精血不足、腰膝酸软、须发早白、内热消渴等症状。近年来，黄精抗阿尔茨海默病、抗抑郁、肾脏保护、保肝活性、抗肿瘤、治疗骨质疏松、改善造血功能、改善男性性功能等的药效已得到验证，应进一步确定活性成分，探究其主要的活性调控靶标与构效，深入制剂的开发与利用。黄精多糖是黄精的主要活性物质，但临床上以使用复方为主，药理活性评价主要围绕水提物展开，对于单体化合物的评价及其作用机制的研究相对滞后，尤其是降血糖、增强免疫等作用机制需要进一步深入研究。此外，黄精的叶、花、果实和幼苗均可作为食药用，其中花和果实的应用历史悠久。根据本草记载，黄精的花和果实具有一定的药用价值，但目前对它们的研究和应用相对较少。现代黄精药用部位仅为根茎，造成大量资源浪费，有必要进一步评价黄精非药用部位的资源化学成分，开发系列大健康产品，如黄精叶茶、黄精花茶、黄精鲜花饼等，提高非药用部位的综合利用。另外，黄精还可作为观赏植物资源进行开发利用，规模化产区可利用黄精花期开展休闲观光、健康旅游等活动，推广黄精及其相关产品。

（四）加强品牌建设，拓展销售市场

强化黄精品牌意识，充分利用各主产区资源优势，以政府主导、种植行业协会引领的方式，推进龙头企业、农民合作社、家庭农场、专业大户等不同经营主体适度规模经营，建立黄精产业集群。通过地理标志产品认定、地方标准制定、绿色产品标识、无公害/有机产品认证、质量溯源体系建设等手段，将黄精产业链的各个环节整合成一个有机的整体，形成包括种质资源供应、生产与管理、产地加工、销售等环节的高效产业链，提升黄精药材的品牌价值。同时积极开发以黄精有效成分为主导的创新药物和相关健康产品。在深入研究与开发的基础上，实施品牌战略，培育具有高技术含量、强竞争力、良好市场前景和自主知识产权的知名黄精品牌，以进一步拓展黄精的销售市场。

（五）扩大多方合作，推进科技成果转化

当前，黄精产业仍以传统农业种植为主，其科技含量和附加值相对较低，利润空间有限，处于产业链的底端位置。市场上黄精产品种类繁多，但缺乏统一标准，导致品质参差不齐。现有的黄精产品大多缺乏核心竞争力和创新性，如黄精提取物或单体化合物的开发目前尚处于空白状态。此外，现有的保健品主要采用传统剂型，目标消费群体较为单一，创新能力较弱，缺乏特色和市场主导产品。应进一步整合优质资源，建立联合攻关模式和创新成果转化机制，以技术创新指导产业发展，共建共享高水平创新平台。同时，加强科技成果的市场转化，以产业发展推动黄精技术创新闭环形成。通过这些措施，进一步提升黄精产业的竞争力和附加值，推动其向更高层次发展。

附　黄精与传统文化

人类对黄精的应用广泛、历史悠久。在中国古代，黄精不仅用于咳嗽咳痰、腰膝酸软、脾胃虚弱等疾病治疗，还被当作粮食，用于补充能量，度过饥荒，在各类典籍记载中黄精更是人们推崇备至的养生圣品。时至今日，黄精已成为公认的药食两用的珍贵植物。在长期的应用实践中，人们对黄精产生了深厚的感情，创作了许多传说和诗词，形成了独特的黄精文化。

一、黄精的传说

很多史书和典籍上都记载了关于黄精的传说，在古人心中，它不仅仅是一味药材，更是人们对于长生不老、容颜永驻的美好想象。早在西晋时期，政治家、文学家、藏书家张华在《博物志》中就有记载："黄帝问天老曰：天地所生，岂有食之令人不死者乎？天老曰：太阳之草，名曰黄精。饵而食之，可以长生。"东晋道教学家、医药学家葛洪《抱朴子内篇》将黄精列为仙药，称"若煮啖之，取足可以断谷"。《神仙芝草经》有这样的记载："黄精宽中益气，使五脏调良，肌肉充盛，骨髓坚强，其力增倍，多年不老，颜色鲜明，发白更黑，齿落更生。"不难看出，在诸多古籍资料之中，黄精是一种神奇的延年益寿之药，被认为并非凡物，而是属于仙家之物，颇有神话色彩，所以流传下来许多关于黄精的引人入胜的传说。

（一）黄精姑娘的传说 [610]

传说在很久以前，有一个财主家的丫鬟叫黄精。黄精容貌姣好，但生长在一个贫苦家庭。财主色迷心窍，一心想要黄精做妾，其家人被逼无奈只好让黄精半夜出逃，但半路就被财主家丁发现并将其逼至悬崖，姑娘一狠心跳了下去。幸运的是，黄精落到半山腰时被一棵小树挂住了，摔倒在树边的小斜坡上昏了过去。许久，她才从昏迷中苏醒过来，顿时被眼前的一切吓呆了，自己的身下是万丈深渊。几天来她没喝过一口水，没吃过一粒米，身体很虚弱。她见身边长着密密麻麻的野草，细叶，叶片狭长，开着些花，便顺手揪了一把草叶，放在嘴里吃。当她拔下一根有手指粗的草根，放在嘴里吃时，觉得又香又甜，比那些草梗草叶好吃多了，打那以后，黄精便每天一边挖草根过日子，一边寻找上山的路。

转眼间过了半年，姑娘爬到了一块岩石的后面，只见一根酒杯粗的黄藤从崖顶上垂下来，她抓住藤萝向上爬，这时才发现自己的身子变得非常轻，轻得像燕子一样，非常轻松地爬上了山顶。上了山顶，她径直朝西走去。行路间，她看见前面不远处有一个村落，她走到了一家门前叩门说："主人家，请您给我点饭吃。"老婆婆见她可怜，就让黄精进屋吃饭。过了一会儿，只见一个背柴火的老公公进了门。老婆婆指着黄精对老公公说："这是个苦命的孩子，要不我们收她做女儿吧？"老公公看着姑娘，点了点头。从此，黄精便在老婆婆家住了下来。

后来黄精的遭遇渐渐地传遍了全村。村里有个采药老人，他听说黄精吃草根能活那么长时间，又见到黄精那么水灵，就问她吃的是什么样的草根。黄精带着老人在山上找到了那种草根。采药老人挖起放在嘴里细细地品尝，觉得味道清香甘甜，吃后身子又暖和，又舒服，精力旺盛。后来他把这种草根给病人吃后，病人病情减轻了；给老年人服用，老年人身子骨越来越硬朗了。因为是黄精姑娘发现的这味中草药，所以大家就给它起名叫"黄精"。

（二）华佗与黄精[611]

相传一姑娘因父母双亡到财主家打长工，每天必须上山砍柴割草，吃的是残羹剩饭。一天，小姑娘在干活时饿得出冷汗，她采了一些植物根茎吃，觉得味道甘甜，仿佛吃水果一般。从此之后，每当饥饿的时候，她便吃这种植物的根茎，不知不觉地吃了好几年。她从一个瘦弱的黄毛丫头变成一个亭亭玉立的大姑娘，财主起色心，强迫她做小老婆。姑娘誓死不从，逃进山中。财主感到纳闷：这姑娘到底吃了什么东西变得如此美貌健壮呢？出于色心和好奇，财主便更加想得到她了，命几个身强力壮的家丁每天上山找寻姑娘。

某天，家丁们发现了姑娘并一哄而上，穷追不舍。可一眨眼的工夫，姑娘就消失在他们的眼皮底下。这情景，恰好被上山采药的华佗看见。华佗出于医生的悟性，认定姑娘一定吃了什么灵丹妙药，才这么身轻如燕，健步如飞，以致健壮的家丁都追不上她。后来，华佗借机寻到姑娘，她把华佗带到一片阴暗潮湿的灌木丛中，指着其中开着淡绿色小花的植物说："就是这种植物的根。"华佗见这种植物高一至二尺，叶片呈条状针形，其间开着一簇簇淡绿色的小花。华佗挖其根块，但见根块呈黄白色，肉质肥厚，横向生长，形状好似鸡头一般，其中一端有一圆形茎痕，好似鸡眼。于是，他便把这不知名的植物带回家中研究，发现这种植物性味甘、平，具有补脾益肺、养阴生津之功效，可用于体虚瘦弱、气血不足、肺痨、胸痹以及肺燥咳嗽治疗。后来，华佗把它称为"黄精"，并一直沿用至现在。

（三）葛玄与黄精 [612]

相传天台华顶山上有一个云雾山洞，每隔3000年西王母才命仙女打开洞门一次，放出瑶池仙水，灌溉洞口四周的仙草，待成熟后供仙人们食用，以求青春常驻。有一年，天台山下发生大旱，庄稼枯死，百姓缺吃少穿又得了一种怪病。村里最漂亮的姑娘秀姑也染上了这种病，奄奄一息。秀姑的丈夫黄经看见妻子病成这样，着急万分，又一筹莫展。正在此时，一位白胡子老道，肩背葫芦，手拄拐杖，经过他家门口。老道受黄经邀请为秀姑诊治，他诊脉后说："姑娘肺热胸闷，已成慢痨。据贫道所知，村内不少人得这种病。若要治好此病，需连服仙草3个月，但这种仙草长在天台山云雾仙洞，须得翻过九座高山，蹚过九条深涧，攀登千丈岩壁，你能行吗？"黄经说："为了全村人和秀姑，我就是上刀山下火海，也要找到云雾仙洞和仙草。"老道为黄经的精神所感动，就把手中的拐杖送给他，并说："你带上它，就会找到云雾仙洞，再用拐杖轻轻一敲，洞门就会打开。"黄经接过拐杖，感激不已，说道："请老神仙留下高姓大名！"老道哈哈一笑："我叫葛玄。"说完，就不见了。

黄经经历了千辛万苦，找到了云雾仙洞。这时，拐杖头的金光射向一块巨门似的岩石上。黄经用仙杖在岩石上轻轻一敲，石门慢慢打开了。根据葛仙翁的吩咐，黄经用杖头往洞顶一戳，洞顶立刻流下一泓清澈的仙水，洞口外在仙水流过处慢慢地长出了一株仙草。这时，西王母带着天兵天将要来收仙草，但葛仙翁已预料到会发生战斗，其在杖头上念了十万禁咒，天兵天将只好收兵而归。乡亲们纷纷食用了仙草，病很快就好了。黄经为了阻止西王母再来关闭云雾仙洞，一直守在洞口，以仙水和仙草为生，久而久之，也成了仙人。因这种仙草是黄经发现，故被后人称为"黄经"，后改为"黄精"。

（四）金乔觉与黄精 [613]

相传唐朝时，新罗国王族子弟金乔觉,60岁时泛舟渡海，来到中国，见九华山峰峦叠起，是修道的好去处，于是在山中择地而居，终日坐禅诵经，潜心修行。由于当时山中人烟稀少，环境恶劣，生活极其艰苦，金乔觉只能以野果野菜维持生命。他食遍了九华山上的各种野果野菜。有一天，他挖得一棵绿油油鲜嫩的肥叶之草的根茎，洗后食之，觉得甘甜可口，解渴解饥。之后，他多次食用这种草根，不仅感觉舒适，而且渐渐身体强壮，精神振奋，皮肤光滑，面色红润，须发黑亮。从此，金乔觉就以此为食，还写下诗歌《酬惠米》：

> 弃却金銮纳布衣，修身浮海到华西。
>
> 原身自是皇太子，慕道相逢柯用之。
>
> 未敢叩门求他语，昨叨送米续晨炊。
>
> 而今飧食黄精饭，腹饱忘思前日饥。

金乔觉活到了九十九岁无疾而终。他圆寂后，肉身坐于缸内，3 年后开缸，颜面如生，是公认无疑的地藏菩萨的化现，后人俗称大师为"金地藏"，即地藏王菩萨。金乔觉所食的这种草根就是中药黄精。所以，在九华山一带有"金地藏吃黄精成仙"的传说。

（五）李时珍与黄精 [614]

相传明朝时，泰安岱庙南门的通天街上住着一对中年夫妇，开了一个简陋的小杂货铺，专门出售扫帚、簸箕之类的日用杂货，日子不算宽裕，倒也勉强凑合。不久便生了一个女孩，视若掌上明珠，起名宝珠，一家人相亲相爱，日子过得好不红火。

不觉十几年过去了。宝珠十八岁那年，父母双亲染上了当时流行的瘟疫，病情一天重似一天，眼看就要没命了。宝珠变卖了所有家产，请遍了附近的郎中，给父母治病。折腾了两年，父母的病慢慢地好起来，可欠下的债务却无力偿还，只好到城西地主家做婢女。有一年，地主家的朋友，临川"张剥皮"来泰山游玩，见宝珠模样俊俏，姿色出众，顿生邪念，经过一番交涉，便买走了宝珠。"张剥皮"领宝珠到家后，硬要娶她为小，可宝珠宁死不从，结果被打得皮开肉绽，死去活来。后来，宝珠死里逃生，跑回泰安老家。父母心疼女儿，但又怕"张剥皮"不肯罢休，前来抓人，就只好把宝珠送进了深山老林里，从此，宝珠过起了近似野人的生活。有一天，宝珠挖了一根像萝卜样的东西，一尝，极好吃。打那以后，她就专门吃那东西。不久，她觉得走路不像以前那样费力了，好像有点轻飘飘的感觉，渐渐地，跳涧越沟，如履平川，并且可以徒步追赶山上的野兽了。

光阴似箭，转眼就是两个年头。有一天，泰安城里的一个青年男子进山打柴，在扇子崖附近见到一个披头散发的女妖，吓得没命地跑回家，没几天就死了。消息传开后，没人再敢进山砍柴了。后来，泰安知县知道了，便派衙役想方设法捉住了女妖。知县审问后得知，她并不是女妖，正是两年前逃进山里的宝珠。之所以出现如此奇迹，是因为她吃了那种像萝卜一样的东西。当时名医李时珍知道了这件事，昼夜兼程赶往泰安，探访了宝珠，见到了她所吃的东西，才知是中药黄精，心中大喜，称为"宝药"。

（六）无瑕禅师与黄精

相传无瑕禅师 24 岁时，在山西五台山出家，法名海玉，2 年后他开始游历天下的名山大川，后来在安徽青阳县九华山结庐隐居，刻苦修行。无瑕禅师在九华山隐居 100 余年，不带徒弟，不见人，高寿至 126 岁时圆寂。后来崇祯帝派朝中王尚书来九华山进香，遍查附近山洞，这才发现已经坐化了 3 年多的无瑕禅师的真身，其肉身已干枯，身旁有血经 81 本和 1 卷身世自传书。同年，崇祯帝派人送来御笔"应身菩萨"的匾额，赐金粉涂身。无瑕禅师长期隐居在深山，缺粮少食，靠吃黄精、野果、丹参之类，而得以生存。传言无瑕禅师可以连续几天不进他食，只吃黄精，并且每隔 20 天放一次血，38 年时间内用血写成了 81 本《大方广佛华严经》。如今，这部血经还陈列在九华山寺内。

（七）徐君与黄精 [615]

相传明代有一位道士徐君，常年在江西萍乡山中炼丹。有一次，他在炼丹时发现一只黄犬伏在炼丹炉旁，全神贯注地看他炼丹，直至黄昏方才离去。此后，黄犬每天清晨即来，黄昏则去。但附近山下没有人家饲养黄犬，徐君怀疑黄犬由草木精灵所化。一天，他趁黄犬不注意时，偷偷地用一根红线系在它的脖子上。黄昏时，徐君便悄悄地跟在黄犬后面，随它一直往深山走去。走到一个陡坡下面时，黄犬突然消失了。他发现那根红线套在枸杞丛中的一棵小草上，此草名叫黄精，是一种补益之品。徐君小心翼翼地将它挖起，见其根茎与白天那只黄犬相似，于是坚信它就是黄精的精灵化身。

徐君将黄精采摘后九蒸九晒，并斋戒三日，才郑重地将其服下。服药后，便觉身轻如燕，精力旺盛，不知饥饿。从此，徐君在山中采药，专门为附近百姓治病，救人无数。后来他又在此山中逝去成仙。附近山民为了感恩，在他逝世的地方建立了一座亭子，命名为"徐仙亭"。

二、与黄精有关的诗词

自古以来不仅道家、佛家尊黄精为仙药，留下不少传说，文人雅士也对黄精推崇备至，撰写了不少关于黄精的诗词。他们常借黄精来抒发感情，借黄精的神奇功能和旺盛生命力特性来形容人的自我修养、健康和精神追求等。这也反映了黄精自古以来就是家喻户晓、应用广泛的药食同源植物，它不仅有养生及药用价值，也有丰富的历史文化价值，是灿烂中华文化的一部分。以下列举了几首提到黄精的诗词及其赏析。

丈人山 [616]

唐·杜甫

自为青城客，不唾青城地。

为爱丈人山，丹梯近幽意。

丈人祠西佳气浓，缘云拟住最高峰。

扫除白发黄精在，君看他时冰雪容。

赏析：

自从我来到青城县作客，就不向青城山地面吐痰。因为我爱这里的丈人山，它是一座天梯，切近我求仙学道的心愿。丈人祠西面的山岚深浓，我想随着云上升，住在那里最高的山峰。那里有消除白发的黄精生长，您会看到我将有白如冰雪的面容。诗圣杜甫在诗中表达了自己对丈人山的喜爱及对修仙得道的向往，侧面赞咏了黄精延年益寿、驻颜美容的功能。

赵十四兄见访 [617]

唐·王昌龄

客来舒长簟，开阁延清风。

但有无弦琴，共君尽尊中。

晚来常读易，顷者欲还嵩。

世事何须道，黄精且养蒙。

嵇康殊寡识，张翰独知终。

忽忆鲈鱼鲙，扁舟往江东。

赏析：

这首诗描绘了诗人接待客人的情景。客人来了，诗人舒展了长长的竹席，开门让清风吹入。尽管没有琴弦，但大家在一起共同享受宴会。晚上常常读《易经》，但如今已打算返回嵩山。诗人认为世事无需过多讨论，更重要的是用黄精养好身体。嵇康见识寡陋不知保全自身，但张翰明白人生无常，及时归隐得善终。忽然想起了鲈鱼鲙，于是乘着小船向江东去。这首诗表达了诗人对人生的思考及向往辞官归隐的心情，借用嵇康及张翰两人截然不同的人生结局，说明了人生无常，应学会急流勇退的道理。整首诗既展示了诗人生活

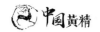

情趣又表达了深刻的人生的哲理。

期王炼师不至 [617]

唐·秦系

黄精蒸罢洗琼杯，林下从留石上苔。

昨日围棋未终局，多乘白鹤下山来。

赏析：

这首诗描写的是诗人蒸好了黄精，洗净了玉杯，将它们放在林下覆盖着青苔的石上。昨天下的围棋还没有结束，期待王炼师乘坐着白鹤下山来到他的家里，继续他们的棋局。这首诗借助对黄精、琼杯、林下青苔和白鹤等物的描写，刻画出诗人对友谊的珍视和对王炼师到来的期待，展示了唐代诗人的感情和审美追求。

见李白诗又吟 [617]

唐·许宣平

一池荷叶衣无尽，两亩黄精食有馀。

又被人来寻讨著，移庵不免更深居。

赏析：

这首诗描绘了诗人在小院中安居的情景。周围一池茂盛的荷叶，绿意盎然，给人一种宁静和清新的感觉。耕种了两亩黄精，食物充足。有人来找诗人，似乎打扰了他的宁静居所。自己不得不搬迁庵宇，希望能够更深居避世。诗人表达了对这样的打扰的不满和无奈之情，希望能够远离喧嚣和繁杂的世界，在宁静的自然环境中安居。这首诗透露出一种探索心灵归宿、追求内心自由的意境。

寄王侍御 [618]

唐·张籍

爱君紫阁峰前好，新作书堂药灶成。

见欲移居相近住，有田多与种黄精。

赏析：

这首诗是唐代张籍写给王侍御的一首寄诗。诗中描绘了紫阁峰前的美景和新建立的书堂和药灶。诗人表达对王侍御的喜爱之情，并表达了移居相近住的意愿。诗人还提到有许多土地可以种植黄精，显示了诗人的务实态度和生活愿望。整首诗简洁明了，情感真挚，展示了诗人对美丽自然环境的赞美，并表达了对舒适生活的向往。

饵黄精[619]

唐·韦应物

灵药出西山，服食采其根。

九蒸换凡骨，经著上世言。

候火起中夜，馨香满南轩。

斋居感众灵，药术启妙门。

自怀物外心，岂与俗士论。

终期脱印绶，永与天壤存。

赏析：

诗中描述了灵药黄精生长在西山，采摘它的根服用。上古经著言明黄精经过九次蒸炼，功效脱胎换骨。半夜篝火燃着，蒸着黄精，香气弥漫在南轩中。斋戒的生活能够感受到神灵的存在，通过研究药物和术数来开启神奇的道门。内心怀抱着超越尘世的心境，怎会与凡俗之士争论。他渴望能够抛开世俗，最终摆脱尘世的束缚，与天地共存。整首诗描述了黄精蒸制的场景，流露出对灵药黄精的赞咏和对仙人之道的向往之情。

赠丘郎中[617]

唐·姚合

绕篱栽杏种黄精，晓侍炉烟暮出城。

万事将身求总易，学君难得是长生。

赏析：

诗人描述了自己绕着篱笆种植杏树，种植黄精，早晨侍奉炉烟，傍晚则走出城外的生活场景。在万事中只想寻求身体的健康，学习丘郎中所拥有的长寿并非易事。这首诗展现了诗人对追求身体健康的努力，表达了对长寿的渴望，以及对丘郎中长寿的赞美。

题卢道士房[620]

唐·李顷

秋砧响落木，共坐茅君家。

唯见两童子，林前汲井华。

空坛静白日，神鼎飞丹砂。

麈尾拂霜草，金铃摇霁霞。

上章人世隔，看弈桐阴斜。

稽首问仙要，黄精堪饵花。

赏析：

这首诗描绘了李颀与卢道士共坐在茅屋中，听着秋天的砧杵敲击声落在落叶上，只见两位童子在林间挑水。空坛内静谧无声，明亮的日光照射下来，只见神鼎上飞扬着红色的丹砂。一只麈尾轻轻拂过霜草，金铃伴随着清晨的霞光摇曳着。那些景象似乎与人世间相隔离，在桐树的阴影下观赏围棋对局。诗人恭敬地问道，仙人的秘诀何在，黄精能否作为仙草供奉。诗人先以简洁而富有想象力的语言描绘了一幅似仙境的画卷，然后回到现实的观棋和问道，传递了诗人对于仙境与人间隔阂的思考，以及人们对仙境追求的渺茫和困难，在细腻的描绘中表达了一种哲学情怀。

黄精鹿[621]

宋·苏轼

太华西南第几峰，落花流水自重重。

幽人只采黄精去，不见春山鹿养茸。

赏析：

这首诗写的是太华山西南方向隔了数座山峰的一座山上，落英缤纷，流水潺潺。当地人只是弯腰挖土，收取无边大地带来的产物黄精，而装作没看到春山绿林中，比黄精价值更高的野鹿身上的鹿茸。黄精，又叫太阳草、鸡头参、老虎姜等，根、叶、花和果皆可服用。古人不仅用此来充饥，黄精还被道家供作"仙药"，据称食用后能容颜永驻、肌肉丰厚和延年益寿，并成为道家养生长寿精品。

黄精[622]

宋·许及之

白发终烦扫，黄精莫认花。

叶疑新竹箭，根类老姜芽。

赏析：

这首诗意味深长，可以理解为表达了人生的不同阶段和感慨。第一句"白发终烦扫"，意为到了晚年，头发已经变成白色，每天都需要不停地梳理、清洁，这种烦闷的事情会让人感到厌烦和疲惫。第二句"黄精莫认花"，中医学中黄精有滋补身体的作用。这里的意思是，虽然在年老时仍需要保养身体，但是不要过分追求外在的美丽，而应该更加注重内心的健康与平静。第三句"叶疑新竹箭"，形容竹子的叶子长得尖锐，像箭一样。这里象征着年轻时的朝气蓬勃和锋芒毕露，但随着时间的推移，这种锐气逐渐消失，只剩下回忆。最后一句"根类老姜芽"，比喻老年人的精神状态，姜芽是从老姜的根部发芽的，代表着即使在年老时仍能保留年轻时的生命力和活力。总之，这首诗深刻地表达了人生的不同阶段和感慨，提醒人们珍惜时间、注重内在和外在的健康。

慧明王道士赠蜜黄精 [623]

宋·程公许

慧明道士别经年，肘后飞金秘不传。

崖蜜黄精分遗我，冰容或可觊飞仙。

赏析：

慧明道士离别已有多年，他传承的高超技艺不为人所知。有人将珍贵的崖蜜和黄精送给我，或许可以使我达到飞仙的境界。诗人将黄精作为驻颜及飞升成仙的圣品，可见黄精在古人心中的地位之神圣，印证了古人心中黄精是"仙人余粮"的说法。

村舍杂书 [624]

宋·陆游

逢人乞药栽，郁郁遂满园，

玉芝来天姥，黄精出云门。

丹苗雨后吐，绿叶风中翻。

活人吾岂能，要有此意存。

赏析：

这首诗描述了诗人自己四处讨要药材种于园中，满园的草药长得郁郁葱葱。来自天姥的玉芝，出自玉门的黄精，雨后植株吐出新芽，翠绿的枝叶在风中摇曳。治病救人自然无力，但这种善心总是要有的。陆游描述了自己院子里满园药草生机勃勃的场景，令人满心欢喜，表达了自己爱草药，更存治病救人之心的情感。

老叹 [624]

宋·陆游

齿发衰残久退休，衡茅荒寂更禁秋。

一年用力身犹倦，百不关心梦亦愁。

远浦卧看凫泛泛，深林时听鹿呦呦。

天台日有游僧过，白术黄精不待求。

赏析：

这首诗词描绘了作者陆游晚年的心境和生活状态。他的牙齿脱落，身体衰弱，已经退休多年。他住在偏僻的地方，草茅房荒废寂静，更增添了秋天的凄凉。他感到一年又一年的努力使他的身体疲倦，百事无关的心思也使他的梦境充满忧愁。他躺在远处的浦边，看着凫鸟漫游，时常在深林中听到鹿的呦呦声。天台上的僧人常常经过，他不需要特意去寻找白术和黄精，这些草药自然而然地生长。诗人通过描绘自然景物和生活琐事，表达了对人生的思考和对时光流逝的感慨。

盱眙馆中题云山图 [625]

宋·章甫

北风三日吹黄土，长淮浪高少人渡。

客愁正坐小窗间，眼明见此江南山。

好山连娟螺髻鬟，白云无心终日闲。

野桥溪水流弯环，旁有幽人昼掩关。

道路只今多险艰，林泉有约吾当还。

黄精可驻冰雪颜，时时令人双鬓斑。

赏析：

这首诗描绘了北风吹拂黄土三日，长淮江上波浪汹涌，景象凄凉。诗人坐在小窗间，心情忧愁，却看到了眼前江南山峦的壮丽景色。诗中的山峦如娟螺髻鬟一般连绵起伏，白云漫无边际，毫不关心人间繁忙。在野桥溪水蜿蜒流动的旁边，有一位幽居的人白天掩关闭户。如今的道路越来越艰险，但林泉之地仍然等待着诗人的归来。黄精有驻留冰雪、保持鲜艳容颜的品质，但岁月的流转和人事的变迁，诗人却只能渐渐衰老。这首诗以简洁的语言表达了诗人的思乡之情和对自然景观的赞美。通过描绘山水之美和自然界的宁静与无欲，诗人抒发了内心的烦忧和对归乡的期许。诗词的意境深远，带给读者一种宁静与思考的氛围，同时也反映了宋代文人的游子情怀和对故土的眷恋。

答琳长老寄幽兰白术黄精三本二绝[626]

宋·苏辙

谷深不见兰生处，追逐微风偶得之。

解脱清香本无染，更因一嗅识真如。

老僧似识众生病，久在山中养药苗。

白术黄精远相寄，知非象马费柔调。

赏析：

这首诗是苏辙回答琳长老寄来幽兰、白术和黄精三本书的回信。诗人以描写兰花的生长环境和香气的纯净来表达自己的情感和思考。他通过追逐微风无意中获得兰花的香气，领悟到真实的境界并解脱了尘俗的染垢。苏辙将自己比作老僧，在山中养药苗，其中包括白术和黄精，希望通过治疗来帮助众生摆脱病痛。他认为治疗病痛不应该是粗暴的方法，而应该像驯服马匹一样，费尽心思调适。这种比喻表达了诗人对待众生的慈悲和智慧，以及对病痛的深刻理解。

春日田园杂兴三首 其三[627]

宋·戴东老

野花村酝赏清明，挑菜踏青鱼队行。

褉水戏浮觞白羽，厨烟不禁饭黄精。

田功宜早秧勤插，桑价方高茧告成。

莫道梨锄忘学问，读书声间织机声。

赏析：

人们在野花村里酿制美酒，欣赏清明时节的景色，一队队人在田间地头摘菜踏青钓鱼。在褉水中，人们欢笑着漂浮着觞杯，白羽飘飘。厨房的烟气也无法阻挡飘香的黄精饭。田地想要收获就应早耕作，早插秧，这样桑价才会升高，茧的产量才会提升。不要嘲笑那些从事农耕的人忘记求学，能听到读书声与织机的声音此起彼伏。这首诗描绘了春天乡村的田园景色和生活场景。诗人通过描写野花酿造的清明的快乐、采菜踏青、嬉戏于褉水中、厨房里飘出的黄精饭的香气，以及读书声和织机声，展现了春日乡村生活的愉悦和活力。

晚春即事[628]

宋·王镃

云气不分明，天阴忽又晴。

喜凉溪鹊浴，知雨沼蛙鸣。

仙药黄精饭，斋蔬白蕈羹。

惜春吟未就，闲踏落花行。

赏析：

晚春时节，云雾不分明，天空阴沉又突然放晴。凉溪中，鹊鸟在沐浴，沼泽中，蛙儿在鸣叫，还有美味的仙药黄精饭和斋蔬白蕈羹。这展现了春天的变幻多姿和生活的闲适宁静。诗人意犹未尽地吟咏春景，只能随意地踏着落花漫步行走，流露出一种对美好事物稍纵即逝的感伤。整首诗对自然景物和饮食的描绘，抒发了诗人对清雅生活的向往和对美好时光的珍惜。

参考文献

［1］姜武，叶传盛，吴志刚，等.黄精的本草考证［J］.中药材，2017，40（11）：2713-2716.

［2］刘京晶，斯金平.黄精本草考证与启迪［J］.中国中药杂志，2018，43（3）：631-636.

［3］王雨婷，刘婉滢，沈舶宁，等.黄精的本草考证［J］.中医药学报，2019，47（3）：81-86.

［4］马存德，常晖，杨祎辰，等.经典名方中黄精的本草考证［J］.中国实验方剂学杂志，2022，28（10）：193-206.

［5］徐惠龙，林青.黄精的本草整理研究［J］.山东中医杂志，2016，35（11）：992-995.

［6］赵祺，任仙樱，姜程曦.九华黄精本草考证［J］.中草药，2018，49（17）：4184-4188.

［7］兰茂.滇南本草［M］.昆明：云南人民出版社，2004.

［8］刘文泰.本草品汇精要［M］.北京：人民卫生出版社，1982.

［9］徐国钧.中国药材学［M］.北京：中国医药科技出版社，1996.

［10］徐睿，程铭恩，彭华胜.黄精的品质评价及其"辨状论质"考［J］.中成药，2023，45（4）：1241-1245.

［11］曲寿河，程喜乐，潘英妮，等.黄精产地加工及炮制方法的历史沿革［J］.沈阳药科大学学报，2020，37（4）：379-384.

［12］程喜乐，曲寿河，纪宏媛，等.黄精性味归经及功效应用的古今演变［J］.中华中医药杂志，2021，36（5）：2704-2708.

［13］徐宇琳，王元忠，杨美权，等.黄精的本草考证及民族用法［J］.中国实验方剂学杂志，2021，27（17）：237-250.

［14］张伟娜，李金生，陈井太，等.黄精功效与炮制的古代文献分析［J］.中医药信息，2019，36（4）：45-48.

［15］崔阔澍，肖特，李慧萍，等.我国黄精种质资源研究进展［J］.江苏农业科学，2021，49（11）：35-39.

［16］周繇.长白山区黄精属植物的种质资源及其开发利用［J］.中国野生植物资源，2002，21（2）：34-35.

［17］张廷红.甘肃高寒阴湿区黄精属植物资源分布与开发利用对策［J］.甘肃农业科技，1998（5）：48-49.

［18］邵建章，张定成，孙叶根.安徽黄精属植物生物学特性和资源评估［J］.安徽师范大学学报（自然科学版），1999，22（2）：138-141.

［19］钱枫，赵宝林，王乐，等．安徽药用黄精资源及开发利用［J］．现代中药研究与实践，2009，23（4）：33-34.

［20］王云．宣城市野生黄精资源分布现状调查和保护建议［J］．安徽农学通报，2019，25（9）：43-44，56.

［21］万明香，徐文芬，何顺志．贵州沿阶草属、黄精属药用植物种质资源的研究［J］．种子，2015，34（7）：59-62.

［22］李天祥，李国辉，张春艳，等．天津黄精属植物的资源考察［J］．天津中医药，2013，30（12）：749-753.

［23］徐天才，陈翠，王泽清，等．云南黄精属植物资源及其药理作用的调查研究［J］．中国农学通报，2018，34（12）：84-90.

［24］刘晓谦，易红，姚丽，等．黄精属植物的研究进展及其开发前景［J］．中国药学杂志，2017，52（7）：530-534.

［25］杨培，周红，辛天怡，等．黄精属药用植物DNA条形码鉴定研究［J］．世界中医药，2015（8）：1173-1176.

［26］中国科学院中国植物志委员会．中国植物志（第十五卷）［M］．北京：科学出版社，1978.

［27］Zhao L H, Zhou S D, He X J. A phylogenetic study of Chinese *Polygonatum* (Polygonateae, Asparagaceae)［J］. Nordic Journal of Botany, 2019, 37(2): 1-10.

［28］吴世安，吕海亮，杨继，等．叶绿体DNA片段的RFLP分析在黄精族系统学研究中的应用［J］．植物分类学报，2000，38（2）：97-110.

［29］杨继，汪劲武，李懋学．黄精属细胞分类学研究——Ⅲ．国产6种黄精的染色体数目和核型［J］．武汉植物学研究，1992（3）：201-206.

［30］田启建，赵致．黄精属植物种类识别及资源分布研究［J］．现代中药研究与实践，2007，21（1）：18-21.

［31］张家曾．黄精与多花黄精的DNA条形码研究［D］．湖南中医药大学，2013.

［32］周先治，饶宝蓉，高晖，等．基于DNA条形码的多花黄精系统发育和变异位点分析研究［J］．中草药，2020，51（15）：4003-4010.

［33］Baker J G., Revision of the genera and species of Asparagaceae［J］. Journal of the Linnean Society of London Botany, 1875: 547-632.

［34］焦劼．黄精种质资源研究［D］．西北农林科技大学，2018.

［35］沈晓霞，孙健，王志安．基于叶绿体*matK*和*rps16*基因序列的黄精属药用植物亲缘关系分析［J］．中国现代中药，2021，23（2）：275-279，325.

［36］汪劲武，李懋学，李丽霞．黄精属的细胞分类学研究——Ⅱ.8个种的核型和进化［J］．武汉植物学研究，1987，5（1）：1-10.

［37］Tamura M N, Schwarzbach A E, Kruse S, et al. Biosystematic studies on the genus *Polygonatum* (Convallariaceae) IV. molecular phylogenetic analysis based on restriction site mapping of the chloroplast genetrn K［J］. Feddes Repertorium, 1997, 108(3-4): 159-168.

［38］Jeffrey C. Genus *Polygonatum* (Liliaceae) in Eastern Asia［J］. Kew bulletin, 1980, 34(3): 435-471.

［39］Meng Y, Nie Z, Deng T, et al. Phylogenetics and evolution of phyllotaxy in the Solomon's sealgenus *Polygonatum* (Asparagaceae: Polygonateae): Phylogenetics of *Polygonatum*［J］. Botanical journal of the

Linnean Society, 2014, 176(4): 435-451.

［40］王家坚.基于分子系统发育的黄精族染色体进化研究［D］.吉首大学，2016.

［41］Floden A, Schilling E E. Using phylogenomics to reconstruct phylogenetic relationships within tribe Polygonateae (Asparagaceae),with a special focus on *Polygonatum*［J］. Molecular Phylogenetics and Evolution, 2018, 129: 202-213.

［42］龙炳宏，蒋向辉，宋荣，等.DNA 条形码在黄精属药用植物鉴定与遗传多样性分析中的应用［J］.植物科学学报，2022，40（4）：533-543.

［43］李金花，周守标.安徽黄精属植物的研究现状［J］.中国野生植物资源，2005，24（5）：17-19.

［44］陈士林.中药组学前沿技术发展与应用［J］.世界科学技术 – 中医药现代化，2017，19（3）：424-431.

［45］Xia M, Liu Y, Liu J, et al. Out of the Himalaya-Hengduan Mountains: Phylogenomics, biogeography and diversification of *Polygonatum* Mill. (Asparagaceae) in the Northern Hemisphere［J］. Molecular Phylogenetics and Evolution, 2022, 169: 107431.

［46］Lee S Y, Zou Y, Liao W, et al. The complete chloroplastgenome of a traditional medicinal and food plant, *Polygonatum humile* (Asparagaceae,Asparagales)［J］. Mitochondrial DNA B Resources, 2019, 4(2): 3184-3185.

［47］Jin J, Lao J, Zhong C, et al. Complete chloroplastgenome of a medicinal species *Polygonatum kingianum* in China (Asparagaceae,Asparagales)［J］. Mitochondrial DNA Part B Resources, 2020, 5(1): 959-960.

［48］Pan J, Lu W, Chen S, et al. Characterization of the complete chloroplastgenome of *Polygonatum sibiricum* (Liliaceae), a well-known herb to China［J］. Mitochondrial DNA Part B Resources, 2020, 5(1): 528-529.

［49］Wang Z, Li Y. The complete chloroplastgenome of *Polygonatum odoratum* (Liliaceae), an endemic medicinal herb［J］. Mitochondrial DNA Part B Resources, 2020, 5(3): 3697-3698.

［50］孟然.天门冬科洛林亚科系统发育基因组学研究［D］.吉首大学，2020.

［51］Wang J J, Yang Y P, Sun H, et al. The biogeographic South-North divide of *Polygonatum* (Asparagaceae Tribe Polygonateae) within Eastern Asia and its recent dispersals in the northern hemisphere［J］. PLoS One, 2016, 11(11): e166134.

［52］Xia M, Liu Y, Liu J, et al. Out of the Himalaya-Hengduan mountains: phylogenomics, biogeography and diversification of *Polygonatum* Mill. (Asparagacae) in the northern hemisphere［J］. Molecular Phylogenetics and Evolution, 2022, 169: 107431.

［53］Ji J, Shen J, Balsam W, et al. Asian monsoon oscillations in the northeastern Qinghai-Tibet Plateau since the lateglacial as interpreted from visible reflectance of Qinghai lake sediments［J］. Earth and Planetary Science Letters, 2005, 233(1): 61-70.

［54］彭星星.黄精属互生叶类本草植物生物学特性与药材形态相关性研究［D］.安徽中医药大学，2018.

［55］吴媛媛.不同多花黄精种质的农艺及生理生化性状差异比较［D］.湖南农业大学，2018.

［56］王世强.基于糖组、代谢组和转录组的黄精种质资源研究［D］.陕西师范大学，2017.

［57］刘新，斯金平，段承俐，等.多花黄精遗传多样性和遗传变异规律研究［J］.中草药，2020，51（10）：2835-2841.

［58］朱巧，邓欣，张树冰，等.黄精属 6 种植物的 SSR 遗传差异分析［J］.中国中药杂志，2018，

43（14）：2935-2943.

［59］籍蓉蓉.安徽省多花黄精的遗传多样性及分布格局研究［D］.安徽师范大学，2020.

［60］刘跃钧，张媛，蒋燕锋，等.黄精种质资源遗传多样性研究［J］.浙江农林大学学报，2016，33（6）：1085-1091.

［61］刘塔斯，李钟，刘春林.玉竹及其混淆品黄精的 RAPD 分析［J］.中国药学杂志，2002,37（10）：734-736.

［62］朱艳，孙伟，秦民坚，等.基于 RAPD 技术探讨黄精属部分药用植物系统位置［J］.中国野生植物资源，2011，30（6）：34-37.

［63］王世强，王立儒，刘帅，等.基于 SSR 标记的黄精品种（系）DNA 指纹图谱库构建［J］.分子植物育种，2018，16（6）：1878-1887.

［64］陈友吾，廖荣俊，叶碧欢，等.多花黄精转录组 SSR 位点分析及分子标记开发［J］.中草药，2020，51（1）：182-189.

［65］Feng T, Jia Q, Meng X, et al. Evaluation of genetic diversity and construction of DNA fingerprinting in *Polygonatum* Mill. based on EST–SSR and SRAP molecular markers［J］. 3 Biotech, 2020,10(7): 322.

［66］徐惠龙，汪英俊，陈鸣，等.基于 ISSR 标记的福建省多花黄精与长梗黄精种质鉴别及遗传多样性分析［J］.福建农业学报，2017，32（6）：619-624.

［67］张恒庆，贾鑫，刘华健，等.大连地区黄精与多花黄精遗传多样性的 ISSR 比较分析［J］.辽宁师范大学学报（自然科学版），2018，41（2）：233-238.

［68］张红梅.安徽省黄精种质资源遗传多样性的 ISSR 分析［D］.安徽农业大学，2013.

［69］李巧玲，罗敏，秦民坚，等.黄精属 8 种药用植物遗传多样性的 ISSR 分析［J］.中药材，2017，40（9）：2042-2045.

［70］周晔，唐铖，安适之，等.ISSR 法鉴定中药玉竹与小玉竹［J］.中医药学报，2006,34（5）:7-9.

［71］周晔，王润玲，唐铖，等.RAPD 标记法鉴定中药黄精及长梗黄精的研究［J］.时珍国医国药，2007，18（9）：2149-2150.

［72］周晔，王润玲，唐铖，等.ISSR 法鉴定中药黄精与卷叶黄精［J］.天津医科大学学报，2006，12（2）：178-180，189.

［73］Jiao J, Jia X, Liu P, et al. Species identification of Polygonati Rhizoma in China by both morphological and molecular marker methods［J］. Comptes Rendus Biologies, 2018, 341(2): 102–110.

［74］彭星星，李卫文，储转南，等.多花黄精新品种'皖黄精 3 号'［J］.园艺学报，2020,47（S2）：3144-3145.

［75］张金霞，李金玲，陈松树，等.多花黄精新品种'贵多花 1 号'［J］.园艺学报，2022,49（S1）：201-202.

［76］曾岳明，严邦祥，徐美青，等.多花黄精'丽精 1 号'营养成分与海拔、郁闭度相关性研究［J］.浙江中医药大学学报，2021，45（1）：64-69.

［77］王甫成.黄精新品种——兴黄 1 号［Z］.亳州市兴科中药材种植有限公司：2020.

［78］朱宝洁，张瑾，龙飞，等.气候背景下鸡头黄精适宜区预测［J］.中药与临床，2023,14（3）:6-9.

［79］姚馨，张金渝，万清清，等.滇黄精的潜在分布与气候适宜性分析［J］.热带亚热带植物学报，2018，26（5）：439-448.

［80］张蕾光，杨波，李莉，等.不同光照和水分处理对驯化栽培黄精株高的影响［J］.现代农业科

技，2014（1）：108-109.

［81］章鹏飞，张虹，张小波，等.多花黄精生态适宜性区划研究［J］.中国中药杂志，2020,45(13)：3073-3078.

［82］王声森，吴剑锋，吴应齐.浙南闽北多花黄精规范化栽培技术［J］.安徽农业科学，2015，43（22）：14,47.

［83］蒋燕锋，刘跃钧，蓝云龙，等.不同种源多花黄精生物生态特性研究［J］.中国现代中药，2016，18（12）：1616-1620.

［84］赵致，庞玉新，袁媛，等.药用作物黄精种子繁殖技术研究［J］.种子，2005，24（3）：11-13.

［85］张红瑞，孟盼盼，刘国彬，等.打顶对黄精种子生长生理及萌发特性的影响［J］.江苏农业科学，2022，50（15）：125-133.

［86］张跃进，张玉翠，李勇刚，等.药用植物黄精种子休眠特性研究［J］.植物研究，2010,30（6）：753-757.

［87］张跃进，张玉翠，王占红，等.黄精种子内源抑制物质的初步研究［J］.西北农业学报，2011，20（7）：50-55.

［88］吴维春，罗海潮.温度与黄精种子萌发试验［J］.中药材，1995（12）：597-598.

［89］王占红，蒋花，王瑾，等.不同沙藏处理对黄精种子内贮藏物质及萌发的影响［J］.种子，2012，31（2）：91-93.

［90］薛晨阳，杨世海.低温层积处理对黄精种子生理变化的影响［J］.时珍国医国药，2021,32（3）：724-726.

［91］朱伍凤，王剑龙，常辉，等.黄精种子破眠技术研究［J］.种子，2013，32（4）：13-16，19.

［92］郭乔仪，张天祥，鲁菊芬，等.不同处理方法对滇黄精出苗的影响［J］.耕作与栽培，2023，43（1）：64-67，73.

［93］张武君，赵云青，刘保财，等.多花黄精种子层积过程生理变化研究［J］.福建农业学报，2022，37（8）：995-1007.

［94］张巧媚.黄精种子破眠技术与成苗过程初研究［D］.西北农林科技大学，2014.

［95］张玉翠.黄精种子的萌发特性及生理研究［D］.西北农林科技大学，2011.

［96］程秋香，曹丹，李吟平，等.黄精种子破眠技术的优化［J］.西北农业学报，2016，25（12）：1870-1875.

［97］王月，韩彩霞，殷诗凯，等.滇黄精种子萌发及成苗特性初探［J］.中药材，2018，41（6）：1257-1261.

［98］张旺凡.不同植物生长调节剂打破多花黄精种子休眠试验［J］.中医药学报，2008，36（6）：43-44.

［99］周建金，罗晓锋，叶炜，等.多花黄精种子繁殖技术的研究［J］.种子，2013，32（1）：111-113.

［100］祝明珠，俞年军，史素影，等.多花黄精种子结构与休眠及萌发的关系研究［J］.种子，2020，39（3）：7-12，19.

［101］邵财，刘继永，刘宁，等.黄精种子萌发抑制物质及其去除方法研究初探［J］.天津农业科学，2018，24（3）：16-19.

［102］刘保财，黄颖桢，赵云青，等.多花黄精种苗繁育技术［J］.福建农业科技，2017，3（9）：36-38.

［103］罗青，袁双，陈道军，等．播种深度、播种量和苗床覆盖物对滇黄精育苗的影响［J］．湖北农机化，2020，2（9）：15-16．

［104］吕玉奎，王玲，吕玉素，等．麻竹林下黄精高效套种技术［J］．南方农业，2015，9（1）：12-13．

［105］傅飞龙．黄精、多花黄精和滇黄精种子萌发及出苗特点研究［D］．北京协和医学院，2017．

［106］朱波，华金渭，程文亮，等．不同遮阴条件对黄精生长发育的影响［J］．中国现代中药，2016，18（4）：458-461．

［107］李少玲．不同施肥方法对毛竹林冠下多花黄精生长的影响［J］．南方林业科学，2016，44（3）：37-39．

［108］段宝忠，杨丽武，陶爱恩，等．一种滇黄精根状茎高度切段繁育方法 CN201610224893.7［P］．2016-04-13．

［109］何晓菲，潘永柱，田苏奎．多花黄精种苗标准化繁殖技术探讨［J］．农业技术与装备，2022（11）：161-162，164．

［110］梁引库．药用植物黄精研究现状［J］．陕西农业科学，2008，54（1）：81-82，94．

［111］田怀，侯娜．黄精组织培养快繁技术体系建立的研究［J］．南京师大学报（自然科学版），2020，43（3）：129-135．

［112］肖雅，雷艳，麻琼方，等．黄精组培苗移栽技术研究［J］．现代农业科技，2018（2）：57，59．

［113］徐雨生，程功叶，卢亚乔，等．滇黄精最佳组织培养体系的建立及其效果评价［J］．分子植物育种，2021：1-11.［2024-04-20］.http://kns.cnki.net/kcms/detail/46.1068.S.20211108.2004.008.html.

［114］许丽萍，唐红燕，贾平，等．滇黄精根茎芽组织培养技术研究［J］．南方林业科学，2018，46（1）：33-37．

［115］王海洋，龙飞，沈伟祥，等．滇黄精离体快繁体系建立及优化［J］．黑龙江农业科学，2022（5）：85-90．

［116］何艳，朱玉球，肖波，等．多花黄精组织培养体系的研究［J］．中国中药杂志，2019，44（10）：2032-2037．

［117］刘剑东，幸菲菲，彭思静，等．多花黄精丛生芽的诱导与增殖条件［J］．植物生理学报，2020，56（6）：1277-1285．

［118］吴宇函，俞涵曦，韩晓文，等．多花黄精植株再生及繁殖研究［J］．种子，2019，38（7）：90-95．

［119］孙骏威，赵进，周荣鑫．不同植物生长调节剂对多花黄精组织培养的效果［J］．贵州农业科学，2017，45（3）：97-100．

［120］陈松树，张雪，赵致，等．以叶片为外植体的多花黄精组织培养［J］．北方园艺，2018（14）：136-142．

［121］张文莉．滇黄精林下种植技术及效益的相关探讨［J］．农村实用技术，2021（4）：79-80．

［122］杜庭，杜诗兴．中药材黄精栽培技术分析［J］．种子科技，2022，40（14）：45-47．

［123］梁永富，易家宁，王康才，等．遮阴对多花黄精生长及光合特性的影响［J］．中国中药杂志，2019，44（1）：59-67．

［124］赵君，谢馥丽，王文渊，等．黄精林下种植研究进展［J］．农业与技术，2022，42（23）：64-68．

［125］叶秀萍，徐美青，陈建军．不同林分下套种黄精技术及生长量初报［J］．农村实用技术，

2021（1）：70–71.

［126］崔瑶，李映，和润莹，等．间作模式对黄精产量及种植效益的影响［J］．湖南农业科学，2023（2）：20–24.

［127］罗春梅，刘爱民，杨丽娟．光照对滇黄精栽培生长的影响试验［J］．云南农业科技，2020（6）：9–10.

［128］胡艳芳，聂裕芳，徐艳琴．滇黄精套种玉米［J］．云南农业，2017（11）：90.

［129］丁秀梅．贡山县林下滇黄精栽培技术［J］．云南农业科技，2022（5）：42–44.

［130］黄云鹏，王邦富，范繁荣，等．林分类型及郁闭度对多花黄精根茎多糖含量的影响［J］．中国农学通报，2016，32（10）：102–105.

［131］芮龙燕，黄亚玲．多花黄精的种茎选择及杉木林下种植技术的研究［J］．安徽林业科技，2015，41（6）：47–49.

［132］刘祥忠．多花黄精种植技术［J］．安徽农学通报，2012，18（9）：216–217，219.

［133］郭妮．栽培措施对林下多花黄精产量和品质的影响［D］．西南大学，2019.

［134］霍慧智，刘君昂．多花黄精林下种植技术［J］．种子科技，2022，40（9）：46–48.

［135］王桥美，杨瑞娟，严亮，等．滇黄精主要病虫害防治措施的研究综述［J］．农村实用技术，2017，4（12）：27–30.

［136］王强，付亮，黄娟，等．达州市黄精高产栽培技术要点［J］．南方农业，2018，12（1）：33–35.

［137］江涛瑜．探析黄精主要病虫害防治措施［J］．农村科学实验，2022（12）：108–110.

［138］杨宗才，吴必锋，谢丹，等．贵州雷公山地区黄精种子繁殖技术与病虫害防治［J］．农家致富顾问，2020（16）：81–82.

［139］蒋燕锋，谢建秋，潘心禾．黄精常见病虫害的发生与防治［J］．农业科技通讯，2021（11）：279–282.

［140］南红亮．林下黄精高产栽培及病虫害防治技术探讨［J］．种子科技，2022，40（3）：94–96.

［141］陈宏，苏海兰．药食两用中药黄精种植技术［J］．现代农业科技，2022（5）：55–56，60.

［142］刘佩．黄精幼苗生长特性及成分积累研究［D］．西北农林科技大学，2014.

［143］孙乐明，王华磊，李金玲，等．黔产林下多花黄精不同生长年限及采收期质量差异研究［J］．特产研究，2022，44（4）：75–80.

［144］吴建华，张涓，崔於．黄精炮制工艺的研究进展［J］．川北医学院学报，2013，28（1）：27–30.

［145］田华咏．中国民族药炮制集成［M］．北京：中医古籍出版社，2000.

［146］王怀隐．太平圣惠方［M］．北京：人民卫生出版社，1958.

［147］吴仪洛．本草从新［M］．北京：人民卫生出版社，1958.

［148］浙江省食品药品监督管理局．浙江省中药炮制规范［S］．杭州：浙江科学技术出版社，2006.

［149］安徽省食品药品监督管理局．安徽省中药饮片炮制规范［S］．合肥：安徽科学技术出版社，2006.

［150］上海市食品药品监督管理局．上海市中药炮制规范［S］．上海：上海科学普及出版社，2008.

［151］北京市药品监督管理局．北京市中药饮片炮制规范（上册）［S］．北京：化学工业出版社，2008.

［152］山东省卫生厅．山东省中药饮片炮制规范［S］．济南：山东人民出版社，2005.

［153］陕西省食品药品监督管理局．陕西省中药饮片标准·第一册［S］．西安：陕西科学技术出版社，1975.

［154］福建省医药公司宁德分公司，福建省宁德地区卫生局.闽东中药加工炮制规范［S］.福安：福安印刷厂，1984.

［155］卫生部中医研究院中药研究所，卫生部药品生物制品检定所.中药炮炙经验集成［M］.北京：人民卫生出版社，1963.

［156］王孝涛.历代中药炮制法汇典现代部分［M］.南昌：江西科学技术出版社，1998.

［157］郭建民，冉懋雄.现代中药炮制手册［M］.北京：中国中医药出版社，2002.

［158］国家中医药管理局中华本草编委会.中华本草精选本［M］.上海：上海科学技术出版社，1998.

［159］国家药典委员会.中国药典一部（中药类）［M］.北京：化学工业出版社，2005.

［160］甄汉深.黄精炮制历史沿革的研究［J］.中成药，1989（7）：19-20.

［161］庞玉新，赵致，冼富荣.黄精的炮制研究［J］.时珍国医国药，2006，17（6）：920-921.

［162］陈鑫凤，张学兰，张艳雪，等.基于UPLC-Q-Exactive Orbitrap-MS分析黄精炆制前后化学成分差异［J］.中药材，2022，45（7）：1595-1600.

［163］任洪民，张金莲，邓亚羚，等.基于UPLC-Q-TOF-MS的多花黄精酒制前后化学成分分析［J］.中国实验方剂学杂志，2021，27（4）：110-121.

［164］郑晓倩，金传山，张亚中，等.黄精九蒸九晒炮制过程中糖类成分动态变化［J］.中成药，2020，42（7）：1837-1841.

［165］瞿昊宇，冯楚雄，谢梦洲，等.不同炮制方法对黄精多糖含量的影响［J］.湖南中医药大学学报，2015，35（12）：53-55.

［166］郭涛，王荣靖，宋艺君，等.黄精九蒸九晒炮制过程中药效化学成分动态变化［J］.药学研究，2022，41（4）：220-224，229.

［167］吴丰鹏，李芹英，吴彦超，等.九蒸九制对黄精多糖单糖组成及其抗氧化性的影响［J］.食品工业科技，2021，42（2）：42-46.

［168］冯婧，胡娟娟，何先元，等.不同炮制方法对渝产黄精体外抗氧化作用的影响［J］.中国药业，2020，29（19）：25-30.

［169］梁焕焕，贾全全，朱灵芝，等.不同种源多花黄精炮制过程化学成分的变化［J］.南方林业科学，2022，50（1）：1-4，18.

［170］马慕秋.炮制方法对黄精多糖成分和"补气养阴"功效相关药理作用的影响［D］.浙江中医药大学，2019.

［171］潘克琴，李丹丹，王华磊，等.九蒸九制对不同龄节多花黄精品质的影响［J］.特产研究，2021，43（3）：23-27.

［172］Wang J, Du Z, Yang Q, et al. Investigation of chemical changes in *Polygonatum kingianum* after traditional processing by multiple fingerprint profiles in combination with multivariate methods［J］. Biomedical Chromatography, 2022, 36(4): e5320.

［173］张帆，钟伟华，吕春秋，等.九蒸九制工艺过程中黄精理化品质特征及多糖组分的演变［J］.现代食品科技，2022，38（9）：171-180.

［174］王秋丽.多花黄精生品及九蒸品粗多糖的抗炎及降糖作用研究［D］.安徽中医药大学，2020.

［175］喻雄华，张大舜.不同方法炮制的黄精中多糖含量的比较［J］.中国医院药学杂志，2006，26（10）：1306-1307.

［176］赵君，孙乐明，章启东.黄精产地加工与炮制一体化初步研究［J］.亚太传统医药，2020，

16（9）：61-63.

［177］衣小凤，郭晏华.黄精总多糖含量分析［J］.辽宁中医药大学学报，2010，12（9）：190-191.

［178］詹慧慧，姚方程，易斌，等.基于糖类成分探究黄精炆制前后差异［J］.中草药，2022，53（9）：2687-2696.

［179］杨婧娟，张希，马雅鸽，等.发酵对黄精主要活性成分及其抗氧化活性和刺激性的影响［J］.食品工业科技，2020，41（2）：52-58.

［180］甘小凤，韦国良，李婷婷，等.基于RSM及PMP-HPLC特征图谱分析黄精炮制过程中多糖组分含量变化［J］.中草药，2019，50（20）：4932-4941.

［181］张艳雪，周巧，张学兰，等.黄精炮制前后寡糖与单糖类成分含量变化与转化机制研究［J］.中药材，2020，43（2）：318-322.

［182］曾林燕，魏征，曹玉娜，等.3个品种黄精炮制前后小分子糖含量变化［J］.中国实验方剂学杂志，2012，18（11）：69-72.

［183］杨圣贤，杨正明，陈奕军，等.黄精"九蒸九制"炮制过程中多糖及皂苷的含量变化［J］.湖南师范大学学报（医学版），2015，12（5）：141-144.

［184］梁泽华，潘颖洁，邱丽媛，等.UPLC-Q-TOF-MSE法分析黄精在九蒸九晒过程中的差异代谢物［J］.中成药，2022，44（1）：326-333.

［185］赵秋华，黄元河，潘乔丹，等.广西德保黄精炮制前后的液相图谱变化研究［J］.中国民族民间医药，2021，30（12）：39-41.

［186］刘绍欢，洪迪清，王世清.黔产栽培黄精的薯蓣皂苷元含量测定［J］.中国民族民间医药，2010，19（5）：44-45.

［187］王倩，刘星，许敏，等.黄精炮制过程中甾体皂苷的变化研究［J］.云南中医中药杂志，2017，38（5）：72-75.

［188］钟凌云，周烨，龚千锋.炮制对黄精薯蓣皂苷元影响的研究［J］.中华中医药学刊，2009，27（3）：538-540.

［189］钟凌云，张莹，霍慧君，等.黄精炮制前后成分及药效变化初步研究［J］.中药材，2011，34（10）：1508-1511.

［190］常亮，陈珍珍，吴毅，等.HPLC-ELSD法测定黄精炮制过程中四种糖的含量［J］.中国现代中药，2016，18（12）：1653-1656，1665.

［191］曾林燕，宋志前，魏征，等.黄精炮制过程中新产生成分分离及含量变化［J］.中草药，2013，44（12）：1584-1588.

［192］张帆.九蒸九制过程中黄精感官品质形成规律及主要活性物质变化研究［D］.广西大学，2022.

［193］胡叶青，胡云飞，祝凌丽，等.九华黄精"九蒸九晒"炮制过程中5-羟甲基糠醛的含量变化［J］.德州学院学报，2019，35（4）：29-32.

［194］宋艺君，郭涛，周晓程.不同产地黄精经不同方法炮制后多糖、5-羟甲基糠醛的含量变化［J］.中国药房，2017，28（16）：2256-2258.

［195］韩笑，匡宇，赵永艳，等.九蒸九晒黄精5-HMF含量的变化［J］.中药与临床，2018，9（3）：4-5，13.

［196］王淳，宋志前，宁张弛，等.黄精炮制二氯甲烷组分Maillard反应产物及抗氧化活性研究［J］.中草药，2019，50（3）：604-610.

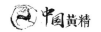

［197］吴毅，王栋，郭磊，等.三种黄精炮制前后呋喃类化学成分的变化［J］.中药材,2015,38（6）：1172–1176.

［198］吴毅，姜军华，许妍，等.黄精炮制前后氨基酸含量的柱前衍生化高效液相色谱法测定［J］.时珍国医国药，2015，26（4）：884–886.

［199］张海潮，郑浩英，曾瑛，等.多花黄精炮制过程中主要成分的变化分析［J］.广东化工，2021，48（17）：5–6，4.

［200］李文靖，付博，颜川岚，等.基于熵权法和灰色关联度法的黄精"九蒸九制"次数探析［J］.中华中医药杂志，2021，36（11）：6764–6769.

［201］林雨.滇黄精炮制前后对肺、肾阴虚小鼠的改善作用及机制研究［D］.昆明理工大学，2021.

［202］吴良发，宁火华，岳翙熠，等.正交设计研究黄精炮制中美拉德反应产物的抗氧化活性［J］.中国药师，2015（6）：916–918，919.

［203］王景媛.黄精炮制前后抗氧化活性对比研究［J］.家庭医药·就医选药，2018（7）：180.

［204］彭修娟，党艳妮，许海燕，等.正交试验–满意度函数法优化黄精的酒炙工艺及其抗氧化作用研究［J］.华西药学杂志，2021，36（6）：673–677.

［205］滕欢欢，王仁中，吴德玲，等.多花黄精炮制前后不同极性部位抗氧化与降血糖活性研究［J］.食品与发酵工业，2022，48（8）：70–75.

［206］朱晓慧，王锋，苏小军，等.采后晾晒及碱液处理对黄精质量和抗氧化活性的影响［J］.食品研究与开发，2023，44（8）：38–45.

［207］张莉.炮制前后多花黄精水提物抗氧化活性成分的比较研究［D］.合肥工业大学，2021.

［208］刘露梅，王能，陈丹，等.基于黄精降血糖功效的酒黄精炮制工艺优选［J］.时珍国医国药，2021，32（8）：1915–1918.

［209］徐君，王秋丽，俞年军，等.多花黄精生品及九蒸品粗多糖降糖功效对比研究［J］.中华中医药杂志，2022，37（1）：391–394.

［210］石双慧，王梦琳，魏晓彤，等.AHP–熵权法结合Box-Behnken设计–响应面法优选黄精酒制工艺及其炮制前后药效对比研究［J］.中草药，2023，54（14）：4467–4480.

［211］王倩，周改莲，郝二伟，等.基于肠道菌群及代谢组学研究蒸黄精对肾阴虚大鼠的影响［J］.医药导报，2022，41（8）：1141–1146.

［212］余欢迎，高海燕，金传山，等.基于灰色关联度分析法的多花黄精不同炮制品水煎液滋阴作用与其成分相关性研究［J］.世界中医药，2022，17（9）：1220–1226.

［213］余欢迎，高海燕，金传山，等.黄精生品及不同炮制品对糖皮质激素致肾阴虚模型大鼠的作用比较［J］.安徽中医药大学学报，2021，40（6）：58–62.

［214］李迪民，符波，施杰，等.黄精炮制前后黄精多糖药理作用的研究［J］.新疆医学院学报，1997，20（3）：18–20.

［215］林雨，余亮，魏馨瑶，等.黄精炮制前后的化学成分变化及其减毒增效研究［J］.中药材，2021，44（6）：1355–1361.

［216］万晓莹，刘振丽，宋志前，等.黄精炮制前后多糖的相对分子质量分布和免疫活性比较［J］.中国实验方剂学杂志，2021，27（15）：83–90.

［217］陈靓雯，柯晓燕.古法炮制多花黄精提取物抗疲劳作用研究及其机制探讨［J］.科学技术创新，2019（4）：3–4.

［218］胡菊．九蒸九晒黄精炮制"缓性增效"原理及产品开发研究［D］.成都中医药大学，2021．

［219］周巧，吴鹏，张学兰，等．黄精与炆黄精水提液对脾虚小鼠胃肠动力和胃肠激素水平的影响［J］.时珍国医国药，2021，32（5）：1061-1064．

［220］魏婷，朱潇宏，樊静娴，等．黄精炮制前后及配伍对雌性大鼠内分泌神经递质和免疫功能的影响［J］.食品安全质量检测学报，2022，13（11）：3518-3524．

［221］唐美玲．生黄精的刺激性成分及其炮制减毒增效作用研究［D］.昆明理工大学，2022．

［222］冯敬群，侯建平，吴建华，等．黄精不同炮制品的毒性及浸出物对比研究［J］.陕西中医学院学报，1991（4）：35-36．

［223］王进，岳永德，汤锋，等．气质联用法对黄精炮制前后挥发性成分的分析［J］.中国中药杂志，2011，36（16）：2187-2191．

［224］陈金，陈美明，陈琦，等．黄精多糖乳膏治疗生殖器疱疹临床随机对照试验［J］.现代预防医学，2004，31（4）：503-504．

［225］蔡嘉洛，李晓屏，朱贻霖，等．基于网络药理学和分子对接技术探讨黄精芡实汤治疗糖尿病前期的作用机制［J］.中国中药杂志，2022，47（4）：1039-1050．

［226］李中立．本草原始［M］.北京：人民卫生出版社，2007．

［227］陶弘景．本草经集注（辑复本）［M］.南京：凤凰出版社，2023．

［228］一色直太郎．汉药良劣鉴别法［M］.北京：人民卫生出版社，1955．

［229］金世元．金世元中药材传统鉴别经验［M］.北京：中国中医药出版社，2003．

［230］冯耀南．中药材商品规格质量鉴别［M］.广州：暨南大学出版社，1995．

［231］国家药典委员会．中华人民共和国药典［M］.北京：中国医药科技出版社，2020．

［232］王惠清．中药材产销［M］.成都：四川科学技术出版社，2004．

［233］赵中振，陈虎彪，邬家林．中药材鉴定图典［M］.福州：福建科学技术出版社，2010．

［234］洪葛．抱朴子内篇［M］.北京：中华书局，1995．

［235］陈仁山．药物出产辨［M］.上海：上海科学技术出版社，1930．

［236］谢宗万．中药材品种论述［M］.上海：上海科学技术出版社，1984．

［237］王志威，杜富强，张浪，等．中药黄精及其易混品植物的分类鉴别研究进展［J］.北方园艺，2019（24）：130-136．

［238］段秀彦．黄精药材企业质量标准研究［D］.西北农林科技大学，2016．

［239］徐雅静，左祥铎，崔鹏，等．滇黄精显微特征指数与化学成分相关性研究［J］.时珍国医国药，2023，34（4）：825-827．

［240］周晔，李佩孚，张庆伟，等．傅里叶红外光谱法鉴别部分黄精属生药的研究［J］.光谱学与光谱分析，2013，33（7）：1791-1795．

［241］彭婧超，熊苏慧，万燕，等．基于ATR-FTIR结合化学计量学快速鉴别玉竹和黄精的实验研究［J］.湖南中医杂志，2019，35（10）：157-160．

［242］江露娟，陈诗曼，韦灿蓉，等．不同黄精九制炮制品红外指纹图谱研究［J］.时珍国医国药，2021，32（11）：2685-2687．

［243］彭小冰，王和生，杨涛．黄精中蒽醌类化合物的含量分析［J］.中国民族医药杂志，2012，18（8）：72-73．

［244］方乐霞，郭宣宣，张玲，等．可见分光光度法测定不同产地黄精中总氨基酸含量［J］.安徽

中医药大学学报，2018，37（5）：71–74.

［245］曾婷，周芳，汤嫣然，等.紫外－可见分光光度法测定多花黄精多糖含量［J］.湖南中医杂志，2018，34（9）：167–169.

［246］吴其国，胡叶青，陈帅帅，等.安徽不同产地野生与栽培多花黄精中黄精多糖含量比较［J］.甘肃中医药大学学报，2018，35（1）：47–50.

［247］赵东兴，李春，李涛，等.微波消解–AAS法测定河口县黄精中的几种金属元素［J］.广东微量元素科学，2015，22（2）：26–32.

［248］黄赵刚，夏泉，张平，等.不同产地黄精中微量元素及氨基酸的分析［J］.时珍国医国药，2004，15（11）：3–4.

［249］李娟，谭洪涛，辜芸.微波消解－原子荧光法测定黄精中硒［J］.药品评价，2022，19（6）：332–334.

［250］刘倩倩，梁诗瑶，林艳，等.ICP–MS法测定不同产地玉竹和黄精中26种无机元素［J］.中成药，2022，44（10）：3206–3213.

［251］曾珠亮，刘人源，李权.基于ICP–MS和HS–GC–IMS分析3种黄精中的无机元素及VOCs差异［J］.食品工业科技，2023，44（15）：304–313.

［252］蒋亚奇，李启艳，胡文岳，等.ICP–MS法结合化学模式分析不同产地黄精中29种无机元素［J］.现代中药研究与实践，2023，37（4）：66–72.

［253］朱仙慕，黄群，陈丹，等.3种屏南产菝葜、重楼、黄精药材的品质分析［J］.福建中医药，2017，48（6）：47–49.

［254］刘建军，刘玲，夏浇，等.黄精及其炮制品的薄层鉴别研究［J］.中国民族民间医药，2015，24（5）：14–16.

［255］易方，刘会.黄精"产地加工－炮制一体化"的药材及饮片质量研究［J］.湖南中医杂志，2021，37（6）：173–177.

［256］吴建华.酒黄精饮片高压蒸制薄层层析研究［J］.陕西中医，2011，32（10）：1410–1411.

［257］刘恩俊，肖会敏，康晓刚，等.黄精配方颗粒的质量标准研究［J］.西北药学杂志，2019，34（3）：306–311.

［258］马福成，马小龙，岳丽君.含黄精药物中5–羟甲基糠醛、糠醛及总黄酮同时测定的反相高效液相色谱方法研究［J］.国际药学研究杂志，2018，45（6）：455–459.

［259］李松涛，于晓，耿翠翠，等.HPLC测定黄精的指纹图谱［J］.食品与药品，2018，20（5）：336–339.

［260］陶爱恩，杜泽飞，赵飞亚，等.基于多糖组成和含量的3种基原黄精质量比较和识别研究［J］.中草药，2019，50（10）：2467–2473.

［261］余亚鸣，马晓勇，张铁军，等.基于高效液相色谱－质谱联用技术的黄精化学成分快速鉴别研究［J］.时珍国医国药，2016，27（4）：794–796.

［262］姜武，翁国杭，陈家栋，等.基于LC–MS代谢组学的红杆与绿杆型多花黄精化学成分比较研究［J］.中国农学通报，2021，37（17）：32–38.

［263］周宝珍.UPLC法在不同黄精指纹图谱研究中的应用［J］.陕西农业科学，2017，63（7）：36–39.

［264］杨兴鑫，董金材，胡海波，等.基于多元统计分析的3种法定基源黄精化学成分比较研究

［J］.中国中医药信息杂志，2018，25（5）：71-76.

［265］吕杨，潘德芳，陈伟民，等.黄精不同部位挥发性成分GC-MS分析［J］.安徽农业科学，2010，38（36）：20619-20620，20622.

［266］吴丽群，林菁，张增弟.不同产地黄精中挥发性成分分析与比较［J］.药学研究，2016，35（12）：693-696，711.

［267］陈龙胜，杜李继，陈世金，等.GC-MS对不同产地多花黄精生药材挥发性物质差异性研究［J］.中药材，2018，41（4）：894-897.

［268］陈光宇，王祥斌，卜宇翀，等.SPME-HS-GC-MS与电子鼻分析不同产地多花酒黄精气味特征［J］.中国食物与营养，2022：1-5.

［269］郭怀忠，吴芳，张伟泉，等.聚类分析辅助中药寡糖电泳分析鉴定中药［J］.色谱，2013，31（10）：1001-1004.

［270］郭怀忠，陈春英，赵焕荣.毛细管区带电泳法测定黄精和玉竹多糖的含量及其单糖组成［J］.中国实验方剂学杂志，2011，17（6）：54-59.

［271］鲁苗.黄精"九蒸九晒"炮制工艺对降血糖活性的影响研究［J］.云南化工，2021，48（8）：69-71.

［272］左雅敏，李琛，彭兴春，等.HPLC-一测多评法测定黄精及其饮片中6种成分的含量［J］.中国药房，2019，30（13）：1748-1754.

［273］丁薪.黄精品质与产地土壤环境质量的相关性研究［D］.北京化工大学，2021.

［274］唐敏，韩伟丹，王丽君，等.X射线荧光光谱法快速比较黄精根茎及须根有害元素含量［J］.中南药学，2021，19（8）：1656-1660.

［275］罗长琴.渝东北地区野生黄精品质测定与安全性分析［D］.重庆三峡学院，2021.

［276］李九九，赵成仕，汪光军，等.九华黄精9蒸9晒加工过程中重金属含量的变化及安全性［J］.食品安全质量检测学报，2020，11（19）：6862-6866.

［277］陈瑞瑞，杜李继，祖艳红，等.不同产地黄精中重金属含量差异以及限量标准［J］.安徽农业大学学报，2020，47（6）：996-1000.

［278］涂明锋，叶文峰，彭靖，等.不同产地多花黄精化学成分含量比较分析［J］.安徽农业科学，2020，48（8）：198-200.

［279］方文清，郭娜，董昌平，等.9种中药材中25种微量元素含量的ICP-MS法测定及统计分析［J］.中国野生植物资源，2021，40（10）：31-38.

［280］徐雨生，申科，魏颖，等.中国不同地区中药材黄精有机氯农药残留的检测及其安全性评价［J］.湖北农业科学，2022，61（20）：153-157，194.

［281］高韵，司雨柔，王元媛，等.不同产地、不同种属黄精的红外光谱鉴别研究［J］.化学试剂，2020，42（3）：275-279.

［282］蒋燕锋，刘跃钧，潘心禾，等.不同种源多花黄精产量与质量评价及初步选优［J］.浙江林业科技，2018，38（4）：49-54.

［283］叶钱，蒋燕锋，冯家骏，等.多花黄精有效成分与主要环境因子的相关性［J］.浙江农林大学学报，2017，34（1）：192-196.

［284］章小雨.不同产地多花黄精种质资源异质性及其机制研究［D］.江西中医药大学，2021.

［285］刘跃钧，王声森，吴应齐，等.多花黄精根茎生长规律及产量的回归与通径分析［J］.中药

材，2018，41（12）：2727-2732.

［286］宋苏颂.本草图经［M］.合肥：安徽科学技术出版社，1994.

［287］孙思邈原著，钱超尘主编.千金翼方诠译［M］.北京：学苑出版社，1995.

［288］姜武，王声淼，叶传盛，等.浙产多花黄精最适采收期及初加工试验［J］.浙江农业科学，2020，61（4）：697-701.

［289］张普照.黄精采收加工技术及其化学成分研究［D］.西北农林科技大学，2006.

［290］陈怡，姚云生，陈松树，等.多花黄精不同龄节药材质量研究［J］.福建农业学报，2020，35（1）：38-43.

［291］潘德芳，吕杨，陈伟民，等.紫外可见分光光度法测定不同年份黄精中多糖含量［J］.安徽农业科学，2011，39（10）：5790，5795.

［292］吴康靖，王飞凤，常晖，等.不同栽培模式对4年生黄精主要化学成分积累的影响［J］.中成药，2021，43（9）：2433-2437.

［293］刘彦东，黄俊学，张权，等.高效液相色谱-双波长法测定黄精中5种活性化学成分的含量［J］.理化检验（化学分册），2018，54（4）：398-402.

［294］陶弘景.名医别录［M］.北京：中国中医药出版社，2013.

［295］雷敩.雷公炮炙论［M］.南京：江苏科技出版社，1985.

［296］卢多逊.开宝本草（辑复本）［M］.北京：北京科学技术出版社，1998.

［297］黄宫绣.本草求真［M］.太原：山西科学技术出版社，1959.

［298］马佳丽，蒋殷盈，蒋福升，等.九蒸九制多花黄精炮制过程变化研究［J］.浙江中医药大学学报，2020，44（5）：480-485.

［299］田先娇，罗雪维，杨新周，等.不同炮制方式对黄精有效成分含量的影响［J］.化学试剂，2021，43（6）：790-794.

［300］张亨柱.黄精炮制品功效差异初探［J］.海峡药学，2019，31（6）：36-39.

［301］刘怡菲.不同干燥方式对黄精生理生化指标的影响［J］.吉林林业科技，2019，48（4）：11-14.

［302］苏为耿，赵永丰，吴兴兴，等.不同种植模式及种植年限对滇黄精产量及品质的影响［J］.西部林业科学，2022，51（5）：113-117，126.

［303］王占红，王瑾，朱伍凤，等.杨凌地区黄精氮磷钾优化施肥模式研究［J］.干旱地区农业研究，2012，30（3）：143-148.

［304］刘宇航，邓远苇，刘亚敏，等.氮磷钾配施对多花黄精产量品质及养分吸收的影响［J］.西北农林科技大学学报（自然科学版），2022，50（10）：97-105，115.

［305］刘爽，胡舒婷，贾巧君，等.黄精的化学组成及药理作用的研究进展［J］.天然产物研究与开发，2021，33（10）：1783-1796.

［306］张凯.黄精属植物化学成分的比较研究［D］.中国医学科学院；清华大学医学部；北京协和医学院，2022.

［307］张娇，王元忠，杨维泽，等.黄精属植物化学成分及药理活性研究进展［J］.中国中药杂志，2019，44（10）：1989-2008.

［308］陈辉，冯珊珊，孙彦君，等.3种药用黄精的化学成分及药理活性研究进展［J］.中草药，2015，46（15）：2329-2338.

［309］王聪.多花黄精多糖提取分离、分子量测定及其粗多糖的初步药效研究［D］.成都中医药大

学，2012.

［310］吴群绒，胡盛，杨光忠，等．滇黄精多糖 I 的分离纯化及结构研究［J］．林产化学与工业，2005，25（2）：80-82.

［311］石任兵，匡海学，董小萍．中药化学［M］．北京：中国中医药出版社，2003.

［312］任洪民，邓亚羚，张金莲，等．药用黄精炮制的历史沿革、化学成分及药理作用研究进展［J］．中国中药杂志，2020，45（17）：4163-4182.

［313］潘德芳．九华黄精活性成分多糖及挥发性组分研究［D］．中南大学，2011.

［314］宋歌，夏娇，肖强．湖北黄精叶片挥发油 GC-MS 分析及抗氧化活性测定［J］．湖北民族大学学报（自然科学版），2022，40（4）：374-379，384.

［315］余红，张小平，邓明强，等．多花黄精挥发油 GC-MS 分析及其生物活性研究［J］．中国实验方剂学杂志，2008，14（5）：4-6.

［316］王冬梅．秦岭地区黄精属两种植物化学成分及其生物活性研究［D］．西北农林科技大学，2007.

［317］王曙东，宋炳生，金亚丽，等．黄精根茎及须根中微量元素及氨基酸的分析［J］．中成药，2001，23（5）：369-370.

［318］冉金凤，胡文岳，吴晓云，等．基于聚类分析和主成分分析的黄精无机元素特征图谱研究［J］．食品安全质量检测学报，2022，13（10）：3271-3277.

［319］冉金凤，李俊健，王小兵，等．电感耦合等离子体质谱（ICP-MS）法测定黄精中 15 种稀土元素及其指纹图谱绘制［J］．中国无机分析化学，2023，13（3）：286-292.

［320］陈兴荣，王成军，李龙星，等．滇黄精的化学成分及药理研究进展［J］．时珍国医国药，2002，13（9）：560-561.

［321］孙隆儒，李铣．黄精化学成分的研究（Ⅱ）［J］．中草药，2001，32（7）：12-14.

［322］Huang P L, Gan K H, Wu R R, et al. Benzoquinones, a homoisoflavanone and other constituents from *Polygonatum altelobatum*［J］. Phytochemistry, 1997, 44(7): 1369-1373.

［323］王晨凯．多花黄精转录组学分析及多糖合成途径关键酶基因研究［D］．安徽中医药大学，2019.

［324］刘保财，陈菁瑛，张武君，等．多花黄精种子微根茎基因表达特征分析［J］．生物技术通报，2023，39（8）：220-233.

［325］单春苗，王晨凯，施圆圆，等．多花黄精甾体皂苷生物合成途径分析及关键酶基因研究［J］．中国中药杂志，2020，45（12）：2847-2857.

［326］陶鹏，刘应，唐子惟，等．基于转录组的黄精多糖代谢关键酶基因的筛选与验证［J］．中国实验方剂学杂志，2023，29（12）：157-167.

［327］王宇，谭福燕，张利萍，等．黄精转录组特性分析及相关功能基因研究［J］．四川师范大学学报（自然科学版），2022，45（1）：103-109.

［328］肖韵铮，韩世明，秦昭，等．滇黄精转录组测序及类黄酮合成相关基因的分析［J］．河南农业大学学报，2020，54（6）：931-940.

［329］张遥遥，张梦，胡悦，等．黄精多糖的提纯、硫酸化和羧甲基化修饰及其抗氧化活性研究［J］．食品工业科技，2019，40（21）：45-51.

［330］Shiqiang W, Bin W, Wenping H, et al. De novo assembly and analysis of *Polygonatum sibiricum* transcriptome and identification of genes involved in polysaccharide biosynthesis［J］. International Journal of Molecular Sciences, 2017, 18(9): 1950.

［331］祝明珠，俞年军，王秋丽，等．基于多花黄精转录组的多糖及薯蓣皂苷生物合成路径研究［J］．中国中药杂志，2020，45（1）：85-91．

［332］廖荣俊，杨阳，叶碧欢，等．多花黄精根茎的转录组分析与甾体皂苷生物合成相关基因发掘［J］．中国中药杂志，2020，45（7）：1648-1656．

［333］叶碧欢，杨阳，朱杰丽，等．基于比较转录组学的多花黄精黄酮类化合物合成基因表达分析［J］．食品与生物技术学报，2022，41（4）：84-92．

［334］Kologrivova I, Shtatolkina M, Suslova T, et al. Cells of the immune system in cardiac remodeling: main players in resolution of inflammation and repair after myocardial infarction［J］. Frontiers in Immunology, 2021, 12: 664457.

［335］Chen Z, Liu J, Kong X, et al. Characterization and immunological activities of polysaccharides from *Polygonatum sibiricum*［J］. Biological & pharmaceutical bulletin, 2020, 43(6): 959-967.

［336］刘娜．黄精多糖的分离、鉴定及免疫调节功效研究［D］．山东大学，2017．

［337］华岩，周碎平，梁金孟．黄精多糖对大强度运动大鼠外周血肌酸激酶、尿素氮及部分免疫指标的影响［J］．现代预防医学，2019，46（5）：875-878．

［338］于思文，张妍，田海玲，等．黄精粗多糖对体外培养小鼠脾淋巴细胞及巨噬细胞免疫活性的影响［J］．延边大学医学学报，2019，42（2）：107-110．

［339］杜青，陈林，贺炜，等．黄精多糖对 RAW 264.7 细胞活性及炎症因子 TNF-α，IL-6，iNOS 表达的影响［J］．中成药，2022，44（8）：2676-2679．

［340］龙婷婷．基于 TLR4-MAPK/NF-κB 信号通路探讨黄精多糖免疫调节抗肿瘤作用机制研究［D］．重庆医科大学，2018．

［341］付玉，王文迪，许苏旸，等．黄精多糖对大强度运动后人体外周血淋巴细胞凋亡的影响［J］．成都体育学院学报，2018，44（5）：73-78．

［342］Sun T, Zhang H, Li Y, et al. Physicochemical properties and immunological activities of polysaccharides from both crude and wine-processed *Polygonatum sibiricum*［J］. International Journal of Biological Macromolecules, 2020, 143: 255-264.

［343］徐维平，祝凌丽，魏伟，等．黄精总皂苷对慢性应激抑郁模型大鼠免疫功能的影响［J］．中国临床保健杂志，2011，14（1）：59-61．

［344］Liu N, Dong Z, Zhu X, et al. Characterization and protective effect of *Polygonatum sibiricum* polysaccharide against cyclophosphamide-induced immunosuppression in Balb/c mice［J］. International Journal of Biological Macromolecules, 2018, 107: 796-802.

［345］Shu G, Xu D, Zhao J, et al. Protective effect of *Polygonatum sibiricum* polysaccharide on cyclophosphamide-induced immunosuppression in chickens［J］. Research in Veterinary Science, 2021, 135: 96-105.

［346］Yelithao K, Surayot U, Park W, et al. Effect of sulfation and partial hydrolysis of polysaccharides from *Polygonatum sibiricum* on immune-enhancement［J］. International Journal of Biological Macromolecules, 2019, 122: 10-18.

［347］Liu Z, Ni H, Yu L, et al. Adjuvant activities of CTAB-modified *Polygonatum sibiricum* polysaccharide cubosomes on immune responses to ovalbumin in mice［J］. International Journal of Biological Macromolecules, 2020, 148: 793-801.

［348］Ni H, Xu S, Gu P, et al. Optimization of preparation conditions for CTAB-modified *Polygonatum sibiricum* polysaccharide cubosomes using the response surface methodology and their effects on splenic lymphocytes ［J］. International journal of pharmaceutics, 2019, 559: 410-419.

［349］李彦力，苏艺，袁晚晴，等. 黄精主要活性成分、功能及其作用机制研究进展［J］. 现代食品科技，2023，39（12）：1-10.

［350］迟毓婧，李晶，管又飞，等. PI3K-Akt信号传导通路对糖代谢的调控作用［J］. 中国生物化学与分子生物学报，2010，26（10）：879-885.

［351］Bamodu O A, Chang H L, Ong J R, et al. Elevated PDK1 expression drives PI3K/AKT/MTOR signaling promotes radiation-resistant and dedifferentiated phenotype of hepatocellular carcinoma ［J］. Cells, 2020, 9(3): 9030746.

［352］Ren C, Liu Y. The IRS/PI3K/Akt signaling pathway mediates olanzapine-induced hepatic insulin resistance in male rats ［J］. Life Sciences, 2019, 217: 229-236.

［353］曾立，向荣，张运良，等. 黄精多糖对糖尿病小鼠的降血糖作用及机制［J］. 中成药，2022，44（9）：2989-2994.

［354］Chung J O, Yoo S H, Lee Y E, et al. Hypoglycemic potential of wholegreen tea: water-solublegreen tea polysaccharides combined withgreen tea extract delays digestibility and intestinalglucose transport of rice starch ［J］. Food & Function, 2019, 10(2): 746-753.

［355］Lozinskaya N A, Babkov D A, Zaryanova E V, et al. Synthesis and biological evaluation of 3-substituted 2-oxindole derivatives as newglycogen synthase kinase 3beta inhibitors ［J］. Bioorganic & medicinal chemistry, 2019, 27(9): 1804-1817.

［356］戴悦萱，李月春，梁芙茹. PI3K/AKT/GSK3β 通路影响糖代谢与认知过程的研究进展［J］. 中西医结合心血管病电子杂志，2018，6（6）：28-29.

［357］公惠玲，李卫平，尹艳艳，等. 黄精多糖对链脲菌素糖尿病大鼠降血糖作用及其机制探讨［J］. 中国中药杂志，2009，34（9）：1149-1154.

［358］Wang Y, Qin S, Peng, et al. Original Research: Potential ocular protection and dynamic observation of *Polygonatum sibiricum* polysaccharide against streptozocin-induced diabetic rats model ［J］. Experimental Biology and Medicine (Maywood,N.J.), 2017, 242(1): 92-101.

［359］王艺. 黄精、滇黄精多糖的结构表征与降血糖活性分析［D］. 陕西师范大学，2019.

［360］李友元，邓洪波，张萍，等. 黄精多糖对糖尿病模型小鼠糖代谢的影响［J］. 中国临床康复，2005，9（27）：90-91.

［361］王红玲，张渝侯，洪艳，等. 黄精多糖对小鼠血糖水平的影响及机理初探［J］. 儿科药学杂志，2002，8（1）：14-15.

［362］杨明琛，袁梦欣，陆维，等. 黄精多糖体外消化特性及对 2 型糖尿病小鼠肠道菌群的调节作用［J］. 现代食品科技，2021，37（8）：14-21.

［363］Yan H, Lu J, Wang Y, et al. Intake of total saponins and polysaccharides from *Polygonatum kingianum* affects the gut microbiota in diabetic rats ［J］. Phytomedicine, 2017, 26(15): 45-54.

［364］江贤敏. 多花黄精中促 GLP-1 分泌活性多糖的筛选与结构分析［D］. 合肥工业大学，2017.

［365］王秋丽，童小慧，李小东，等. 多花黄精多糖对 STZ 诱导的 1 型糖尿病小鼠影响作用研究［J］. 云南中医学院学报，2019，42（1）：1-7.

［366］Lu J, Wang Y, Yan H, et al. Antidiabetic effect of total saponins from *Polygonatum kingianum* in streptozotocin–induced daibetic rats ［J］. Journal of Ethnopharmacology, 2016, 179(17): 291–300.

［367］包瑞敏，张智，杜亚飞，等 . 黄精总皂苷提取工艺优化及其对 α- 淀粉酶及 α- 葡萄糖苷酶抑制活性［J］. 食品工业科技，2020，41（16）：163–175.

［368］张华峰，王艺，杨晓华，等 . 滇黄精多糖的结构及对葡萄糖苷酶的抑制作用［J］. 精细化工，2019，36（4）：715–720.

［369］Tang C, Wang Y, Chen D, et al. Natural polysaccharides protect against diet–induced obesity by improving lipid metabolism and regulating the immune system ［J］. Food Research International, 2023, 172: 113192.

［370］Ko J, Kwon H, Yoon J, et al. Effects of *Polygonatum sibiricum* rhizome ethanol extract in high–fat diet–fed mice ［J］. Pharmaceutical Biology, 2014, 53(4): 563–570.

［371］汪光军 . 基于 PI3K/AKT 信号通路研究黄精水提物对小鼠糖脂代谢功能的保护作用［D］. 安徽医科大学，2021.

［372］卫钰成，杨敏敏，施琳，等 . 滇黄精水提物联合间歇性禁食通过调节肠道菌群改善高脂饮食诱导的小鼠肥胖及肝损伤［J］. 食品与发酵工业，2022，48（13）：91–102.

［373］孔瑕，刘娇娇，李慧，等 . 黄精多糖对高脂血症小鼠脂代谢相关基因 mRNA 及蛋白表达的影响［J］. 中国中药杂志，2018，43（18）：3740–3747.

［374］赵宏丽，许燕，赵红岩，等 . 黄精多糖对 2 型糖尿病大鼠 SREBP–1c 和 SCD–1 蛋白表达的影响［J］. 中药药理与临床，2015，31（1）：106–109.

［375］陈瑶 . 黄精对 2 型糖尿病大鼠糖脂代谢及 TNF-α 水平影响的研究［D］. 北京中医药大学，2018.

［376］王艳芳 . 滇黄精多糖改善大鼠脂代谢紊乱的作用研究［D］. 云南中医学院，2017.

［377］董金材 . miRNA 在滇黄精改善脂代谢紊乱中的作用研究［D］. 云南中医药大学，2019.

［378］徐如静 . 多花黄精多糖干预营养性肥胖小鼠的代谢组学研究［D］. 安徽中医药大学，2021.

［379］秦臻，韦正新，宰青青，等 . 黄精降低活性氧水平促进衰老内皮祖细胞功能的研究［J］. 中国药理学通报，2019，35（1）：123–127.

［380］王爱梅，周建辉，欧阳静萍 . 黄精对 D- 半乳糖所致衰老小鼠的抗衰老作用研究［J］. 长春中医药大学学报，2008，24（2）：137–138.

［381］王玉勤，吴晓岚，张广新，等 . 黄精多糖对大鼠抗氧化作用的实验研究［J］. 中国现代医生，2011，49（5）：6，11.

［382］杨显辉，代培春，曾磊，等 . 滇黄精总黄酮抗运动疲劳作用研究［J］. 现代食品，2019（8）：134–137.

［383］张玉琴，刘垚君，王欣垚，等 . 黄精多糖对 H_2O_2 诱导 HT22 细胞氧化损伤的保护作用［J］. 江西中医药大学学报，2021，33（2）：92–95.

［384］Debnath T, Park S R, Kim D H, et al. Antioxidant and anti–inflammatory activity of *Polygonatum sibiricum* rhizome extracts ［J］. Asian Pacific Journal of Tropical Disease, 2013, 3(4): 308–313.

［385］李智敏，石瑶，赵纯希，等 . 滇黄精多糖的提取工艺及其抗氧化活性研究［J］. 云南民族大学学报（自然科学版），2020，29（6）：535–540.

［386］肖坤敏，马佳钰，王军民，等 . 滇黄精多糖提取工艺及其抗氧化活性研究［J］. 西南林业大学学报，2022，42（7）：147–154.

［387］陈雁，胡文忠，侯梦阳，等．滇黄精多酚的提取工艺及其抗氧化活性研究［C］．线上：2022.

［388］Li L, Thakur K, Liao B Y, et al. Antioxidant and antimicrobial potential of polysaccharides sequentially extracted from *Polygonatum cyrtonema* Hua［J］. International Journal of Biological Macromolecules, 2018, 114: 317–323.

［389］权利娜，王露，王嘉雯，等．多花黄精总皂苷的提取工艺及体外抗氧化研究［J］．现代中医药，2022，42（5）：47–51.

［390］Park S, Son S J, Park K, et al. In-house data adaptation to public data: Multisite MRI harmonization to predict Alzheimer's disease conversion［J］. Expert Systems with Applications, 2024, 238: 122253.

［391］赵小贞，王玮，康仲涵，等．黄精口服液对血管性痴呆大鼠学习记忆与海马突触可塑性的影响［J］．神经解剖学杂志，2005，21（2）：147–153.

［392］未小明，王爱梅，罗朝辉，等．黄精对AD模型大鼠空间学习记忆及α7 nAChR表达的影响［J］．神经解剖学杂志，2016，32（3）：391–396.

［393］马凤巧．黄精对阿尔茨海默病模型大鼠海马组织中Caspase-3表达的影响［J］．中国老年学杂志，2011，31（15）：2908–2909.

［394］杨文明，韩明向，周宜轩，等．黄精易化小鼠学习记忆功能的实验研究［J］．中医药研究，2000（3）：45–47，53.

［395］张续蓝．基于BDNF-TrkB信号途径探讨黄精改善自然衰老大鼠认知功能障碍的作用［D］．三峡大学，2021.

［396］王洋，韩玉生，赵福红，等．基于肠道菌群探讨黄精水提物改善高脂高糖饮食所致大鼠认知功能损伤的作用机制［J］．中医药信息，2022，39（3）：33–42.

［397］吴石星．黄精多糖对AD大鼠学习记忆能力和海马细胞凋亡的影响［D］．中南大学，2009.

［398］黄芳，陈桃林，蒙义文．黄精多糖对老龄大鼠记忆获得和记忆再现的影响［J］．应用与环境生物学报，1999，5（1）：36–39.

［399］陆连第，段伟松，赵玉，等．黄精多糖对血管性痴呆模型大鼠干预作用的实验研究［J］．中药材，2018，41（9）：2212–2215.

［400］张峰，张继国，王丽华，等．黄精多糖对东莨菪碱致小鼠记忆获得障碍的改善作用［J］．现代中西医结合杂志，2007，36（36）：5410–5412.

［401］王威，刘文博，唐伟，等．黄精多糖对慢性脑缺血大鼠学习记忆及脑组织β-淀粉样蛋白表达的影响［J］．中医药导报，2016，22（16）：26–29.

［402］刘雨培，张瑛毓，范蓓，等．黄精多糖对模拟航天狭小空间诱导认知功能损伤的改善作用及机制研究［J］．中国实验动物学报，2022，30（4）：495–503.

［403］刘雨培，张瑛毓，韦震，等．黄精多糖对睡眠干扰诱导小鼠认知功能损伤的作用及机制研究［J］．食品工业科技，2023，44（2）：400–407.

［404］陈毅飞，刘凯菲，吴世敏，等．黄精多糖对阿尔茨海默病模型斑马鱼p38MAPK/N-cadherin的影响［J］．中国药理学与毒理学杂志，2021，35（9）：659–660.

［405］黄莺．黄精皂苷对CUMS抑郁模型大鼠行为学、血清中微量元素、5-羟色胺的影响［D］．安徽医科大学，2012.

［406］祝凌丽．黄精总皂苷的提取条件的优化及其对慢性应激抑郁模型大鼠行为学的影响及其可能机制［D］．安徽医科大学，2010.

［407］耿甄彦，徐维平，魏伟，等. 黄精皂苷对抑郁模型小鼠行为及脑内单胺类神经递质的影响［J］. 中国新药杂志，2009，18（11）：1023-1026.

［408］陈程，胡婷婷，黄莺，等. 黄精皂苷对慢性应激抑郁大鼠大脑皮层 5-HT1AR-β-arrestin2-akt 信号通路的影响［J］. 安徽医科大学学报，2013，48（3）：262-266.

［409］魏浩洁，徐维平，魏伟，等. 黄精皂苷对慢性应激抑郁大鼠海马 5-HT1AR/cAMP/PKA 信号通路的影响［J］. 安徽医科大学学报，2012，47（5）：522-526.

［410］韦震，宋洪波，安凤平，等. 黄精多糖对急性抑郁小鼠模型的改善作用及机制［J］. 食品工业科技，2022，43（6）：351-357.

［411］申丰铭. 从 ROS-Calpain- 炎症通路研究多花黄精多糖改善小鼠抑郁样行为的作用机制［D］. 安徽中医药大学，2021.

［412］Sugawara T, Noshit N, Lewen A, et al. Overexpression of Copper/Zinc superoxide dismutase in transgenic rats protects vulnerable neurons against ischemic damage by blocking the mitochondrial pathway of caspase activation［J］. The Journal of Neuroscience, 2002, 22(1): 209-217.

［413］程雪丹. 基于代谢组学研究铀损伤肾细胞的作用机制及黄精的防护作用［D］. 西南科技大学，2022.

［414］刘垚君，张玉琴，方雅玲，等. 黄精多糖调控 SIRT1/AMPK/PGC-1α 信号通路改善 H_2O_2 诱导的 HT22 细胞氧化损伤［J］. 中国现代应用药学，38（16）：1952-1957.

［415］陈娟，李友元，田伟，等. 黄精多糖对帕金森病大鼠脑组织中 PPAR-γ 表达的影响［J］. 现代生物医学进展，2010，10（5）：814-817.

［416］Ye S, Koon H K, Fan W, et al. Effect of a traditional Chinese herbal medicine formulation on cell survival and apoptosis of MPP(+)-Treated MES 23.5 dopaminergic cells［J］. Parkinson's Disease, 2017, 2017: 4764212.

［417］许清水，肖绍坚，陈少强，等. 苁蓉精联合卡左双多巴控释片治疗早期帕金森病的疗效观察［J］. 中西医结合心脑血管病杂志，2016，14（23）：2832-2834,2835.

［418］Rothg A, Mensahg A, Johnson C O, et al.global burden of cardiovascular diseases and risk factors,1990-2019: update from thegBD 2019 study［J］. Journal of the American College of Cardiology, 2020, 76(25): 2982-3021.

［419］李微，彭锐，唐理斌，等. 滇黄精对大鼠脑缺血再灌注损伤神经元的作用［J］. 大理学院学报，2006，5（10）：19-21.

［420］Yang J, Wu S, Huang X, et al. Hypolipidemic activity and antiatherosclerotic effect of polysaccharide of *Polygonatum sibiricum* in rabbit model and related cellular mechanisms［J］. Evidence-based Complementary and Alternative Medicine, 2015, 2015: 1-6.

［421］Zhu X, Li Q, Lu F, et al. Antiatherosclerotic potential of Rhizoma Polygonati polysaccharide in hyperlipidemia-induced atherosclerotic hamsters［J］. Drug Research, 2015, 65(9): 479-483.

［422］方欢乐，李瑶瑶，陈晶晶，等. 黄精多糖通过调节 JAK2/STAT3 通路改善异丙肾上腺素诱导的大鼠心肌肥厚［J］. 实用药物与临床，2019，22（4）：354-358.

［423］马怀芬，方欢乐，师西兰，等. 黄精多糖对心脏重塑小鼠心脏组织中 ICAM-1、VCAM-1 蛋白表达的影响［J］. 环球中医药，2018，11（1）：25-29.

［424］于晓婷，王玉勤，吴晓岚，等. 黄精多糖对小鼠心肌组织 Ca^{2+}-ATP 酶活性的影响［J］. 中国

实用医药，2015，10（30）：280-281.

［425］龚莉，向大雄，隋艳华．黄精醇提物对心肌缺血大鼠心脏组织中 AST、CK、LDH 等活性及心肌坏死病理变化的影响［J］.中医药导报，2007，13（6）：99-101.

［426］安晏，李雨杺，颜晓静．黄精多糖对急性心肌梗死模型大鼠心肌损伤的改善作用［J］.中国药房，2021，32（13）：1572-1577.

［427］雷升萍，龙子江，施慧，等．黄精多糖对缺氧复氧诱导 H9c2 心肌细胞损伤的保护作用［J］.中药药理与临床，2017，33（1）：102-106.

［428］雷升萍，王靓，龙子江，等．黄精多糖通过 TLR4-MyD88-NF-κB 通路抑制缺氧／复氧 H9c2 心肌细胞炎性因子释放［J］.中国药理学通报，2017，33（2）：255-260.

［429］张忠英，王国贤，陈婷婷，等．黄精多糖对糖尿病大鼠心肌纤维化影响［J］.中国公共卫生，2016，32（6）：807-810.

［430］李丽．基于 Notch1/Dll4 在血管新生中的作用研究黄精多糖对急性心肌梗死模型大鼠的保护机制［D］.安徽中医药大学，2016.

［431］Liu S, Tan Y, Huang W, et al. Cardiovascular safety of zoledronic acid in the treatment of primary osteoporosis: a meta-analysis and systematic review［J］. Seminars in Arthritis and Rheumatism, 2024, 64: 152304.

［432］张磊，曾高峰，宗少晖，等．黄精多糖防治绝经后骨质疏松症的分子机制［J］.中国组织工程研究，2018，22（4）：493-498.

［433］Zeng G, Zhang Z, Lu L, et al. Protective effects of *Polygonatum sibiricum* polysaccharide on ovariectomy-induced bone loss in rats［J］. Journal of Ethnopharmacology, 2011, 136(1): 224-229.

［434］彭小明，宗少晖，曾高峰，等．黄精多糖不依赖于 LRP5 激活信号通路调控成骨细胞分化［J］.中国组织工程研究，2017，21（4）：493-498.

［435］农梦妮，曾高峰，宗少晖，等．黄精多糖调控骨髓间充质干细胞向成骨细胞分化［J］.中国组织工程研究，2016，20（15）：2133-2139.

［436］Zong S, Zeng G, Zou B, et al. Effects of *Polygonatum sibiricum* polysaccharide on the osteogenic differentiation of bone mesenchymal stem cells in mice［J］. International Journal of Clinical & Experimental Pathology, 2015, 8(6): 6169.

［437］Du L, Nong M N, Zhao J M, et al. *Polygonatum sibiricum* polysaccharide inhibits osteoporosis by promoting osteoblast formation and blocking osteoclastogenesis through Wnt/beta-catenin signalling pathway［J］. Scientific Reports, 2016, 6(1): 32261.

［438］何基琛，宗少晖，曾高峰，等．黄精多糖对 RANKL 诱导骨髓巨噬细胞向破骨细胞分化及体内骨吸收功能的影响［J］.中国组织工程研究，2017，21（20）：3117-3122.

［439］Li B, Wu P, Fu W, et al. The role and mechanism of miRNA-1224 in the *Polygonatum sibiricum* polysaccharide regulation of bone marrow-derived macrophages to osteoclast differentiation［J］. Rejuvenation Research, 2019, 22(5): 420-430.

［440］Peng X, He J, Zhao J, et al. *Polygonatum sibiricum* polysaccharide promotes osteoblastic differentiation through the ERK/GSK-3 β/β-Catenin signaling pathway *in vitro*［J］. Rejuvenation Research, 2018, 21(1): 44-52.

［441］叶松庆，李永全．黄精多糖对骨质疏松性骨折大鼠骨修复及骨代谢因子的影响［J］.中国临

床药理学杂志，2019，35（18）：2128-2131.

［442］曾高峰，张志勇，鲁力，等．黄精多糖对骨质疏松性骨折大鼠骨代谢因子的影响［J］．中国组织工程研究与临床康复，2011，15（33）：6199-6202.

［443］严芳娜，曾高峰，宗少晖，等．黄精多糖对去卵巢大鼠骨质疏松模型中 OPG 和 RANKL 蛋白表达的影响［J］．实用医学杂志，2017，33（8）：1243-1246.

［444］Zhao S, Niu F, Xu C Y, et al. Diosgenin prevents bone loss on retinoic acid-induced osteoporosis in rats［J］. Irish Journal of Medical Science, 2016, 185(3): 581-587.

［445］Tao X, Qi Y, Xu L, et al. Dioscin reduces ovariectomy-induced bone loss by enhancing osteoblastogenesis and inhibiting osteoclastogenesis［J］. Pharmacological Research, 2016, 108: 90-101.

［446］Sun C, Zhang N, Xu G, et al. Anti-tumor and immunomodulation activity of polysaccharides from *Dendrobium officinale* in S180 tumor-bearing mice［J］. Journal of Functional Foods, 2022, 94: 105105.

［447］吕品田，段昕波．黄精多糖对 MFC 胃癌荷瘤小鼠抑瘤及免疫调节作用［J］．中成药，2020，42（8）：2169-2172.

［448］林辰，徐文秀，李欣，等．黄精多糖抑制宫颈癌 C-33A 细胞增殖作用的研究［J］．中医临床研究，2021，13（31）：56-58.

［449］张英朔．黄精皂苷的制备、抗癌活性及其机理［D］．合肥工业大学，2019.

［450］彭孝梅．多花黄精多糖对环磷酰胺治疗肝癌 H22 荷瘤小鼠减毒增效的作用研究［D］．西南大学，2021.

［451］Luo Yi. 黄精总皂苷与薯蓣皂苷的提取分离及抗肿瘤活性研究［D］．哈尔滨商业大学，2023.

［452］侯亚琴．黄精通过 AMPK/PDH 轴调控 M2 巨噬细胞极化并抑制肺癌细胞迁移［D］．安徽医科大学，2022.

［453］蒋平．黄精对染镉小鼠肾损伤的治疗作用研究［D］．安徽农业大学，2017.

［454］熊世红，杨成，潘德璋，等．黄精皂苷对 TGF-β1 诱导的 HK-2 细胞 EMT、补体系统和 PI3K/AKT/NF-κB 信号通路的影响［J］．免疫学杂志，2022，38（2）：157-163.

［455］彭静．黄精皂苷对糖尿病肾病大鼠肾损伤的保护作用及 Wnt/β-catenin 信号通路的影响［J］．中成药，2019，41（10）：2518-2521.

［456］华岩．黄精多糖对大强度运动大鼠肾脏损伤的调理作用［J］．扬州大学学报（农业与生命科学版），2020，41（1）：50-54.

［457］刘智君，徐锦，梁志敏，等．滇黄精多糖对低浓度链脲佐菌素所致的糖尿病肾病小鼠的影响［J］．中医药导报，2021，27（1）：12-15.

［458］丁杰英，李嘉斌，郑妮．滇黄精多糖对四氯化碳所致肝损伤大鼠氧化因子、凋亡因子的影响［J］．广西医科大学学报，2020，37（10）：1766-1771.

［459］韩春杨，杨明川，杨孜生，等．黄精多糖的提取及其对 CCl4 致大鼠肝损伤的保护作用［J］．浙江农业学报，2018，30（4）：537-547.

［460］杨明川．黄精多糖的提取及其对 CCl4 致大鼠肝损伤的保护作用研究［D］．安徽农业大学，2018.

［461］黎健民．黄精多糖对力竭训练小鼠肝组织损伤的保护作用［J］．基因组学与应用生物学，2016，35（5）：1036-1041.

［462］李九九．黄精水提物抑制巨噬细胞 M1 极化对四氯化碳所致急性肝损伤的保护作用［D］．安

徽医科大学，2022.

［463］伏有为，汪光军，陈文军．黄精速溶粉及黄精多糖对酒精性肝病小鼠肝脏氧化应激的作用及机制研究［C］．中国吉林：2018.

［464］杨兴鑫，王曦，董金材，等．滇黄精对非酒精性脂肪肝大鼠的保护作用及机制研究［J］．中国药学杂志，2018，53（12）：975-981.

［465］王晓慧，宫铭海，杨波，等．黄精对联合诱导肝纤维化模型大鼠 TGF-β1,ICAM-1 基因表达的影响［J］．中医药信息，2021，38（3）：22-26.

［466］符蓉，曹斌．黄精通过 TGF-β1/Smad 信号通路对肝纤维化模型大鼠肝脏结构病理改善作用［J］．解剖学研究，2022，44（1）：7-11.

［467］李思媛，崔玉顺，李新星，等．黄精皂苷对脂多糖诱导 RAW264.7 细胞炎症模型的抗炎作用及其机制［J］．中成药，2021，43（10）：2659-2665.

［468］冯鑫．黄精多糖的制备及其对老龄鼠肠道和肺的作用研究［D］．四川农业大学，2020.

［469］黄凤玉．滇黄精对急性肺损伤模型大鼠的炎症因子及体内氧自由基的影响［J］．天津中医药，2019，36（2）：181-184.

［470］石娟，邓兴安，周玲，等．黄精粗多糖对正常小鼠免疫功能的影响［J］．中国现代应用药学，2011，28（1）：18-21.

［471］Long T, Liu Z, Shang J, et al. *Polygonatum sibiricum* polysaccharides play anti-cancer effect through TLR4-MAPK/NF-κB signaling pathways［J］. International Journal of Biological Macromolecules, 2018, 111: 813-821.

［472］Xian Y, Lin Z, Xu X, et al. Effect of Rhizoma Polygonati on 12-O-tetradecanoylphorbol-acetate-induced ear edema in mice［J］. Journal of Ethnopharmacology, 2012, 142(3): 851-856.

［473］He L, Yan B, Yao C, et al. Oligosaccharides from *Polygonatum Cyrtonema* Hua: structural characterization and treatment of LPS-induced peritonitis in mice［J］. Carbohydrate Polymers, 2021, 255: 117392.

［474］Thanh H, Thi P, Thu H N T, et al. *Polygonatum kingianum* rhizome extract alleviates collagen antibody-induced arthritis by modulating proinflammatory cytokine production in mice［J］. Asian Pacific Journal of Tropical Biomedicine, 2020, 10(11): 490-495.

［475］王婷，苗明三．黄精的化学、药理及临床应用特点分析［J］．中医学报，2015，30（5）：714-715.

［476］Huang Z, Pang H, Huang Y, et al. *In vitro* inhibitory activity of *Shisandra chinensis* and *Polygonatum sibiricum* against vibrio harveyi and its biofilms［J］. Agricultural Biotechnology, 2016, 5(4): 57.

［477］郑春艳，汪好芬，张庭廷．黄精多糖的抑菌和抗炎作用研究［J］．安徽师范大学学报（自然科学版），2010，33（3）：272-275.

［478］程金生，林晓明．黄精汤及制剂治疗肺结核和耐药性肺结核临床研究［J］．中国当代医药，2011，18（18）：58-60.

［479］陈克克，强毅．响应面法优化超声波辅助黄精多酚的提取及其抗菌活性［J］．陕西师范大学学报：自然科学版，2018，46（1）：91-96.

［480］李玲．连续制备的多花黄精多糖的理化性质及活性研究［D］．合肥工业大学，2018.

［481］齐聪聪，黄晓芹．黄精对造血系统药理作用的研究进展［J］．中国民族民间医药，2015，24（24）：21-23.

［482］刘晓倩 . 制黄精水煎剂对造血功能抑制小鼠骨髓基质细胞影响的实验研究［D］. 成都中医药大学，2018.

［483］王红玲，熊顺军，洪艳，等 . 黄精多糖对全身 ^{60}Co γ 射线照射小鼠外周血细胞数量及功能的影响［J］. 数理医药学杂志，2000，13（6）：493–494.

［484］杨孜生 . 黄精对染镉小鼠睾丸损伤保护作用的研究［D］. 安徽农业大学，2018.

［485］蒋平，陈存武，孙桃桃，等 . 黄精多糖对环磷酰胺所致睾丸损伤小鼠睾丸组织 Nrf2 信号通路基因表达的影响［J］. 中药药理与临床，2021，37（2）：60–64.

［486］王金芳 . 黄精治疗病毒性皮肤病［J］. 中医杂志，2000，41（9）：523.

［487］辜红梅，蒙义文，蒲蔷 . 黄精多糖的抗单纯疱疹病毒作用［J］. 应用与环境生物学报，2003，9（1）：21–23.

［488］杨绍春，段呈玉，赵竞，等 . 中医药治疗对 HIV/AIDS 患者 CD4 计数变化的临床分析研究［C］. 中国福建厦门：2011.

［489］Li X, Yang C, Ichikawa M, et al. Steroid saponins from *Polygonatum kingianum*［J］. Phytochemistry, 1992, 31(10): 3559–3563.

［490］聊晓玉，方静，方媛，等 . 黄精对原发性痛经大鼠药效作用初步研究［J］. 中南药学，2022，20（5）：1023–1027.

［491］周艺璇，陈如一，李芬芬，等 . 基于网络药理学探讨黄精防治痛风的机制［J］. 中国现代应用药学，2023，40（2）：154–162.

［492］王笑月，刘效兰，薛燕，等 . 黄精及其复配植物多糖提取工艺优化及人体保湿评价［J］. 食品工业科技，2018，39（5）：221–226.

［493］李晓炜 . 多花黄精多糖抗疲劳作用及其机制的研究［D］. 合肥工业大学，2021.

［494］张红，李娟 . 单味中药黄精治疗 2 型糖尿病疗效观察［J］. 新疆中医药，2007，25（5）：41–42.

［495］邵兰荣 . 地麦消渴胶囊治疗 2 型糖尿病疗效观察［J］. 河北中医，2004，26（7）：544.

［496］封银曼，王军 . 消渴灵胶囊治疗 2 型糖尿病气阴两虚夹瘀证的临床研究［J］. 河南中医，1998，18（6）：2.

［497］路谦山 . 两组综合疗法治疗 2 型糖尿病疗效分析［J］. 医学综述，1998（7）：2.

［498］陈先明，林靖，谢政权，等 . 自拟补肾降糖方对肥胖 2 型糖尿病 Homa–IR 及 FFA 的影响［J］. 医学信息：医学与计算机应用，2014（11）：64–65.

［499］陈俏蓉，徐学驹，陈达明，等 . 自拟养阴降糖方联合门冬胰岛素 30 治疗 2 型糖尿病 100 例临床研究［J］. 中国医药指南，2016，14（25）：191–192.

［500］曹莹 . 多因素干预改善 2 型糖尿病胰岛素抵抗的临床研究［D］. 山东中医药大学，2007.

［501］季兵，关健华，陈先明，等 . 自拟补肾活血方治疗早期糖尿病肾病 40 例临床观察［J］. 当代医学，2012，18（10）：1–2.

［502］牛瑾玉 . 健脾益肾合剂治疗糖尿病肾病 30 例［J］. 陕西中医，2005，26（12）：1283–1284.

［503］吴晨，陈咸川 . 益气养阴活血方治疗老年早期糖尿病肾病 26 例［J］. 陕西中医，2007，28（8）：977–980.

［504］高天舒，于世家，李敬林，等 . 中药早肾康治疗糖尿病肾病微量白蛋白尿 38 例［J］. 辽宁中医学院学报，1999，1（4）：255–256.

［505］杨华 . 益气养阴消癥通络方治疗消渴病肾病气阴两虚瘀阻脉证的临床研究［D］. 河北医科

大学，2014.

［506］李承.消渴汤联合西药治疗糖尿病肾病随机平行对照研究［J］.实用中医内科杂志，2016，30（3）：68-70.

［507］殷聚德，杨文明.糖末汤治疗糖尿病周围神经病变的临床研究［J］.中国中医药科技，2001，8（1）：9-10.

［508］王中琴，张晋锋，洪艳.胰肾康丸+通络洗剂浴足联合西药治疗糖尿病下肢血管病变随机平行对照研究［J］.实用中医内科杂志，2018，32（5）：43-46.

［509］李晓东，葛建立，张欣，等.芪黄疽愈方治疗糖尿病肢体动脉硬化闭塞症疗效观察［J］.河北中医，2016，38（6）：853-855.

［510］杨瑞芳，葛华，柴华.稳心颗粒治疗房性心律失常32例［J］.中国中医药现代远程教育，2010，8（3）：59.

［511］黄家敏，罗颖婷.稳心颗粒联合美托洛尔对心律失常治疗效果的系统性评价［J］.北方药学，2020，17（7）：155-156.

［512］孔仙凤，钟木秀，谢巧金，等.稳心颗粒联用阿替洛尔片治疗老年冠心病并室性早搏临床效果评价［J］.心血管病防治知识，2020，10（8）：12-14.

［513］孙晓利.普萘洛尔结合稳心颗粒治疗甲亢合并房颤的疗效观察［J］.实用中西医结合临床，2020，32（3）：683-685.

［514］曹佐锋，何苗.富马酸比索洛尔与稳心颗粒共同治疗快速型心律失常的效果与不良反应分析［J］.当代医学，2020，26（20）：173-174.

［515］孙爽.比较胺碘酮单药与稳心颗粒联合胺碘酮治疗冠心病心律失常的疗效［J］.国际感染病学（电子版），2020，9（2）：121.

［516］刘补尚.稳心颗粒联合美西律治疗老年冠心病室性心律失常32例［J］.中国卫生标准管理，2020，11（17）：110-112.

［517］许德军，谢艳萍.稳心颗粒联合普罗帕酮治疗心律失常的临床疗效观察［J］.当代医学，2020，26（28）：112-114.

［518］高治国.稳心颗粒联合伊布利特对快速心律失常患者心率变异性及血液流变学的影响［J］.中国药物经济学，2020，15（3）：73-75.

［519］周艳.稳心颗粒联合左西孟旦治疗心肌梗死合并室性心律失常的效果及对心率变异性的影响［J］.中国医学创新，2023，20（35）：81-85.

［520］刘洪恩.稳心颗粒联合阿托伐他汀治疗阵发性房颤的效果及对心功能、血清NT-proBNP水平的影响［J］.罕少疾病杂志，2020，27（3）：30-32.

［521］韩丽.稳心颗粒联合麝香保心丸治疗急性心肌梗死所致心律失常的临床价值研究［J］.智慧健康，2020，6（11）：167-168,179.

［522］刘雪萍，邓俊.速心汤治疗病态窦房结综合征疗效观察［J］.中国乡村医药，2005，12（9）：48-50.

［523］胡维来.通脉汤治疗冠心病心绞痛疗效观察［J］.河南中医，2002，22（5）：31-32.

［524］魏运湘，刘真，于慧卿.固心丸治疗冠心病稳定型心绞痛72例［J］.辽宁中医药大学学报，2008，10（12）：92.

［525］苏佳波.养心汤治疗冠心病心绞痛51例［J］.中国社区医师（医学专业），2013，15（8）：

197–198.

［526］李国柱. 活血化瘀汤治疗冠心病心绞痛随机平行对照研究［J］. 实用中医内科杂志，2016，30（7）：23–25.

［527］刘德芬，刘林. 消梗汤配常规西药治疗心肌梗塞 30 例［J］. 陕西中医，2006，27（7）：786–787.

［528］陆纪元. 益气养心汤联合西药治疗冠心病心绞痛随机平行对照研究［J］. 实用中医内科杂志，2015，29（9）：132–133，139.

［529］吴传中. 益气养阴汤联合西药治疗气阴两虚型老年冠状动脉粥样硬化性心脏病随机平行对照研究［J］. 实用中医内科杂志，2015，29（10）：117–119.

［530］刘遵志. 补肾养心通痹方联合氯吡格雷治疗冠心病心绞痛 45 例［J］. 中医研究，2016，29（5）：32–34.

［531］吴清华. 稳心颗粒结合单硝酸异山梨酯治疗急性心肌梗死的疗效观察［J］. 药品评价，2020，17（12）：43–44，62.

［532］许同同，张月. 曲美他嗪联合稳心颗粒治疗冠心病对患者心肌酶谱水平的影响［J］. 医学食疗与健康，2020，18（12）：73–74.

［533］蔡京海，郭群花. 稳心颗粒联合瑞舒伐他汀治疗老年冠心病患者的效果分析［J］. 慢性病学杂志，2020，21（1）：137–139.

［534］李战虎，盛雪燕，张泽国. 稳心颗粒联合苦碟子注射液治疗劳力型心绞痛的临床研究［J］. 药物评价研究，2020，43（5）：885–889.

［535］朱婷，童有福. 稳心颗粒联合胺碘酮在冠心病心律失常治疗中的应用效果分析［J］. 中国现代药物应用，2023，17（16）：14–17.

［536］姜卫东，姜晨阳. 自拟利心冲剂联合新活素治疗难治性心力衰竭的临床研究［J］. 中西医结合心脑血管病杂志，2017，15（9）：1065–1067.

［537］屈艳玲，彭宾宾，董宏凯，等. 稳心颗粒联合缬沙坦治疗慢性心力衰竭的临床疗效［J］. 临床合理用药杂志，2020，13（27）：78–80.

［538］朱学花，申平鑫，蔡华. 稳心颗粒联合重组人脑利钠肽治疗终末期心力衰竭的临床研究［J］. 现代药物与临床，2020，35（5）：927–932.

［539］张超，郝晓慧，张祖峰，等. 稳心颗粒联合厄贝沙坦治疗老年慢性心衰伴阵发性房颤患者的临床研究［J］. 内科，2019，14（6）：658–660.

［540］汪勇. 强肝汤治疗病毒性心肌炎 31 例［J］. 陕西中医，2008，29（10）：1293–1294.

［541］郭宝荣，冯建华，杨文军. 降糖活血调脂汤治疗糖尿病合并高脂血症 52 例［C］. 北京：2002.

［542］刘兴奎，吴华慧，隋志兰. 利湿降脂汤治疗高脂血症临床疗效［J］. 中国实用医药，2008，3（28）：97–98.

［543］谢宇杰. 活血通脉片治疗类风湿关节炎伴发动脉粥样硬化临床观察［J］. 中成药，2012，34（5）：795–798.

［544］吴艳霞，杨胜辉. 黄精益阴汤对老年高血压患者血压、血脂及肝肾功能的作用观察［J］. 中医临床研究，2016，8（29）：69–70.

［545］李丽. 黄精四草汤联合缬沙坦治疗高血压的临床疗效［J］. 上海医药，2020，41（1）：12–14.

［546］宁文瑾. 黄精四草汤联合氨氯地平对阴虚阳亢型高血压病患者的临床效果探讨［J］. 中医临床研究，2020，12（6）：52–53.

［547］吕耀成.七味平衡升压汤联合盐酸米多君片治疗原发性低血压 41 例［J］.中医研究,2019,32（8）：25-28.

［548］徐晖,冼妮.大补阴丸加减联合克龄蒙对卵巢早衰患者卵巢储备功能和免疫功能的影响［J］.中医学报,2016,31（9）：1365-1368.

［549］曾晔,赖海标,钟亮,等.黄精赞育丸治疗男性少弱精不育症 45 例［J］.中国中西医结合外科杂志,2008,14（6）：571-573.

［550］陈双全,廖波,邓显忠,等.黄精赞育胶囊联合左卡尼汀治疗少弱精症的临床效果观察［C］.中国江西南昌:2019.

［551］陈润强,莫鉴锋.黄精赞育胶囊联合葡萄糖酸锌和他莫昔芬治疗男性不育症的疗效评价［C］.中国上海:2012.

［552］杜鹏,苏娜,杨少芬,等.黄精赞育方加味联合前列通瘀胶囊治疗不育症精浆抗精子抗体异常临床观察［J］.新中医,2015,47（1）：96-98.

［553］廖济林,乐有为,曾祥建,等.黄精赞育胶囊联合金水宝胶囊治疗男性不育症 50 例［J］.中国伤残医学,2013,21（12）：147-148.

［554］关立军,苑辉,胡一珍,等.七子补肾生精汤联合维生素 E 治疗弱精子症临床研究［J］.中医学报,2017,32（10）：1969-1972.

［555］梁忍霞.理中失笑煎治疗萎缩性胃炎 158 例［J］.陕西中医,1995,16（1）：4.

［556］李得福,王安,王津慧.王氏益胃汤治疗慢性胃炎（阴虚性）120 例观察［J］.青海医学院学报,2000,21（4）：35-36.

［557］李颖,王国荣.自拟黄精健胃汤治疗萎缩性胃炎 64 例［J］.实用中医内科杂志,2008,22（4）：37.

［558］陈晓殷.生精欣胃汤对围绝经期功能性消化不良妇女生存质量的影响［D］.湖北中医药大学,2017.

［559］黄志华.补肾健脾法治疗功能性消化不良的临床研究［D］.福建中医药大学,2010.

［560］姜学连,孙云廷,魏铭,等.加味黄精汤治疗慢性乙型肝炎的临床研究［J］.中华中医药学刊,2009,27（8）：1611-1612.

［561］覃伟华,王振常,黄晶晶,等.柔肝化纤颗粒逆转肝纤维化随机平行对照研究［J］.实用中医内科杂志,2013,27（21）：33-35.

［562］张成贵.养肝活血清利方治疗肝硬失代偿期化随机平行对照研究［J］.实用中医内科杂志,2015,29（6）：54-56.

［563］李振前,李猛,陶运生,等.生血汤联合干扰素治疗慢性乙型肝炎随机平行对照研究［J］.实用中医内科杂志,2013,27（7）：120-121.

［564］刘军城.针刺背俞穴联合补元润通汤治疗老年性便秘随机平行对照研究［J］.实用中医内科杂志,2015,29（11）：143-145.

［565］吴敏玲.荣脑通络益智汤合益肾添精汤治疗慢性脑供血不足随机平行对照研究［J］.实用中医内科杂志,2015,29（6）：60-62.

［566］董凤.黄精四草汤加味治疗缺血性脑血管病患者的临床观察［J］.湖北中医药大学学报,2019,21（4）：56-58.

［567］刘万霞.补肾益智汤对老年血管性痴呆认知功能及肿瘤坏死因子-α的影响［J］.中医研究,

2018, 31（5）: 26-28.

［568］宁世猛. 加味当归芍药散治疗轻度阿尔茨海默病的临床疗效观察［D］. 广西中医药大学, 2011.

［569］杨桂森, 任东彦, 杨明安, 等. 自拟脑血通治疗眩晕100例［J］. 中国中医药科技, 1998（1）: 26.

［570］张孟列. 首乌黄精汤治疗脑动脉硬化头晕46例［J］. 江西中医药, 2004, 35（3）: 23.

［571］周丽霞, 刘慧琴. 桂枝加龙骨牡蛎汤联合西药治疗2型糖尿病合并焦虑随机平行对照研究［J］. 实用中医内科杂志, 2018, 32（8）: 4.

［572］胡婷婷, 徐维平, 黄莺, 等. 黄精联合氟西汀治疗抑郁症的临床疗效观察［J］. 安徽医药, 2012, 16（10）: 1494-1496.

［573］黄莺, 徐维平, 张许来, 等. 黄精结合米氮平治疗老年脑梗死后抑郁症的临床研究［J］. 安徽医药, 2017, 21（9）: 1702-1705.

［574］操电群, 严生兵. 黄精多糖对哮喘患者血清总IgE、IL-4、INF-γ及肺功能的影响［C］. 中国安徽安庆: 2012.

［575］崔岩飞, 朱敏, 甄利波, 等. 益肺合剂联合西药治疗气阴耗伤耐多药肺结核随机平行对照研究［J］. 实用中医内科杂志, 2017, 31（4）: 32-34.

［576］傅利民, 杨艳平, 鞠远荣, 等. 黄精治疗呼吸道继发霉菌感染40例［J］. 山东中医杂志, 1998, 17（2）: 10.

［577］王金杰, 俞倩丽, 朱磊, 等. 黄精制剂治疗膝关节骨性关节炎临床观察［J］. 新中医, 2018, 50（4）: 109-112.

［578］季兵, 林靖, 陈先明, 等. 补肾活血方及强骨胶囊治疗原发性骨质疏松症的对比研究［C］. 2013.

［579］刘永新. 抗瘤增效方联合西医治疗晚期肺腺癌随机平行对照研究［J］. 实用中医内科杂志, 2013, 27（23）: 52-53.

［580］胜照杰, 余镇, 孙静. 扶正固本方联合放疗治疗恶性肿瘤骨转移疼痛25例［J］. 中医研究, 2016, 29（4）: 21-23.

［581］黄敏, 郝传铮. 补肾益髓方联合化疗治疗脾肾亏虚型晚期非小细胞肺癌骨髓抑制并发症随机平行对照研究［J］. 实用中医内科杂志, 2015, 29（10）: 119-121.

［582］李素霞, 杨凡, 刘丽娜. 软坚散联合盐酸吉西他滨和顺铂化疗方案治疗肺癌术后化疗患者120例［J］. 中医研究, 2014, 27（7）: 21-23.

［583］贾红燕, 任建, 林武帅. 右丙亚胺联合稳心颗粒降低蒽环类药物致乳腺癌病人心脏毒性的临床疗效［J］. 中西医结合心脑血管病杂志, 2020, 18（16）: 2747-2749.

［584］黄振扬. 复方黄精汤治疗慢性咽炎的效果［J］. 中国医药科学, 2020, 10（3）: 59-62.

［585］李凯. 黄精多糖滴眼液治疗单纯疱疹性角膜炎的临床研究［D］. 南京中医药大学, 2003.

［586］何才春, 石林, 宋强. 奥得福尔治疗生殖器疱疹的临床观察［J］. 中国药房, 2002, 13（10）: 606-607.

［587］罗春艳, 蒋著椿. 中药外洗治疗艾滋病合并真菌性皮肤病的临床研究［J］. 中医外治杂志, 2019, 28（6）: 36-37.

［588］张颖, 倪妮, 鞠玫君. 醒脾冲剂治疗小儿缺锌厌食症203例临床疗效观察［J］. 中国医药导报, 2008, 5（30）: 74-77.

［589］刘丽平. 三黄玉屏风膏穴位贴敷治疗小儿过敏性鼻炎50例［J］. 中医研究, 2014, 27（2）:

55-56.

［590］李向东，唐为红，徐光宇，等．中药制剂配合捏脊疗法治疗小儿疳积疗效观察［J］．内蒙古中医药，2014，33（28）：69.

［591］孙莹．抗痨药粥辅助治疗小儿肺结核36例［J］．光明中医，2016，31（17）：2514-2516.

［592］彭丹青，程广书．清心复脉合剂联合胺碘酮注射液治疗小儿阵发性室上性心动过速35例［J］．中医研究，2017，30（11）：27-28.

［593］陈英芳，张洁，耿少怡，等．哮平方联合孟鲁司特钠防治哮喘临床观察［J］．陕西中医，2010，31（12）：1580-1581.

［594］华思凝，杜兰屏，王琳，等．益肾泄浊方改善痛风肾患者肾间质纤维化的随机对照研究［J］．中国中西医结合肾病杂志，2018，19（6）：493-495.

［595］田卫．八珍汤联合西药治疗甲亢使用甲巯咪唑后白细胞减少随机平行对照研究［J］．实用中医内科杂志，2016，30（2）：41-43.

［596］张清，彭锐．天麻黄精汤治疗椎动脉型颈椎病的临床观察［J］．中国中医骨伤科杂志，2010，18（6）：41.

［597］刘晗，韩铁军，朱军红，等．黄精减毒颗粒剂对美沙酮维持不良反应的控制效果的研究［J］．中国中医基础医学杂志，2011，17（9）：963-965.

［598］陈向阳，何忠平，方远书，等．六黄糖浆的急性毒性实验研究［J］．现代中药研究与实践，2003（1）：52-53.

［599］陈兴荣，王成军，赖泳．复方滇黄精提取物的急性毒性和药效学初步实验研究［J］．云南中医中药杂志，2010，31（1）：59-60.

［600］陈汝玲，包玉安，张永萍，等．黄精舒眠颗粒的药效学与毒性实验研究［J］．世界最新医学信息文摘（连续型电子期刊），2018，18（5）：1-2.

［601］王红星，廖世平，方素华，等．黄精多糖克疱霜家犬60天皮肤、阴道长期毒性试验［J］．四川生理科学杂志，2001，23（3）：137.

［602］朱新焰，杜春华，王家金，等．云南省黄精产业发展存在的问题及对策研究［J］．沈阳药科大学学报，2020，37（4）：364-370.

［603］杨紫玉，杨科，朱晓新，等．黄精保健食品的开发现状及产业发展分析［J］．湖南中医药大学学报，2020，40（7）：853-859.

［604］何彦东，范伟，於锦，等．基于专利生命周期的技术创新信息研究［J］．情报杂志，2017，36（7）：73-77，72.

［605］陶爱恩，赵飞亚，钱金袱，等．黄精属植物治疗肾精亏虚相关疾病的本草学和药理作用与药效物质研究进展［J］．中草药，2021，52（5）：1536-1548.

［606］刘晓轩，张驰，黄思琪，等．黄精多糖类物质研究现状及发展动态的文献计量学分析［J］．中草药，2023，54（21）：7130-7141.

［607］何俊玲，康琪，瞿礼萍，等．基于CiteSpace知识图谱的中药黄精研究热点与前沿分析［J］．中药与临床，2023，14（2）：85-91.

［608］易思荣，全健，李品明，等．初步分析中药材黄精生产发展面临的问题及对策［J］．中华中医药杂志，2017，32（11）：5007-5010.

［609］苏文田，刘跃钧，蒋燕锋，等．黄精产业发展现状与可持续发展的建议［J］．中国中药杂志，

2018，43（13）：2831-2835.

［610］苏桂云，安春霞.黄精的传奇故事［J］.首都医药，2012，19（15）：45.

［611］徐惠龙.多花黄精［J］.生命世界，2015（10）：11.

［612］张明，张晓天.大中国名药地理［M］.北京：中国中医药出版社，2018.

［613］赵广兰.黄精传说神益寿驻颜奇［J］.家庭科技，2003（5）：1.

［614］侯元同.药用与保健精品——黄精［J］.森林与人类，2001（3）：28.

［615］段振离.黄精的传说［N］.家庭医生报，2023-5-8（13）.

［616］杜甫，谢思炜.杜甫诗［M］.北京：人民文学出版社，2005.

［617］彭定求.全唐诗［M］.北京：中华书局，1960.

［618］李冬生.张籍集注［M］.合肥：黄山书社，1989.

［619］孙望.韦应物诗集系年校笺［M］.北京：中华书局，2002.

［620］李欣唐，王锡九校注.李颀诗歌校注［M］.北京：中华书局，2018.

［621］王文诰辑注.苏轼诗集（全8册）［M］.北京：中华书局，1982.

［622］纪昀.钦定四库全书总目［M］.北京：中华书局，1997.

［623］北大古文献研究所.全宋诗［M］.北京：北京大学出版社，1998.

［624］钱仲联，马亚中.陆游全集校注［M］.杭州：浙江教育出版社，2011.

［625］纪昀.四库全书·自鸣集［M］.北京：中华书局，1997.

［626］高秀芳，陈宏天.苏辙集［M］.北京：中华书局，1990.

［627］杨镰.全元诗［M］.北京：中华书局，2013.

［628］纪昀.四库全书·月洞吟［M］.北京：中华书局，1997.